Medicina para el Cuerpo y el Espíritu
(Acupuntura China: Mucho más que clavar agujas)

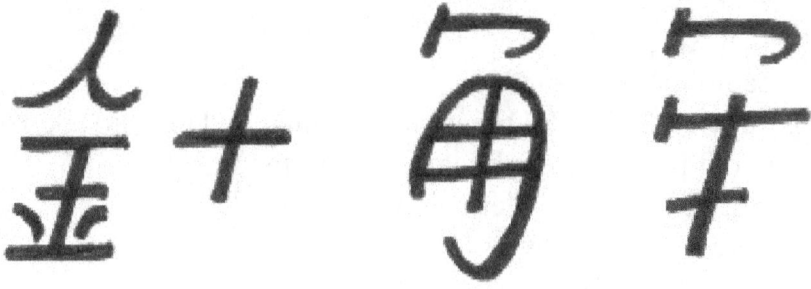

Dr. Luis Fernando Hernández Montaña, MD.

Copyright © 2014 Luis Fernando Hernàndez Montaña
Todos los Derechos Reservados
Derechos de Autor:
de radicación: 1-2008-38283.
de registro: 10-200-278 Dirección Nacional de Derechos de Autor
Ministerio del Interior Republica de Colombia
Autor: Dr. Luis Fernando Hernández Montaña.
Editor: Sandra Ortegón Ávila
Prólogo: Pastor García.

Agradecimientos

*A Dios, fuente máxima de inspiración
de todo el Universo.*

*A África Rodríguez, de lo mejor que nos ha dado España,
Maestra entre Maestros, poseedora de los Dones de la Palabra
y la Sabiduría, cuyas enseñanzas son la base de este trabajo.*

*A la Escuela Neijing de Bogotá, donde
encontré a África, mi Maestra.*

*A Sandra, mi esposa, por ser quien me
impulsó a meterme en este "maravilloso cuento".*

*A mis hijos, Andrés y Laura,
por el tiempo que les quité por estar
desarrollando este trabajo.*

A mis Padres, quienes desde el Cielo se regocijan con este triunfo.

*A mis pacientes, por hacerme comprobar
que todo esto es una maravillosa realidad,
y por permitirme aprender de ellos
todos los días de mi vida.*

A Rafael Mauricio Hernández Rugeles, gracias por sus hermosos dibujos.

A todos ellos, mis eternos agradecimientos.

El Autor.

PRÓLOGO

Conozco al Dr. Luis Fernando Hernández Montaña, autor de este libro, desde hace varios años y ha sido compañero y Maestro en los estudios de Terapia Regresiva Reconstructiva y de su propia boca he escuchado la historia que lo movió de las técnicas tradicionales de la medicina a las técnicas alternativas, métodos que hoy son avalados por prestigiosas universidades. Y ahora les voy a contar un poco de su historia y sus motivaciones.

Después de varios años de ejercer la profesión que se supone es la más linda del mundo, después de creer que el papel que la vida le había dado era la de ser el juez que dictaminaba el futuro de la vida de sus pacientes, que él era el poseedor del poder para sentenciarlos y rotularlos (muchas veces sin conocer siquiera su nombre) como una diabetes, una hipertensión, un hipotiroidismo, un cáncer, un lupus, etc., y condenarlos a vivir – o más bien a morir – con dicho y de dicho mal; después de pronunciar por muchos años la frase que más le enseñaron en la escuela de medicina: "...tiene que aprender a vivir con esto", o, lo que me parece más grave: "...tiene una enfermedad incurable y le quedan x meses de vida...", en un momento de crisis, su esposa prácticamente le obligó a buscar un camino que, posteriormente, hizo que para él naciera una nueva expectativa de vida y de desarrollo en su profesión y en su espíritu, y que para sus pacientes naciera una nueva esperanza: lo puso en el camino de la Bioenergética y las mal llamadas "Terapéuticas Alternativas".

Con la arrogancia adquirida por ser médico egresado desde hace 22 años de una de las mejores escuelas de Latinoamérica (La Universidad Nacional de Colombia, hoy en día convertida en la abanderada de las Terapias Alternativas en Colombia), y riéndose de todos aquellos que se atrevían a ver más allá de donde él veía (o de donde le enseñaron que tenía que ver), comenzó a asistir a un Curso Básico de Homeopatía (solamente para quitarse de encima a su esposa que era la que insistía), y la rabia, la prepotencia y su orgullo herido se magnificaban cuando escuchaba a un anciano que decía poder curar el cáncer, la psoriasis, las enfermedades auto-inmunes, el asma… todo aquello que en "su gran conocimiento" sabía que no era posible curar. Todo aquello a base de unos globulitos, lo cual le causaba risa y enojo a la vez.

Su sorpresa fue mayúscula cuando, luego de dos meses de iniciar un tratamiento con esos "glóbulos inservibles" a un paciente con la psoriasis más severa que él haya visto en 22 años de práctica médica, a quien habían "desahuciado" gran cantidad de "especialistas" en Colombia, en los Estados Unidos y en Europa; ese anciano presenta nuevamente a ese paciente totalmente curado. En ese momento se le vinieron al suelo todos sus esquemas, todo ese "gran conocimiento" quedó en el piso y, en síntesis, se le acabó el discurso. Su arrogancia, su ortodoxia, su orgullo, su "sabiduría" y su prepotencia se convirtieron en una mancha enorme de ignorancia, que le impulsaron a adentrarse en el estudio de la Bioenergética y las Terapéuticas Alternativas. Comenzó a descubrir que más allá de las vendas que le cubrían sus ojos había mucho más y se dedicó en cuerpo y mente a tratar de descifrar qué era eso que no conocía.

Parte de sus dudas se fueron solucionando en la medida en que se adentró en el estudio de la Física cuántica, la Bioquímica, la Homeopatía y la Homotoxicología. Otras cuando descubrió que nosotros tenemos otra cosita pequeñita que no le enseñaron en la Facultad de Medicina, y es que no solo somos un rompecabezas de carne y hueso, sino que también tenemos algo que hace de nosotros unos seres individuales e irrepetibles: **EL ESPÍRITU**. ¡Sí, también tenemos espíritu, incluidos los médicos y hasta los abogados!. En ese momento, comenzó a actuar con humildad y sumisión hacia el cielo, la tierra y sus pacientes.

Posteriormente, otro milagro ocurrió en su vida: la Universidad Nacional, su "Alma matter" comenzó a hacer estudios de Postgrado para médicos en Terapéuticas Alternativas y tuvo la fortuna de hacer parte de ese grupo de pioneros a nivel nacional que comenzaron a acrecentar el conocimiento y el deseo por cambiar el enfoque terapéutico lineal por un enfoque de tipo holístico, lo cual se ha venido implementando poco a poco en el trasegar del ejercicio médico.

Luego, en esa continua búsqueda de respuestas y de mejores opciones para él y para sus pacientes, Dios le hizo el mayor regalo que he podido recibir: le situó en las puertas de la Escuela Neijing para estudiar la Medicina Tradicional China en los tres años mejor aprovechados de su vida (según él mismo cuenta), y puso en su camino a una mujer española maravillosa: África Rodriguez, su Maestra, discípula del Maestro José Luis Padilla Corral (Mentor de la Escuela Neijing), quien le enseñó todo lo que aquí trata de compartir, y que desde entonces ha podido brindar a sus pacientes un gran potencial terapéutico para el manejo sanador de sus enfermedades espirituales, funcionales y físicas. En ese momento, y gracias a su Maestra, comenzó a darse cuenta de que en realidad la Medicina, cuando la tomamos partiendo del concepto de que somos un espíritu encarnado y que lo primero que enferma es ese espíritu, sí es la profesión más linda del mundo.

Pastor García Zapata
Terapeuta Regresivo Reconstructivo
http://pastorgarcia.com/
contacto@pastorgarcia.com
https://twitter.com/PastorGarcia01
https://plus.google.com/u/0/+PastorGarc%C3%ADaTerapeutaTRR/posts

CAPITULO PRIMERO

INTRODUCCIÓN Y CONCEPTOS BÁSICOS

INTRODUCCIÓN Y CONCEPTOS BÁSICOS

La Medicina Tradicional China (MTCH), nació más como un estilo de vida, basada en la observación milenaria de los chinos, en la cual se concibe al hombre como un intermediario entre el cielo y lo terrenal. Se entiende al hombre como el producto de la encarnación terrenal de un espíritu inmortal, un soplo de vida que el cielo en un acto de amor derramó sobre la tierra, y en su interacción aparece el hombre quien, por su esencia celestial, es inmortal y no puede enfermar.

En ese contexto, la MTCH adopta un estilo de vida en el cual se trata de que el hombre siempre tenga la percepción de inmortalidad y de intemporalidad (nuestro espíritu es eterno), y de esa manera conserve su salud y pueda desarrollar su proyecto de vida. Por esa razón, se comienza a elaborar un plan para preservar al hombre en sus tres aspectos, espiritual, funcional y orgánico.

Lamentablemente, nace el **"hombre económico"**, quien empieza a competir, desplaza al hombre espiritual, y le establece un proyecto de vida forzoso que hace que ese hombre se aparte de su propio proyecto de vida, es decir, del proyecto de vida que Dios y el Universo tenían para él, lo cual lo lleva a que pierda el recuerdo de su inmortalidad e intemporalidad, y por esa razón comience a enfermar. Así pues, se debió comenzar a manejar las enfermedades a través de los canales energéticos que se distribuyen por todo nuestro organismo, afectando la parte orgánica, emocional, mental y espiritual, y aparecen entonces la Acupuntura, la Moxibustión, el Masaje energético, el Qi Gong, etc..

El objetivo de la MTCH es hacer que el hombre se reencuentre consigo mismo, con Dios, con lo celeste y con el universo, y que, en la medida en que lo haga, comience a desarrollar su proyecto de vida propio, entrando en sintonía con la vibración del universo, conservando su salud y haciendo que la enfermedad desaparezca. La enfermedad es un estado que el Ser manifiesta para que él mismo se de cuenta de que está apartado de su realidad cósmica y energética, para que reaccione, para que recuerde cuál es su misión y se dedique en armonía a desarrollarla. De esa manera se restituirá el concepto de salud orgánica, emocional, mental y espiritual.

Existen 3 teorías acerca de la MTCH basadas en la observación de los emperadores míticos hace miles de años:

La primera teoría nos dice que existe el Qi, que significa "El Soplo", y es la energía que origina, mueve y mantiene toda la estructura del universo. El Qi es la chispa lumínica que origina todo, que nos mantiene y nos entretiene a todos, que se manifiesta en nosotros. El Qi Activa y mantiene la vida.

El Ideograma del QI (Chi), tiene 10 trazos, y el 10 es el número de la perfección. Se puede dividir en tres partes, la primera de las cuales (A) representa el agua anterior, el Cielo anterior, lo inmaterial, que consta de tres trazos (1, 2 y 3), que son el misterio del tres; luego, viene la segunda parte (B), que es una puerta, un pasaje intermediario que facilita el paso de lo inmaterial a lo concreto, y una tercera parte (C) que tiene el 10, lo perfecto (trazos 5 y 6), y el Agua, trazos 7,8,9, y 10, que significa el Cielo posterior, lo concreto.

Realmente somos una Luz de Agua, aguas celeste y terrestre. Somos agua concretizada. Los trazos del 5 al 10 significan: "Pozo de Agua", y son el receptáculo del amor y de la vida.

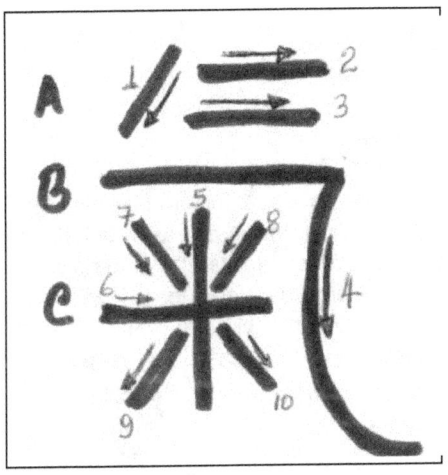

Figura 1. Ideograma del Qi.

Hay un Qi primigenio que es la energía del soplo, la energía esencial, y otro Qi adquirido, que es derivado del medio ambiente a través de la respiración, la dieta y los sentimientos, y que puede ser convertido en energía utilizable que luego es almacenada y distribuida por los órganos y canales. La energía controla el trabajo del cuerpo y circula desde un órgano a otro por medio de Canales o Meridianos. Si el cuerpo está funcionando bien, la energía fluye libremente; si no lo hace, aparece la enfermedad.

La segunda teoría dice que: "existe una intercomunicación vital entre todas las formas de vida". Así es, hay una interrelación vital entre todas las formas de vida: no debemos ver solo las apariencias, sino que debemos tener en cuenta que el Qi mueve todos los seres vivos; todo tiene su razón en la creación.

La tercera teoría dice: El Qi circula por el cuerpo por medio de Canales Energéticos funcionales y concatenados, que dan la armonía energética y por tanto el estado de salud. La disarmonía en el flujo energético por esos canales o Meridianos, es lo que causa la enfermedad. Esa energía primigenia que mueve todos los seres vivos circula por medio de canales energéticos que sabemos que existen, que a los ojos de la ciencia no los podemos ver, pero sabemos que están ahí y sabemos que funcionan. Es decir, no tienen un sustrato anatómico demostrable, pero funcionan y, a través de ellos, en unos determinados puntos llamados **Puntos de Acupuntura** o **Resonadores**, podemos manipular esa energía, estimulándola o disipándola, concentrándola o dispersándola según el caso particular que estemos manejando, localmente y a distancia, para quitar el dolor, para tratar cualquier enfermedad y para manejar la parte espiritual.

La MTCH tiene una parte universalista: somos parte de lo celeste, de la creación. Cuando enfermamos, hacemos una invocación a lo celeste para lograr nuestra sanación. Hay una parte en el ser humano que lo identifica con la celestialidad, y es el Qi, el soplo de vida que nos comunica con lo inconmensurable, con la divinidad. Somos creados a imagen y semejanza de lo divino e inmortal. Por tanto, en nosotros hay una parte celestial e inmortal, nuestro espíritu. Por eso se dice que la MTCH en un principio es una Medicina Preventiva Celeste. Esto choca con los postulados de la medicina convencional, para la cual el ser humano solo es un conjunto de órganos y sistemas, pero no existe el alma ni el espíritu, puesto que no se pueden palpar.

La mayoría de los libros de la antigua china en donde reposaba el conocimiento obtenido por observación, fueron destruidos con la aparición del "hombre económico", puesto que chocaban con sus principios y conveniencias, y solo lograron sobrevivir unos pocos, entre ellos el I Ching, el Tao Te King y el Nei Jing, en los cuales podemos ver la visión que tienen del hombre el cielo, el hombre y la tierra, respectivamente. Estos libros se atribuyen a Fu Shi, Lao Tse y Huang Di.

El **I Ching**, o "Libro del Oráculo", es el libro sagrado de la MTCH, el cual es un libro de poder, y en la China el hombre económico lo consideró como "un libro de brujería y magia" en su afán de destruirlo, pero logró sobrevivir, y nos muestra una filosofía de vida, una visión celeste oracular de cómo debemos vivir la vida. Es una visión de <u>cómo el cielo ve al hombre en la tierra</u>. Es un libro sagrado que hay que consultar con mucha humildad y mediante un rito que nos comunique con lo celeste. Es el legado de uno de los Emperadores míticos de la China, **Fu Shi**, el **Emperador Blanco**, quien fue uno de los más observadores de la naturaleza, y quien observó cómo se movían las energías (celeste, terrestre y humana) y creó con sus posibles combinaciones el Octograma de Fu Shi, que es la base de toda la energética del Ser humano.

El segundo libro sagrado es el **Tao Te King**, atribuido a Lao Tse, quien recibió el legado de la Sabiduría, en el cual este Sabio describe cuál debe ser la presencia del hombre en el universo, bajo la propia visión del hombre. Es decir, habla de <u>cómo el hombre se ve a sí mismo en el universo</u>. Es la concepción humana del hombre.

El otro libro que resistió la quema fue el **Nei Jing**, conocido como "Tratado de Medicina Interna del Emperador Amarillo", atribuido a **Huang Di**, el "**Emperador Amarillo**", el cual tiene 2 tomos: el So Wen y el Ling Shu, que serían <u>la forma en que la tierra ve al hombre</u>, y que trata en el primer tomo la forma como el hombre debe vivir en relación con la tierra, y en el segundo tomo, ya específicamente, grandes secretos para el tratamiento de las enfermedades. Huang Di es otro de los tres Emperadores Míticos de la China.

El otro Emperador mítico fue <u>Shennon</u>, el "**Emperador Rojo**", quien tenía la facultad de ver con sus propios ojos cómo corría la energía, también tenía la facultad para ver los pensamientos de la gente (los pensamientos son energía, y cada pensamiento produce una vibración energética, un rayo de luz que Shennon podía ver), y fue quien descubrió y describió todos los canales de energía y su recorrido. Además, escribió varios tratados de Herbología.

Los chinos observaron que AGRESIONES de diversa índole (alimentarias, climáticas, emocionales, traumáticas, etc.) en las personas traían como resultados los síntomas de las enfermedades. Observaron también que ciertos impactos energéticos (traumas, etc.) en sitios específicos del cuerpo, traían como resultado la movilización de energía localmente y a distancia, y podían curar una dolencia (Teoría del Golpe). Observaron que esa energía se redistribuía por todo el cuerpo y daba nuevas características al SER, desde el punto de vista orgánico, emocional y mental... Así nació la Acupuntura.

IDEOGRAMA DEL TIAN

En el Tao Te King, Lao Tse Describe que hay 3 formas de abordar una enfermedad:

- 1- Celeste: A través de una oración, un canto, un rito, etc., para mejorar la enfermedad.
- 2- Humana: a través de una Invocación al ser Superior.
- 3-Terrestre: por medio de los elementos de la naturaleza en forma de medicamentos, agujas, moxa, ventosas, etc.

Representaron la parte celestial como una línea continua, y la tierra como una línea partida. Al hombre, el intermediario entre el cielo y la tierra, lo representaron con 2 trazos: uno que nace de la parte celeste y otro que sale de la parte terrestre, originando el ideograma del TIAN.

El TIAN es Básico para trabajar con la MTCH porque tiene las 3 energías: Celeste (Yang), Terrestre (Yin), y Humana (Ren). Entonces, se utiliza para comunicarnos con lo celeste, para unirnos íntimamente con lo celeste y terrenal. El TIAN, lo celeste, se utiliza para significar todo lo que el hombre pueda sentir de lo celeste. Para significar la conexión del hombre con lo celeste. Con este ideograma podemos abordar el SER en todas sus facetas: celeste, humana y terrestre. El hombre nace del cielo y se entroniza en la tierra. En este ideograma se sintetiza la trinidad, el "Misterio del Tres", que está presente en todas las religiones: 3 personas distintas y un solo Dios verdadero.

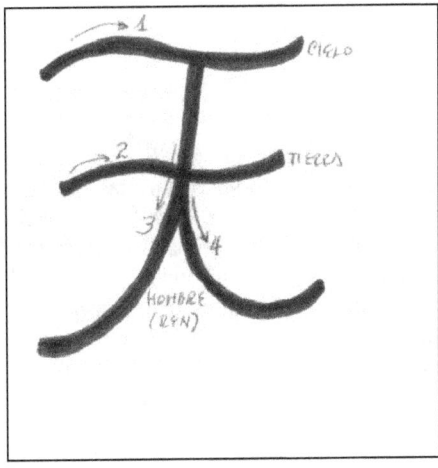

Figura 2. Ideograma del TIAN.

Este ideograma encierra absolutamente todo: la intención del cielo y la tierra con el hombre; el hombre nace del cielo y se entroniza en la tierra para cumplir su misión, su rol. Si queremos ser sanadores de verdad, debemos adentrarnos, entender y manejar estos tres estados.

QI GONG DEL TIAN

El Qi Gong, es el descubrimiento que hace el hombre de la posibilidad de fundirse con la Fuerza de la Creación, y de sentirse parte sustancial de toda la existencia, todo ello guiado por la "intención" de entregarse a una labor que es circunstancial al movimiento del soplo vital y que anima la vida del ser. En síntesis, el concepto íntimo del Qi Gong reside en el significado de la escritura ideográfica que tipifica una acción o una idea, y que se fonetiza bajo un sonido o mantra, pasando de un estado inicial de quietud a un estado lento y rítmico de movimiento, manteniendo una respiración centrada en el ombligo (respiración abdominal).

Mediante el Qi Gong del TIAN logramos que el hombre descubra y recuerde su interacción con el cielo y la tierra, haciendo **movimientos corporales** de desplazamiento lento y rítmico, en sentido anti-horario, **partiendo de la quietud**, mientras dibujamos con las manos el ideograma del TIAN.

En resumen, el fin del Ideograma del TIAN es comunicarnos con las 3 energías: Se hace con nuestro cuerpo y con movimientos de Qi Gong, con el 5° dedo (sumisión) y el 4° dedo (humildad y obediencia) flexionados al máximo, las manos mirando hacia el cielo y, mientras se repite la palabra Tiiiiiiiiaaaaaannnn, se va dibujando el Ideograma, primero la parte celeste (la mano izquierda a la altura de la frente), luego, la parte terrestre (la mano derecha a la altura del corazón), y por último, los dos trazos del Ren (partiendo el primer trazo de la frente hacia abajo y a la izquierda con la mano izquierda y el segundo trazo con la mano derecha saliendo desde el corazón hacia abajo y a la derecha).

LA LUZ

Otro gran logro de la MTCH es el rescate de la luz. Se conceptualiza al hombre como un microcosmos inmerso en un macrocosmos: es decir, un universo pequeño inmerso en un universo más grande, pero en definitiva, también un universo. El universo va modificándose y va cambiando, de tal manera que el universo que él aprecia es un universo de luz, y si él también es un universo, también él es una fuerza de luz. Un haz de luz que le hace comprender cuál debe ser su posición como universo dentro del universo. Le lleva a entender que como universo, él es una fuerza de luz que tiene una determinada forma, estructura y organización. La realidad es la luz, lo físico es solamente apariencia. Todo lo que es y existe es un rayo de luz.

La Luz se comporta de manera dual; unas veces se comporta como onda (en expansión, origina el YANG) y otras veces se comporta como corpúsculo (en contracción, origina el YIN). En otras palabras, a la expansión de la luz se conoce como YANG, y a la contracción de la luz se denomina YIN. Al paso de ese Haz de luz de onda a corpúsculo se le ha denominado el TAO.

La Luz tiene 5 características esenciales: Movimiento, Cambio, Mutación, Transformación y Transmutación. El Qi de la luz se mueve por 2 sitios diferentes: Cielo anterior

(Expansión) y Cielo posterior (Contracción). Esa Luz inteligente se organiza para formar un Hombre por medio de 3 movimientos:

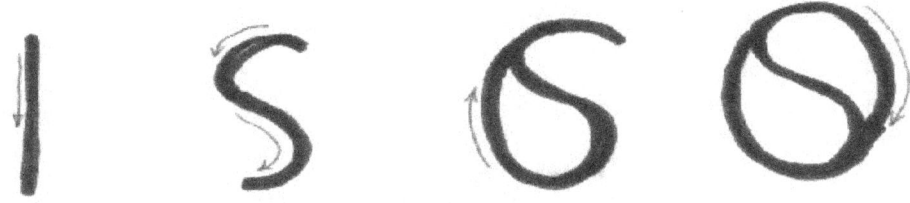

Figura 3.- Organización de la Luz para formar el TAO.

1.- La Unicidad se pliega para constituir la parte central o "Referencia".
2.- Continúa el plegamiento y aparece la contracción.
3.- Cuando llega a al máximo, muta en Expansión.
La LUZ se representa genéricamente por el 3. Cabalísticamente, 3= Misterio.

EL YIN Y EL YANG

El Yin y el Yang son otro de los principios básicos de la MTCH. El Yin representa la materialización, y el Yang la expansión de ese haz de luz que origina al Ser.

Yin y Yang son opuestos y complementarios, y cada uno tiene una parte del otro que lo controla y le recuerda que no hay nada absoluto. Por eso, el Gran Yang (la parte blanca) tiene en su interior un Pequeño Yin (el punto negro), y el Gran Yin (la parte negra) tiene un Pequeño Yang (el punto blanco) que lo controla. Se representan con 2 figuras, una clara y otra oscura, complementarias la una con la otra, las cuales forman una perfecta unidad: el círculo.

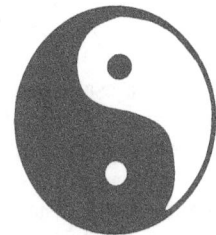

Figura 4: Gráfico del Yin y el Yang

El universo y todas las cosas que en él suceden, deben ser entendidas como la interacción de 2 fuerzas contrarias: La Oscuridad (Yin), y la Luz (Yang). La naturaleza Yang es expansión, es el blanco, el cielo, la luz, el día, el hombre, el padre, la actividad, etc., y es controlado por el Yin. La naturaleza YIN es contracción, el negro, la tierra, la oscuridad, la noche, la mujer, el hijo, el reposo, etc., y es controlado por el Yang.

• El Universo fue originado a través de una energía primordial: Qi.

• Qi evolucionó entre 2 fuerzas polares: El Yin y el Yang, que originaron los 5 Reinos Mutantes (Los 5 Elementos).

- La Energía Qi nunca cambia su naturaleza básica, pero siempre está en un continuo cambio de estado.

- Qi fluye en modelos cíclicos por todo el cuerpo.

- El individuo es sano cuando todos sus procesos rítmicos están balanceados. Cuando el flujo normal de energía sufre alteraciones en su conducción, con exceso, deficiencia o estasis, causa la enfermedad.

- Los mayores factores causantes de disbalance son influencias del tiempo, emociones excesivas e irregularidades en la dieta.

EL TAO

Es una fuerza de luz unitaria que nos mantiene y entretiene a todos. Tiene una dualidad que hace que el hombre se de cuenta de lo que pasa. Lao Tse lo llamó el TAO. En su expansión, el TAO es muy grande y está relacionado con la creación. No ha sido posible que pueda ser descrito por la ciencia, pero es la fuerza generadora de la vida. Es una fuerza inteligente a imagen y semejanza de la expansión de la luz.

Viene de esa Unidad que al dividirse forma el Yin y el Yang. Son dos fuerzas de luz, totalmente opuestas y complementarias, y son el origen de la estructura de la vida.

Algunos a esa fuerza le llaman Dios: es la fuerza creadora ilimitada, inconmensurable, y que tiene una parte de ella en cada uno de los seres de la creación. Por eso actuamos, pensamos, nos enamoramos, y cuando nos enamoramos vibramos en otra frecuencia de luz. Es una energía celestial realizada en nosotros. Lao Tse le llamó el TAO. De aquí nació toda la teoría taoísta, un gran legado que nos dejaron los chinos. Somos creados a imagen y semejanza de la divinidad, tenemos dentro una parte de Dios.

El TAO es una fuerza inconmensurable que nos permite vivir en el sentido de armonía, y nos deja entrar en el movimiento, que nos faculta para darle características y manejo a la vida. Ese haz de luz tiene 5 características que le permiten habitar en cinco niveles: movimiento, cambio, mutación, transformación y transmutación. Estos cinco movimientos se pueden describir perfectamente en cualquier manifestación del mundo conocido, en diferentes proporciones.

El hombre es un microcosmos inmerso en un macrocosmos, y ambos son interdependientes, y cada uno lleva una parte del otro en su interior. Es el movimiento del TAO.

El TAO significa Vía, Ruta, Camino. Es decir, el TAO es la Vía, la Ruta, el Camino que debemos recorrer para cumplir el plan que el cielo tiene para nosotros.

Para terminar esta parte, me remito al libro "Tratado de Sanación en el Arte del Soplo", del Maestro José Luis Padilla Corral, mentor de la Escuela Neijing, Maestro de mi Maestra (África Rodríguez), y por tanto mi Maestro, quien resume toda la grandeza de la definición del TAO, según Lao Tse:

"...Existe una Fuerza Inconmensurable en el Universo, que da origen y entretiene a todas las cosas. No sé su nombre, y lo llamo TAO, pero tiene un plan, una orientación, posee unos sensores que no están a la vista de mis sentidos, pero que evidentemente actúan, que me observan, y que contemplan mi acontecer.

Y además ese contemplar se complace en la existencia, en mi existencia: siente. Evidentemente no igual que yo, pero sí hay en mí una imagen y una semejanza de ese sentir de Universo".

IDEOGRAMA DEL TAO

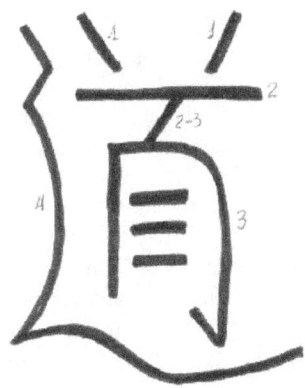

Figura 5. Ideograma del TAO.

1- Son 2 asistencias celestes, Yin y Yang.

2- Es el sustrato terrestre donde se asientan esas fuerzas Yin y Yang.

2-3- Es la transición entre la parte energética en expansión hacia la contracción o concretización.

3- Es una puerta que acoge a las 3 energías (C,H,T), es decir, los 3 niveles energéticos metidos en una estructura.

4- Es el entorno, que es lo que da el movimiento, y se asemeja con la curva de transición entre Yin y Yang, donde lo expandido pasa a lo contraído.

El Sanador tiene que adentrarse en explorar y comprender los tres niveles de energía, el celeste, el humano y el terrestre, para comprender bien al ser y saber por qué está enfermando, y de la misma forma, poder dar el tratamiento adecuado. Un buen Sanador debe aprender a: Implorar, a Suplicar y a Amar: Son las claves del buen sanador:

<u>Implorar al Cielo</u>: tiene qué volverse <u>muy humilde</u>, para no perder la referencia con lo celeste. Somos imagen y semejanza del Cielo. Debemos dejar la prepotencia de los médicos occidentales.

<u>Suplicar a la tierra</u>: para que podamos utilizar lo más adecuado de sus recursos para curar al paciente. No debemos intentar "Domesticar" a la fuerza de la tierra, no debemos contaminarla más, sino quererla más: "somos parte de la tierra y nos debemos a ella". Suplico a la tierra porque la estoy usurpando, porque la estoy intentando dominar.

<u>Amar a nuestros pacientes y a los demás</u>: Cuando se ama a alguien se está en la vía del que se está amando, estamos dando sin esperar recibir. Cuando de verdad amamos, vibramos en la frecuencia del otro. No hay espacio para la mentira, el engaño, la soberbia o la dominación. Nos ubicamos en la vía del DAR.

El Cielo todos los días nos da con generosidad: un nuevo día, el Sol, la Luna, las Nubes, el Viento, el Agua, etc. Como somos creados a su imagen y semejanza, nosotros debemos ubicarnos también en el camino del DAR: en el camino del amor, de la generosidad, del buen comportamiento, de las buenas acciones, en el camino de Amar al Hombre, Suplicar a la Tierra y de Implorar al Cielo. Si esto se cumple, podemos ubicarnos en la parte clave del MOVIMIENTO DE LA ENERGIA DE LA LUZ, y de esa manera Armonizar con el Universo.

Para la MTCH es más importante saber cómo vive la persona, cómo actúa, cómo reacciona, que saber si tiene una cistitis, o cualquier otro síntoma. Por eso, debemos mirar detrás de cada síntoma o de cada enfermedad, es decir, debemos explorar en los tres niveles (celeste, terrestre y humano) dónde está el disturbio energético que causa la enfermedad.

La enfermedad es la pérdida por parte del hombre de su referencia celeste y/o terrestre.

LAS ENERGÍAS

El Qi del que hemos hablado, es el Qi primigenio, el Qi previo a la estructura. Ahora vamos a ver otras energías que están aquí, que mueven al ser, que le ayudan a continuar su viaje por la vida y por el universo. Podemos vislumbrar por donde van viajando esas energías, y así podemos saber donde se afectan y producen enfermedad. Esas energías son de 2 clases: Hereditarias y Adquiridas.

ENERGÍAS HEREDITARIAS

Existen 3 tipos de energías hereditarias: Yuan Qi, Zhong Qi y Jing Qi.

YUAN QI o ENERGÍA PRIMIGENIA: es nuestra energía original, que proviene del soplo (de la creación). Es la primera energía que se origina, y corresponde a **la energía celeste**, por tanto, pertenece al cielo anterior, y encierra la decisión de lo celeste y el camino que cada cual debe recorrer, según el mandato del cielo, y que le va a permitir al SER estar en armonía con la naturaleza, para conseguir el equilibrio de todo el universo. Al actuar sobre la energía Yuan estamos haciendo que la estructura se ponga al servicio del plan que el cielo tiene para nosotros, que el sujeto se reencuentre con esa decisión que el cielo tiene para él. Es decir, para que el ser recupere el sentido de unicidad. Esta energía viaja por el canal de TU MAI, o Vaso Gobernador.

ZHONG QI O ENERGÍA CROMOSÓMICA: corresponde a la energía cromosómica, y es la que le da características propias a la forma. Es la energía que heredamos de nuestros antepasados, de nuestro padre y nuestra madre. En el plano de las 3 energías (celeste, humana y terrestre) pertenece a **la energía terrestre**, y corre por el canal del Ren Mai o Vaso Concepción.

JING QI O ENERGÍA INTERMEDIARIA: es una energía que viaja con libertad de movimiento entre el cielo anterior y el cielo posterior, y se identifica con la energía del CHONG MO (el Mar de todos los Canales, último trigrama del Octograma de Fu Shi). En el plano de las 3 energías, corresponde a **la energía humana**. Es la que vehiculiza el paso de lo inmaterial a lo material. Es la que canaliza y vehiculiza la energía original, y fija el espíritu primordial a la estructura. Corresponde a la **Energía Espiritual Sensible**. El equilibrio entre Yuan Qi y Jing Qi produce la energía Zhong Qi.

Sin estas energías no podríamos acceder a las energías adquiridas.

ENERGÍAS ADQUIRIDAS:

Son elementales y lógicas, las energías adquiridas por el hombre con la alimentación, la respiración y por su interacción con los demás seres. Fundamentalmente son 3:

ENERGÍA ION O ENERGÍA NUTRICIA: Es la energía que recibimos de los alimentos. No solo nos alimentamos en sentido material sino también de lo espiritual, Por eso, para que el agua celestial pueda moverse, debemos cambiar nuestra alimentación, comer bien. Quien no come bien tiene alteración en la energía nutricia y puede causar bloqueos en la energía espiritual. También en esta energía se agrega la que recibimos con la respiración. La alimentación celeste sería la respiración, y la alimentación terrestre sería la de los alimentos.

ENERGÍA WEI O DE INTER-RELACIÓN: corresponde a la energía homeostática, es decir, la que nos permite mantener el equilibrio dinámico de nuestro organismo. Funciona en el sentido de interrelación del ser con todo lo interior y con todo lo que le rodea: casa, trabajo, ambiente, país, planeta, cosmos. Es decir, comunica al ser con su interior y con el exterior. Es la energía centinela, representada por el sistema inmunológico.

ENERGÍA MENTAL, PSÍQUICA O SHEN: Es la que nos da nuestra manera de ser y estar, y la forma de comportarnos. Nos da la clave de nuestro comportamiento según los Cinco Reinos Mutantes. Cada reino mutante produce y atesora una parte del Psiquismo de la persona. Viaja esa energía por todos los órganos y sistemas y nos hace expresar las cosas de acuerdo con nuestra forma de ser. Es una manifestación de nuestra energía mental. Nos da la clave para llevar la psiquis por los caminos de los cinco reinos mutantes y poder así dar el tratamiento adecuado.

EL OCTOGRAMA DE FU SHI

Fu Shi, el Emperador Blanco, observó cómo se movían las energías en la naturaleza, a nivel celeste, humano y terrestre. Observó el movimiento de expansión (Yang) y el movimiento de contracción (Yin), y representó al Yang con una línea continua (____) y al Yin con una línea partida (__ __).

Fu Shi observó que el cielo, la tierra y el hombre vibraban a una velocidad diferente para su cambio de Yang a Yin, y observó que el cielo era impredecible y se movía en el ritmo del 1 (Yang, Yin, Yang, Yin, etc.), que el hombre se mueve más lentamente que el cielo en el ritmo del 2 (Yang, Yang, Yin, Yin, etc.), y que la tierra se movía aún mucho más lentamente que el cielo y el hombre)en el ritmo del 4 (Yang, Yang, Yang, Yang, Yin, Yin, Yin, Yin).

Observó también que de la interacción entre esos 3 niveles de movimientos energéticos salían 8 posibilidades de combinación, en donde residen todas las posibilidades que tiene de desarrollarse el "TRES", y aparecen los OCHO trigramas que conforman el **Octograma de Fu Shi**.

Representó la expansión (Yang) con una línea continua y la contracción (Yin) con una línea partida. Así se originan los 8 trigramas que forman el Octograma de Fu Shi, y que energéticamente van a dar origen a los Ocho Vasos Maravillosos:

```
           1     2     3     4     5     6     7     8
Cielo:    ___   _ _   ___   _ _   ___   _ _   ___   _ _
Hombre:   ___   ___   _ _   _ _   ___   ___   _ _   _ _
Tierra:   ___   ___   ___   ___   _ _   _ _   _ _   _ _
```

También observó que ese haz de luz se originaba y se movía en una trayectoria curva, como es todo el origen del universo, y que ese mismo haz se movía entre dos cielos, un cielo anterior que corresponde a los 4 primeros trigramas, y es de naturaleza Yang, y un cielo posterior que corresponde a los últimos 4 trigramas y que es de naturaleza Yin. En el cielo anterior hay luz en expansión, y en el cielo posterior esa luz se torna en contracción, en materialización. Y es así como se origina el hombre.

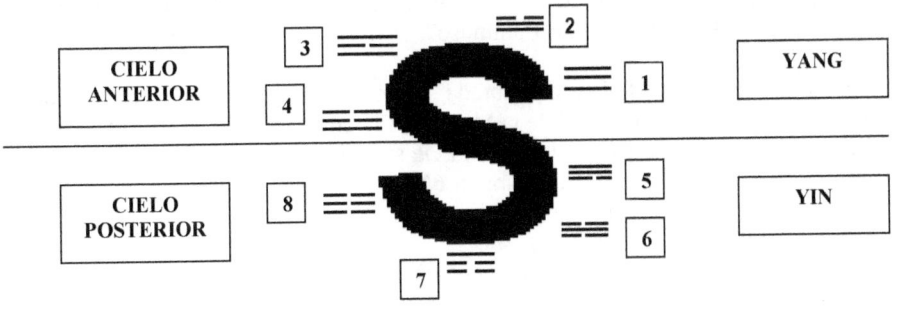

Figura 6. El Octograma de Fu Shi.

1.- La primera fuerza de luz es curva, y corresponde al primer trigrama. Se le conoce como Trigrama **CHIEN**, en el cielo anterior, en donde la trinidad se encuentra totalmente en expansión, (las 3 líneas continuas), y corresponde a "La Creatividad del Cielo", y que conforma el Canal Circular o Canal de la Cintura, el TAE MO. Este canal permite que los demás canales energéticos de trayectoria curva puedan transcurrir a través suyo, y como Vaso Maravilloso tiene su punto de apertura en el **41VB**: ZU LIN QI, "Descenso de las Lágrimas".

2.- El Segundo trigrama, el segundo haz de luz, llamado **TUI**, corresponde a "La Calma del Lago", también ubicado en el cielo anterior, en donde ya observamos una línea partida, indicando el referencial del mundo manifestado. Es el punto donde **se une el Yang para seguir su viaje**, conocido como **Yang Oe**, que va a unir al hombre desde la tierra con el cielo. Yang Oe es la "Unión del Yang", y como Vaso Maravilloso tiene su Punto de Apertura en el **5SJ o 5TR**: WAI GUAN, "Barrera Externa".

3.- Luego de unirse, el Yang necesita **equilibrarse**, y aparece entonces el 3er trigrama, llamado **LI**, "La Luminosidad del Fuego", ubicado en el cielo anterior, también conocido como **Yang Keo**. Yang Keo es el "Equilibrio del Yang", y como Vaso Maravilloso tiene su Punto de Apertura en el **62V**: SHEN MAI, "El Pulso del Inicio".

4.- Por último, en el cielo anterior aparece el cuarto trigrama, en el cual termina la expansión de la luz, y se conforma el Trigrama **CHEN**, "La Movilidad del Trueno", que sirve de **guía** para pasar del cielo anterior al cielo posterior y comenzar el proceso de concretización. Corresponde al Tu Mai, y, como Vaso Maravilloso tiene su Punto de Apertura en el **3ID**: HOU XI, "Continuidad del Torrente".

5- Ya en el cielo posterior, aparece el quinto trigrama, llamado **SUN**, que corresponde con "La Penetración del Viento", donde comienza la materialización de ese haz de luz, y corresponde al canal de Ren Mai, y como Vaso Maravilloso tiene su Punto de Apertura el **7P**: LIE QUE o TONG XUAN, "Desfiladero Supremo", o "Joven Misterioso".

6- Luego, aparece el Trigrama **KAN**, "El abismo del Agua", en el cielo posterior, en donde la forma adquiere el **equilibrio** dentro de la estructura del hombre. Corresponde al Yin Keo, que significa el "Equilibrio del Yin", y como Vaso Maravilloso tiene como Punto de apertura al **6R**: ZHAO HAI, "Mar Luminoso".

7- Posteriormente, esa forma equilibrada se manifiesta como una gran **unión** en el Trigrama **KEN**, "La Inmovilidad de la Montaña", la unión del Yin, el Yin Oe: Hay unión y cohesión en la partícula materializada. Yin Oe significa la "Unión del Yin", y como Vaso Maravilloso tiene su Punto de Apertura en **6MC**: NEI GUAN, "Barrera Interna", para dar paso a la máxima concretización en:

8: El octavo y último trigrama, el Trigrama **KUN**, "La Receptividad de la Tierra" para hacer la ofrenda universal. Cuando la luz llega a Kun, ya está unida, transformada, formada y equilibrada. Esa energía busca EXPANDIRSE: Kun es la receptividad de la tierra. En el 8, la luz se llama **Chong Mo**: El Mar de todos los Canales, y como Vaso Maravilloso, tiene su Punto de apertura en el **4B**, GONG SUN, "Ofrenda Universal".

En el Octograma de Fu Shi residen todas las potencialidades del ser. Allí están todas las posibilidades que tienen de relacionarse las energías del cielo, la tierra y el hombre.

El TAE MO, el "El Canal de la Cintura", es el primer canal que se forma y recoge toda la expansión de la energía del cielo y la mezcla con las energías terrestres. A su vez, cuando esas energías terrestres se han concretizado tienden a ir al cielo, y las energías del cielo tienden a bajar a la tierra, todo ello vehiculizado a través del TAE MO. El TAE MO permite que el cielo anterior se comunique con el cielo posterior de una manera armónica y en continuo movimiento.

Hay un canal que une y canaliza toda la energía del cielo hacia la tierra, y va del 2º al 7º trigrama, (OE), y otro canal que las equilibra y que va del 3º al 6º trigrama (KEO).

El 4º trigrama, el TU MAI, la guía, vehiculiza la energía primigenia, y el 5º trigrama, el REN MAI, vehiculiza y materializa la forma. Estos dos últimos canales, el TU MAI y el REN MAI, son los únicos de los 8 Vasos maravillosos que tienen resonadores o puntos de acupuntura propios: el Tu Mai corre por la columna vertebral, sube a la cabeza y culmina en la boca, en donde se encuentra con el Ren Mai, mientras el Ren Mai nace en el periné y asciende por la línea media anterior hasta el labio inferior de la boca. Los demás vasos maravillosos toman sus puntos de los canales principales.

Por último, en el ZHONG MO, o CHONG MO, "El Mar de Todos los Canales", termina el ciclo del TAO, puesto que la luz ya está materializada totalmente y busca expandirse. CHONG MO significa expansión. De allí regresa nuevamente al 1 y comienza otro cambio, otro TAO similar, para dar movimiento a esa energía.

De las combinaciones del Octograma de Fu Shi surge todo lo habido, sucedido, lo que sucede y lo que está por suceder. Allí se encuentran reunidos todos los misterios de la naturaleza. La clave de todos los sucesos naturales es la INTERACCIÓN entre cielo, tierra y hombre.

APLICACIONES DE LOS VASOS MARAVILLOSOS

En los textos antiguos se lee que la sanación y el equilibrio del hombre consisten en ubicarlo entre el Cielo y la Tierra y seguir el sentido del Tao. Para eso buscaban los "opuestos y complementarios". En el Octograma de Fu Shi, buscaban los trigramas que son opuestos y complementarios en su relación Cielo, Tierra y Humana. Así pues, se trabajaba en duplas, Yang y Yin, las cuales eran: ZU LIN QI (41VB) con GONG SUN (4B); WAI GUAN (5TR) con NEI GUAN (6MC), SHEN MAI (62V) con ZHAO HAI (6R), Y HOU XI (3 ID) con LIE QUE (7 P). De esa manera, al actuar sobre esas parejas de resonadores se estaba actuando en la imagen del Ser (Yang) como en la definición de su forma (Yin).

Posteriormente se observó que cada uno de los canales tiene una función precisa, y por tanto tienen sus indicaciones precisas e individuales, así:

41 VB: ZU LIN QI, "Descenso de las Lágrimas", ubicado en la depresión anterior a la unión del 4º y 5º metatarsianos. Es el Punto de Apertura del TAE MO. Indicaciones: Aumento de la vitalidad, patologías de la mujer, como mastitis, para detener la secreción de leche, menstruaciones irregulares, dismenorrea, miomatosis uterina, amenaza de aborto, placenta previa, flujos vaginales, especialmente verdosos; dolor y patologías de los pies, sordera, tinnitus, afecciones oculares, dispepsias, digestiones lentas, lumbalgias, paraplejías o tetraplejías, esterilidad masculina, prostatitis agudas, cistitis a repetición, taquicardias emocionales, e hipertensión de tipo emocional. La puntura de ZU LIN QI debe ser oblicua y profunda, como buscando el 1 R.

5 TR: WAI GUAN, "Barrera Externa", ubicado 2 cun por arriba del pliegue dorsal de la muñeca, entre el radio y el cúbito. Punto de Apertura del Yang Oe (Unión del Yang). Indicaciones: Punto clave para el mantenimiento de la homeostasis del hombre con el medio: fiebres, hipotermia, problemas infecciosos de cualquier tipo, problemas hormonales de cualquier tipo, calores del climaterio, parálisis de miembros superiores, dolor toraco-costal, cefaleas crónicas, sordera, tinnitus, otitis, alteraciones de los huesos propios del oído, cataratas, desprendimiento de retina, alergias de todo tipo, rigidez nucal, cardialgias, y coadyuvante en el manejo del estrés (5TR corresponde a "La Calma Del Lago"). Se puntura profundamente, en dirección hacia 6 MC (Puntura en transfixión).

62 V: SHEN MAI, "Pulso del Inicio", ubicado debajo del maléolo externo, por debajo del calcáneo, donde la piel cambia de color. Es el Punto de Apertura del Yang Keo (Equlibrio del Yang). Indicaciones: Insomnio (masaje anti-horario o puntura en dispersión). También en patologías de la distribución del agua: retención de líquidos (edemas, derrame pleural, ascitis, derrames articulares, etc.), deshidratación. Trastornos neurológicos (moxa indirecta y puntura) tipo alteración del equilibrio, vértigo, acúfenos, sorderas, temblores, Parkinson, y dolores de espalda inespecíficos (por ser punto de equilibrio). Calambres musculares (moxa indirecta), patología de la piel (moxa indirecta), tipo psoriasis, vitiligo, eczemas y dermatitis. La puntura debe ser profunda, por debajo del calcáneo, en dirección hacia 6 R.

3 ID: HOU XI, "Continuidad del Torrente", ubicado con la mano cerrada, en el hueco que se forma debajo y detrás de la cabeza del 5° metacarpiano. Es el Punto de Apertura del TU MAI. Indicaciones: Estados de debilidad, apatía, indiferencia, estados de cansancio muscular o físico secundario a enfermedades crónicas, trastornos del líquido cefalorraquídeo: hipertensión endo-craneal, hidrocefalia, rigidez nucal, tortícolis espasmódica, cefaleas occipitales, parálisis de miembros superiores, epilepsia, sudoración nocturna, malaria, alteraciones de la columna vertebral, procesos degenerativos reumáticos, traumatismos de columna (puntura activa: se moviliza el segmento doloroso mientras se puntura), patologías de la mano, patología digestiva. La puntura debe realizarse con la mano cerrada, profunda, en dirección hacia el 8 MC en la palma de la mano.

7 P: LIE QUE, "Joven Misterioso", ubicado debajo de la apófisis estiloides del radio, aproximadamente a 1,5 cun del pliegue de la muñeca. Es el Punto de Apertura del REN MAI. Indicaciones: Como pertenece al canal "El Mar del Yin", el Ren Mai (es su punto de apertura), que es el típico canal de principio femenino, su primera indicación es la patología de la mujer: ovarios, útero, genitales externos y mamas, problemas de fecundidad; como abre el Ren Mai, también se puede manejar para tratar las alteraciones en el San Jiao en sus 3 fogones, cardio-respiratorio, gastro-intestinal y genito-urinario. Además, problemas hereditarios (RM maneja Zhong Qi), patologías de Intestino grueso: colitis ulcerosa, estreñimiento, o diarrea. Cefaleas hemicráneas. La puntura, cuando queramos actuar sobre el Ren Mai, deberá hacerse profunda, oblicua y ascendente, en dirección contraria al sentido del canal de Pulmón.

6 R: ZHAO HAI, "Mar Luminoso", ubicado por debajo del maléolo interno, donde la piel cambia de color. Es el Punto de Apertura del Yin Keo (Equilibrio del Yin). Indicaciones: Insomnio (Masaje horario o puntura profunda en tonificación). También para regulación del ciclo menstrual (puntura y moxa indirecta), estreñimiento, insuficiencia renal con anuria, hipertensión arterial, crisis hipertensivas (moxa directa), glaucoma, dolores cardíacos de cualquier origen, esterilidad masculina por alteraciones en el espermograma, e impotencia. La puntura debe ser profunda, hasta llegar a tocar la superficie del calcáneo.

6 MC: NEI GUAN, "Barrera Interna", ubicado en el antebrazo, cara ventral, a 2 cun por encima del pliegue de flexión de la muñeca, entre el cúbito y el radio. Es el Punto de apertura del Yin Oe (Unión del Yin). Indicaciones: Meteorismo, distensión abdominal y vómitos, indigestión, insuficiencia hepática, dolores precordiales, infarto de miocardio, angina de pecho, enfermedades crónicas degenerativas, enfermedades psicosomáticas (calma y sosiega), colon irritable, depresiones, angustia y ansiedad. La puntura debe ser perpendicular profunda y luego aplicar moxa indirecta.

4B: GONG SUN, "Ofrenda Universal", ubicado en la cara interna del pie, a 1 cun por detrás de la articulación metatarso-falángica del dedo gordo del pie. Es el Punto de Apertura del CHONG MO. Indicaciones: alteraciones de la sexualidad en general (puntura y luego moxa indirecta), para re-identificar a cada género con su sexualidad, patología de útero y ovarios, especialmente en miomas uterinos y quistes de ovario (puntura profunda, primero en tonificación 9 veces, luego, se dispersa 9 veces, y finalmente se retira la aguja en tonificación (obturando el orificio). También en mastopatía fibroquística inicial (puntura en tonificación, luego en dispersión y luego se retira la aguja sin obturar el orificio). Diabetes, distensión abdominal, meteorismo, excesos de flema en el pulmón, estados tumorales (puntura primero en dispersión, y luego en tonificación).

Hablando de lo concreto, de la transformación de esa energía informe a lo concreto, para que se puedan dar todos esos pasos deben coexistir por lo menos dos vías de luz, para que se pueda dar la conexión entre el cielo y la tierra, y para que el hombre se de cuenta de que está inmerso entre el cielo y la tierra. Esas vías de luz son el San Jiao y el Xin Bao.

El San Jiao (El Triple Recalentador), esa primera vía de luz que forma el REN (El Hombre), nace de "La Creatividad del Cielo", es decir, de la parte celestial, y anatómicamente corre por el dorso de la mano y el brazo, y el Xin Bao (El Maestro de Corazón) nace de "La Receptividad de la Tierra" y corresponde a la parte terrenal del REN, y corre por la parte palmar de la mano y el brazo.

Allí se canalizan las energías celestial y terrenal que conforman al hombre. Esos 2 canales son intangibles, no los podemos ver, pero están ahí, y son las 2 energías celestes canalizadas. Corresponden a la vía del 2 (SJ y XB).

De esa interacción y canalización de la energía celestial, de la "Creatividad del cielo", nacen LOS CINCO REINOS MUTANTES (mal llamados Los Cinco Elementos). Dos haces de luz, uno salido del cielo (SJ) y el otro salido de la tierra (XB), que integrados con el misterio del 3 (C, H, T.), originan el 5, (2+3=5), y dan origen a los Cinco Reinos Mutantes.

CANALES ENERGETICOS O MERIDIANOS

Toda la energía se canaliza por los CANALES o MERIDIANOS. En Chino se les nombra JING LOU MAI. Canal en chino se escribe Ching, y significa camino. Al entramado de canales se le llama Jing Lou Mai.

El canal está ahí, pásele o no energía. Ese paso o no de energía depende del manejo que nosotros como sanadores le demos al paciente. El canal no se puede ver a los ojos de la medicina occidental, pero sabemos que está ahí, y que podemos afectar el flujo de energía con nuestra manipulación y nuestra intención. Los canales energéticos son algo así como un "entramado" de hilos de seda a través de los cuales se va trenzando la energía de lo superior que nos ha sido entregada para poder cumplir con nuestra misión.

JING significa plegaria, oración. Cuando un Sanador va a trabajar en los canales, debe estar en actitud de sumisión, de oración y de plegaria, sometiéndose al cielo para ser un vehículo, un intermediario (no un protagonista) que transmita al paciente a través de una aguja, una moxa o un masaje, un tratamiento, una esperanza, una curación, mejorando así su estado energético. Este es el sentido sagrado de la sanación.

Estos canales tienen diferentes tipos de energía que circula por ellos: la energía nutricia o Ion, la cual circula muy lentamente, la energía Wei o energía defensiva, centinela o energía inmunológica, que va mucho más velozmente, y las energías hereditarias, que siempre están presentes en ellos. Esas energías circulan absolutamente por todas las partes del cuerpo a través de los canales energéticos, que se pueden dividir en los grupos siguientes:

Canales Principales: Son los más conocidos, y son los que llevan la mayoría de la información. Son los 12 canales siguientes: Riñón, Vejiga, Hígado, Vesícula biliar, Corazón, Intestino Delgado, Xin Bao o Maestro de Corazón, San Jiao o Triple Recalentador, Bazo-Páncreas, Estómago, Pulmón e Intestino Grueso.
Canales Secundarios o Colaterales: tienen casi mayor importancia que los principales. Son ellos: Canales tendino-musculares, canales distintos (llevan energías Wei y Mental), y canales LO: grupos que unen energías de canales paralelos.
Canales Unitarios: Tae Yang, Shao Yang, Yang Ming, Tae Yin, Tsiue Yin, y Shao Yin, los cuales vehiculizan cada uno una energía celeste: Frío, Fuego, Sequedad, Humedad, Viento y Calor, respectivamente.
Vasos maravillosos: son los que corresponden al Octograma de Fu Shi.

El canal es como un camino por el que transcurre un determinado caudal de energía en virtud de la necesidad del organismo: necesidad física, necesidad patológica, o necesidad terapéutica. Por todos los canales observamos cómo se vehiculizan todos los tipos de energía. Cada canal está intercomunicándose con otro, y así sucesivamente. Los canales son pleomórficos, para manejar los diferentes tipos de energía que por él circulan. También hay que recalcar que en los canales existe INTENCIONALIDAD: toda la energía que por ellos se moviliza tiene su intención. Esto, sumado a la intención del terapeuta en actitud orante y de sumisión, hace que lo divino se manifieste en nuestro microcosmos y en el del paciente; un sanador debe saber muy bien la intención que tenga, y la intención que lleve cada canal energético, para tener la clave de la sanación:

"**El sanador trata con su intención más la intención del canal energético de un paciente, para llevar desde un punto a otro que lo necesite, la energía que requiera para sanar**".

Los Canales Principales son los que tienen más importancia en los textos de Acupuntura. Suministran mucha esencia a otros canales que tienen pocos o que no tienen resonadores propios.

Se llaman Resonadores, o Puntos de Acupuntura a aquellos sitios donde vamos a tratar a los pacientes con el estímulo energético con la aguja, con la moxa, con el dedo, o con la imposición de las manos. Muchos canales se alimentan de otros resonadores por los que no pasa su propia energía. No es sencillo medirlos y fijarles un recorrido único. La mayoría de resonadores no se puede medir ni cuantificar, no es fácil darles un trayecto fijo al igual que a los canales.

Una aguja en un mismo punto, en un mismo resonador, en diferente paciente puede dar resultados diferentes, dependiendo de la **intención** del sanador y de la **necesidad** del paciente. No podemos esperar iguales respuestas en todos los pacientes.

Los canales por sí mismos tienen "vida propia": son como plantas de energía que se pueden regular según la intención del sanador y la necesidad del paciente.

LOS VASOS MARAVILLOSOS:

Corresponden al Octograma de Fu Shi, y se encuentran entre los más celestes: Tae Mo, Yang Oe, Yang Keo, Tu Mai, Ren Mai, Yin Keo, Yin Oe, y Chong Mo.

Los Canales o Vasos Maravillosos principales son el Tu Mai, el Ren Mai y el Chong Mo. Tu Mai y Ren Mai vehiculizan la energía ancestral o hereditaria, la energía sagrada en un estado muy celeste. El Tu Mai es considerado el "Mar del Yang", y representa la expansión del cielo, y el Ren Mai es considerado "El Mar del Yin", y representa la contracción o materialización del Yin.

Ambos canales están relacionados por el Chong Mo, el "Mar de todos los Canales". Al manipular el Chong Mo, que también nace del Agua, de la esencia de los riñones, de la "Receptividad de la tierra", no solo afectamos la parte local, sino que afectamos todos los canales porque todos confluyen en el Chong Mo. Allí confluye toda la energética, pues envuelve todos los canales para que la energía circule rítmica y armónicamente.

Tu Mai y Ren Mai alimentan energéticamente a los otros canales: Principales, Colaterales y Vasos Maravillosos. Son los únicos canales unitarios que tienen resonadores propios. Del Tu Mai y el Ren Mai se origina toda la energía que va a formar los Canales Principales, los que a su vez van a llevar esa energía a través del cuerpo, hacia lo profundo, y hacia los canales colaterales o secundarios.

Cuando se trata a un paciente con el Tu Mai o el Ren Mai, se le aporta al paciente espiritualidad: la cualidad de ese ser a nivel espiritual, es decir, se le aporta "cualidad" en la medida en que se necesite. Movilizan y vehiculizan todas las energías hereditarias, celestes y la energía original o primigenia.

Cuando se trata al paciente con el Chong Mo, se le está aportando al paciente "cantidad" de todo lo que necesite. El Chong Mo abre todos los canales y repercute sobre ellos.

LOS CANALES PRINCIPALES

Aquellos canales que llevan el mayor flujo de energía, y son los 12 siguientes: Riñón, Vejiga, Hígado, Vesícula biliar, Corazón, Intestino Delgado, Bazo, Estómago, Pulmón, Intestino Grueso, San Jiao (Triple Recalentador), y Xin Bao (Maestro de Corazón). Vehiculizan y movilizan las energías Wei (defensiva), Ion (nutricia), y Shen (mental o psíquica).

El movimiento de estas energías se da cada 2 horas; la energía se concentra y circula, dirige el movimiento desde un órgano o entraña o canal distinto. Así pues, podemos saber cómo se encuentra la energía en cada órgano, entraña o canal en sus horas de manifestación, así:

Pulmón:	3 a 5 a.m.
Intestino Grueso:	5 a 7 a.m.
Estómago:	7 a 9 a.m.
Bazo-Páncreas:	9 a 11 a.m.
Corazón:	11 a.m. a 1 p.m.
Intestino Delgado:	1 a 3 p.m.
Vejiga:	3 a 5 p.m.
Riñón:	5 a 7 p.m.
Xin Bao:	7 a 9 p.m.
San Jiao:	9 a 11 p.m.
Vesícula Biliar:	11 p.m. a 1 a.m.
Hígado:	1 a 3 a.m.

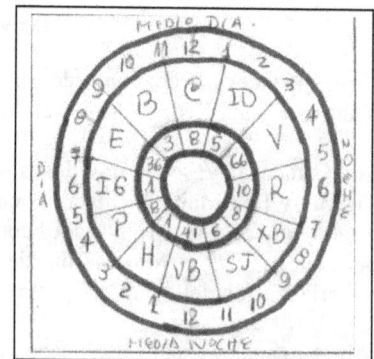

Figura 7. Horarios de comando energético de los canales o meridianos.

La energía Wei (defensiva o inmunológica) se manifiesta a modo de lanzadera: nos llega "a fogonazos", va a toda la economía, en el día en forma de Yang y en la noche en forma de Yin, porque en el día, los canales externos Yang tienen mucho más movimiento y permiten la realización de toda la actividad humana, y en la noche, al dormir, se disminuye el actividad visceral y se entra en estado de reposo (Yin), y esa energía Yin protege todos los órganos internos en la noche. Cuando una enfermedad se manifiesta en la noche indica deficiencia de Yin. Esto es básico para el diagnóstico y el tratamiento.

Los Canales principales son 12, distribuidos así:

<u>Canales Principales YIN (Zang) de Miembros superiores</u>: van desde el pecho hacia la parte interna de los brazos y terminan en la punta de los dedos de las manos. Son ellos: Pulmón (11 resonadores) y Corazón (9 resonadores).

<u>Canales Principales Yin (Zang) de Miembros inferiores</u>: Van desde la punta de los dedos de los pies, ascienden por la cara interna de las piernas, y terminan en el pecho. Son ellos: Bazo-páncreas (21 resonadores), Riñón (27 resonadores), e Hígado (14 resonadores).

<u>Canales Principales Yang (Fu) de Miembros superiores</u>: Van a salir desde la punta de los dedos de las manos, por la parte del dorso de la mano, ascienden y terminan en la cabeza. Son ellos: Intestino Delgado (19 resonadores) e Intestino Grueso (20 resonadores).

<u>Canales Principales Yang (Fu) de Miembros inferiores</u>: Nacen en la cabeza, en la zona de la cara, descienden y van por la cara externa de las piernas, y terminan en las puntas de los dedos de los pies. Son ellos: Vejiga (67 resonadores), Vesícula Biliar (44 resonadores) y Estómago (45 resonadores).

<u>Además tenemos el San Jiao y el Xin Bao</u>, canales principales que se distribuyen así:

Xin Bao (Maestro de Corazón): Nace en el pecho y termina en el ángulo ungüeal interno del dedo medio. Se considera de naturaleza Yin.

San Jiao (Triple Recalentador): Nace en el ángulo ungüeal externo del dedo anular de las manos, y termina en la cara, en la cola de las cejas. Es de naturaleza Yang.

El hombre y la mujer nacen de una misma energía y, en ese sentido, tenemos los mismos canales pero tienen distintas funciones. El hombre es YANG y su energía tiende hacia la Espiritualidad. Es todo el Cielo anterior, y ese hombre tiende a "yanquizarse" en el sentido de la espiritualidad, lo cual se va viendo con el paso de los años.

El hombre no puede aspirar a convertirse en Yin; su naturaleza es y seguirá siendo Yang. Si el hombre trata de mutar hacia el Yin, se estanca en lo concreto, se materializa, y comienza a presentar un estancamiento en su energía nutricia; no sigue esa evolución en lo que tiene que mutar, transformar y transmutar, no se espiritualiza y se estanca en lo concreto. No da el salto en lo que podría ser una revolución energética.

La mujer tiene esencia Yin, y el Yin tiende a Concretizar, a materializar. La mujer actual en nuestra sociedad ha comenzado a sentir que es igual al hombre, lo cual nunca podrá suceder. Entonces, ese Yin está enfermo, y empieza a imitar al Yang, a querer ser Yang.

Entonces, lo que sucede es que muta a un Yang no espiritual sino concretizado, y ha comenzado a competir, adoptando portes masculinos, disminuyendo cada día más su feminidad, volviéndose cada vez menos mujer, vistiéndose como el hombre, hablando como el hombre, portándose como el hombre, eso le ha llevado a estados de histeria, de mal genio, de no tolerar la crítica, de querer superar a cualquier costo al hombre, enfermando espiritualmente cada vez más.

Ese Yin enfermo debe demostrar superioridad, debe demostrar poder, es autoritario, egoísta, y chantajista, se tornan mujeres amargadas, y disfrutan de hacer sufrir a su esposo e hijos. Se vuelven posesivas, materialistas y metalizadas a morir. Todo por demostrar superioridad y poder. Se vuelven muy celosas en todos los aspectos, y pueden llegar a utilizar su energía espiritual sensible (léase su sexualidad) para escalar posiciones de poder y dominio, y no para canalizarla hacia su desarrollo espiritual.

Normalmente, la función del Yin es concretizar todo lo que el Yang le mande, pero su pequeño Yang la lleva a transmutar, a mutar, a transformarse y a convertirse en un Yang Espiritual, desarrollando un amor más espiritual en la medida en que pasa el tiempo, volviéndose más amorosa, más entregada y más ecuánime. Pero lamentablemente, en nuestro tiempo la mujer se queda estancada en un Yang competitivo, con deseos de volverse igual que el Yang (imposible) y es allí cuando su Yin enferma y comienza esa competitividad que la hace cada vez más infeliz y desdichada, porque, a pesar de que aparentemente triunfe, se da cuenta del precio que ha tenido que pagar por hacerlo, y eso la enferma aún más. Esto se manifiesta en el aumento de las enfermedades como el Cáncer de cérvix, de útero, de seno, etc.

También, esto frena a la mujer en el terreno sexual, puesto que solo utiliza el sexo como un medio para escalar y sacar provecho, y ya no quiere fantasear, ya no quiere tener sexo por amor, solo para sacar provecho económico o para lograr ascensos en su trabajo, etc. La mujer que quiera vivir esa alquimia interior debe comenzar por cambiar su estilo de vida, su manera de ver la vida, y ponerse al servicio en su casa, con su esposo e hijos, entregarse a un servicio desinteresado, sin esperar prebendas ni reconocimiento, un servicio no absorbente, sin pensar en que se esté rebajando, para así poder dar el salto alquímico hacia la espiritualidad.

EL SAN JIAO Y EL XIN BAO

En el ideograma del Tian, al hacer una prolongación de todos sus trazos, designando con ello el camino de retorno, dan la figura de una mariposa, que es el ejemplo más claro que nos da la naturaleza de cambio, metamorfosis o mutación, recordando esto que el hombre es un viajero estelar que siempre hace su camino de retorno a su origen.

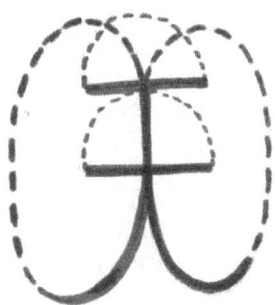

Figura 8. El camino de retorno del TIAN, el hombre celestial.

San Jiao y Xin Bao surgen en el momento en que se forma el nódulo de Hensen, luego de la concepción. A partir del nódulo de Hensen, que tiene 3 capas, se desarrolla la órgano-génesis y todo lo demás. En ese momento, aparece el San Jiao, la parte celestial del hombre. El San Jiao es la parte del FUEGO celestial más puro, y se le denomina FUEGO IMPERIAL. El Xin Bao es también fuego celestial pero "terrenalizado", y se le llama FUEGO MINISTERIAL. No corresponden a los Cinco Reinos Mutantes, sino son aparte: son fuego celestial.

El San Jiao (SJ) surge en el momento en que se forma el nódulo de Hensen, por un derramamiento energético celestial que da la guía para lo que tiene que ser y hacer el nuevo ser, y también le impregna ya, desde ese mismo momento, su camino de retorno.

San Jiao se entroniza en la tierra por medio del Xin Bao, y se aposenta en la tierra como sumisión, servicio y obediencia del designio divino, para que el hombre pueda cumplir con su misión. El Xin Bao surge cuando se corta el cordón umbilical. En ese momento se pone al servicio del emperador (el corazón), buscando su sentido de ascenso, crecimiento, desarrollo, mutación, transformación y transmutación, y todos los demás cambios alquímicos que le permitan tener "una revolución espiritual", que es el camino de retorno. Ese camino de retorno no se da por las religiones, que –desgraciadamente- se han convertido en un negocio. El Ser no es aburrido ni asexuado, todo lo contrario. Ese Ser debe aumentar la espiritualidad que nos permita creer en lo que no se puede ver pero sabemos que está ahí. Ese haz de luz nos acompaña por toda la vida, para recordarnos de donde venimos y para donde vamos.

El Xin Bao (Maestro de Corazón) está al servicio del Emperador. Avisa al Emperador todo lo que pasa en su reino, de una manera que no lo afecte, para que el Emperador pueda tomar las decisiones que debe tomar, y el Xin Bao, se encarga también de informar a todo el reino las decisiones del Emperador. El Xin Bao se puede llegar a creer que es el emperador, y cuando esto sucede se degenera su poder en arrogancia, en abusos, y entonces la persona se enferma.

El Emperador o el Corazón es el San Jiao. El Xin Bao está al servicio del San Jiao. No debe competir con el San Jiao, porque en ese sentido se forma la condición para la enfermedad. Entonces, el Xin Bao debe tener una vocación de servicio trascendente, para las nuevas y futuras generaciones.

La alquimia se considera como una serie de cambios y mutaciones para crear un producto puro. Los alquimistas querían rescatar pureza a través de múltiples combinaciones y cambios. Los chinos, por medio de la alquimia pretenden alcanzar la inmortalidad.

La Alquimia en el organismo se da de la siguiente manera: El Movimiento se inicia en el RM del Agua, el Cambio se da en el RM Madera, la Mutación se da en el RM Fuego, la Transformación se da en el RM Tierra, y la Transmutación se da en el RM del Metal.

El San Jiao "alquimiza" por medio de un canal profundo que sale del pubis, y esa alquimia nos lleva por el camino que la naturaleza nos muestra, que es nuestro guía para la sanación del paciente. Ese canal profundo nace en el abdomen bajo y corresponde al **San Jiao Inferior**, el cual controla y maneja toda la función genito-urinaria. Asciende luego a la mitad del abdomen, y allí forma el **San Jiao Medio**, que controla toda la función digestiva, y luego sube a la parte media del tórax, conformando el **San Jiao Superior**, que es el que controla toda la función cardiorrespiratoria.

Este trabajo alquímico constante y continuo es el que le da la continuidad a la vida y mantiene y entretiene todo y a toda la naturaleza. El canal profundo nos permite por medio de estos 3 fogones (Jiao superior, medio e inferior) estar en esta vía de alquimia interior permanente, para que se pueda transformar esa energía y podamos ponerla al servicio de los demás.

En las enfermedades genéticas se puede trabajar por medio del San Jiao. En el área cardiorrespiratoria se ubica el Centro de la sinceridad (17RM: SHAN ZHONG). Allí podemos trabajar todas las enfermedades cardiorrespiratorias, por medio del San Jiao Superior. El San Jiao es un constante fluir de FUEGO y AGUA, de Fuego y Agua Celestial, y desde allí, desde ese San Jiao, podemos cambiar toda la energética del Ser.

Una mutación es un cambio drástico; cuando se da la posibilidad de una mutación, solo se sabe si el cambio ha sido bueno o malo luego de realizarse. Esa persona da un salto a otro estado drásticamente.

Después de mutar viene la transformación; las cosas ya no son ni buenas ni malas, sino son como son. Ya no estamos en el mismo orden de ideas anterior, sino que nos regimos por normas interiores y exteriores. Se hace la transformación en aras del futuro más no del pasado. Se prepara para ser un vehículo y que las cosas que tienen que suceder sucedan.

Posteriormente viene la Transmutación; es trascender, es un estado de contemplación, es el máximo estado, el salto evolutivo de una persona. Se entra en una paz interior que nos permite ingresar en el sentido de la contemplación.

LOS PUNTOS DE ACUPUNTURA

El descubrimiento de los puntos de Acupuntura, o Resonadores, o Acupuntos es atribuido a uno de los Emperadores Celestes de la China, Shennon, El Emperador Rojo, quien según cuenta la tradición tenía el poder de observar el movimiento de la energía de las personas, y fue quien describió los canales energéticos. Los Puntos de Acupuntura o Resonadores, son "puntos de estimulación", antiguamente llamados "puntos sensitivos", que expresaban la idea de ser un hoyo o agujero o una abertura asociadas con una cavidad, en donde algo fluía: la energía humana.

Hay en la piel ciertos puntos sensibles, relacionados con diferentes padecimientos. Estos puntos sensibles están en una pequeña área, ubicados sobre, en o por debajo de la piel, y son sensibles a la presión y tienen propiedades diferentes a las demás partes de la piel. Su conductancia, su resistencia eléctrica, su sensibilidad, su inervación y su reactividad a estímulos es totalmente diferente al resto de la piel. Se les ha denominado Resonadores o Puntos de Acupuntura. Cada canal energético tiene un determinado número de puntos o resonadores, así:
Pulmón: 11 resonadores, Intestino Grueso: 20 resonadores, Riñón: 27 resonadores, Vejiga: 67 resonadores, Hígado: 14 resonadores, Vesícula Biliar: 44 resonadores, Corazón: 9 resonadores, Intestino Delgado: 19 resonadores, Xin Bao o Maestro de Corazón: 9 resonadores, San Jiao o Triple Recalentador: 23 resonadores, Bazo-Páncreas: 21 resonadores, Estómago: 45 resonadores, Tu Mai: 28 resonadores, Ren Mai: 24 resonadores, y Puntos Extraordinarios o Extra-canal: aproximadamente 38 a 40 resonadores.

LOCALIZACIÓN DE LOS RESONADORES – EL CUN

La localización de los resonadores o puntos de acupuntura debe ser un proceso muy bien determinado, y se corresponde con la anatomía particular de cada individuo. Es muy importante localizar con exactitud el resonador, pues si no lo hacemos así, no se logrará ningún efecto terapéutico.

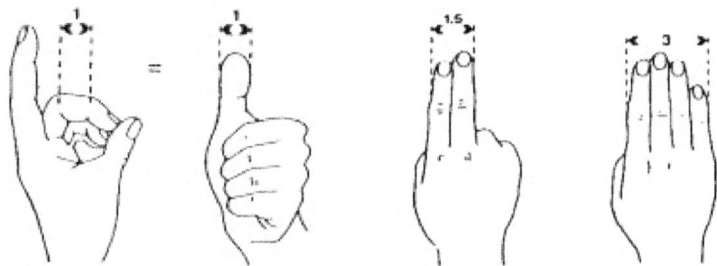

Figura 9. La unidad digital, o cun.

Los resonadores pueden ser localizados tomando como referencia algunas estructuras anatómicas de la superficie del cuerpo tales como bordes, prominencias o depresiones de los huesos, cercanía a tendones y arterias, depresiones, surcos, relación con las vértebras, prominencias musculares, etc. Además de lo anterior, la tradición china adoptó una manera que facilita el ubicar muy aproximadamente los resonadores o puntos de acupuntura, y es por medio de una medida que se denomina la **Unidad Digital o CUN (tsun)**, definiéndose como la distancia que hay entre el borde de los pliegues más amplios de la segunda falange del dedo medio de la mano del paciente, estando este parcialmente flexionado. Esto es muy importante: **la medida debe corresponder al dedo medio de la mano del paciente**, puesto que la medida del terapeuta puede ser diferente, y entonces se puede dificultar la localización del punto.

1 Cun es también la medida del grosor del dedo pulgar del paciente.

3 Cun es también la distancia que hay entre los pliegues de flexión de la unión de 2ª y 3ª falanges de los dedos 2º a 5º, estando la mano con los dedos juntos y extendidos.

1,5 Cun es la distancia que hay entre el borde de los dedos índice y medio de la mano, estando pegados dichos dedos.

CAPITULO SEGUNDO

LOS CINCO REINOS MUTANTES O CINCO ELEMENTOS

LOS CINCO REINOS MUTANTES O CINCO ELEMENTOS

Ki Pa, un discípulo y consejero de Huang Di (El Emperador amarillo), observó que de la interacción entre las energías celestes surgían otras energías que aparecían luego de crearse los ocho movimientos del Octograma, y que, a consecuencia de otra explosión y expansión de la energía surgieron los Cinco Reinos Mutantes: Agua, Madera, Fuego, Tierra y Metal. Estas cinco fuerzas surgieron cuando el cielo se concretizó en el sentido del 5, luego de pasar por el 8. De ello surge otro TAO que se repite y se repite eternamente, y es una fuerza que está en constante movimiento, cambio, mutación, transformación y transmutación.

Se les llama Mutantes, porque uno muta en el otro, y el otro en el otro, pero sin perder nunca la memoria del anterior, es decir, sin olvidarse de quién es. Cada uno de los Reinos Mutantes origina a otro, y cada uno tiene un controlador. En otras palabras, un Reino Mutante es un Elemento que, sin perder su esencia, se convierte en continuo movimiento en otro Elemento.

Según la Kabalá, el 3 (El misterio del 3) + el 2 (SJ y XB) + el 5 (Los 5 RM) = 10 (El 10 es el número de la perfección). En síntesis, el hombre, formado a través de esta vía, es perfecto, y lo perfecto sale de lo divino; solo lo divino es perfecto, luego el hombre es perfecto. Tenemos una parte de nosotros que es perfecta y divina (nuestro espíritu), puesto que estamos creados a imagen y semejanza de Dios, que es perfecto y divino.

Esas 5 fuerzas se rigen por 6 energías celestes que son: el frío, el calor, el fuego, la humedad, la sequedad y el viento. Esas 6 energías celestes se interconectan con esas 5 expresiones de expansión en el macrocosmos y en el microcosmos (a imagen y semejanza). Hay una interacción permanente entre los 5 Reinos Mutantes para que haya una armonía en ese Ser y permanezca en estado de salud.

La energía del San Jiao y del Xin Bao nunca se debe estancar, siempre debe estar en movimiento, porque si no lo hace, se estancan o se alteran todas las demás energías. Si se bloquea cualquiera de las energías, aparece la enfermedad. Cuando un Reino Mutante está en deficiencia, podemos ir a otro y a otros reinos mutantes para mejorar el equilibrio. Podemos manejar un Reino mutante que esté alterado, tratando al Reino mutante que lo origina o al que lo controla. Esto lo podemos hacer en la MTCH pero no en la medicina occidental.

CICLO CHENG, O CICLO EXTERNO, O CICLO DE GENERACIÓN

La vida se origina y surge en el Agua. Así se incorpora el Primer Reino Mutante, que es el AGUA, y luego comienza el movimiento de las energías, haciendo que del AGUA se originen los demás Reinos Mutantes, estableciéndose así una cadena en la cual un Reino origina otro, y así sucesivamente los 5. Es El Ciclo de Generación, Ciclo Externo o Ciclo CHEN:

La vida se genera en el Agua, en el Riñón y la Vejiga, y de ella se generan todos los demás reinos mutantes: El Agua genera la Madera, la Madera genera el Fuego, el Fuego genera la Tierra, la Tierra genera el Metal, y el Metal genera el Agua.

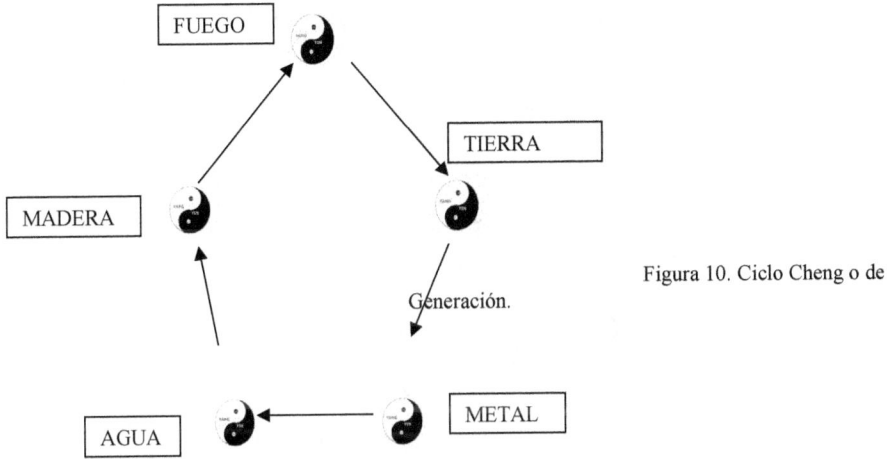

Figura 10. Ciclo Cheng o de Generación.

CICLO DE CONTROL O DE DOMINIO, O CICLO INTERNO, O CICLO KO

Además, existe un control entre los 5 Reinos Mutantes, en el cual, un Reino controla a otro, y este a su vez a otro, de manera que todo está totalmente regulado para mantener el equilibrio biológico y fisiológico en el organismo para preservar el estado de salud. Es el Ciclo de Control o de Dominio, o Ciclo Interno, o Ciclo Ko:

Agua apaga el Fuego, el Fuego derrite el Metal, el Metal corta la Madera, la Madera controla la Tierra, y la Tierra controla el Agua.

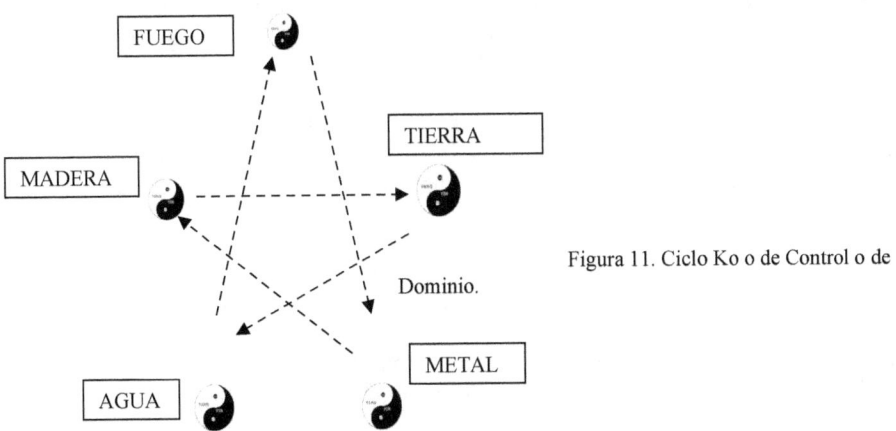

Figura 11. Ciclo Ko o de Control o de Dominio.

Cada Reino Mutante tiene un Órgano y una Entraña que le caracterizan y que hacen el proceso de alquimia para producir y almacenar una parte del Psiquismo de la persona.

REINO MUTANTE	ORGANO (YIN)	ENTRAÑA (YANG)
AGUA	RIÑÓN	VEJIGA
MADERA	HIGADO	VESÍCULA BILIAR
FUEGO	CORAZÓN	INTESTINO DELGADO
TIERRA	BAZO-PÁNCREAS	ESTÓMAGO
METAL	PULMÓN	INTESTINO GRUESO

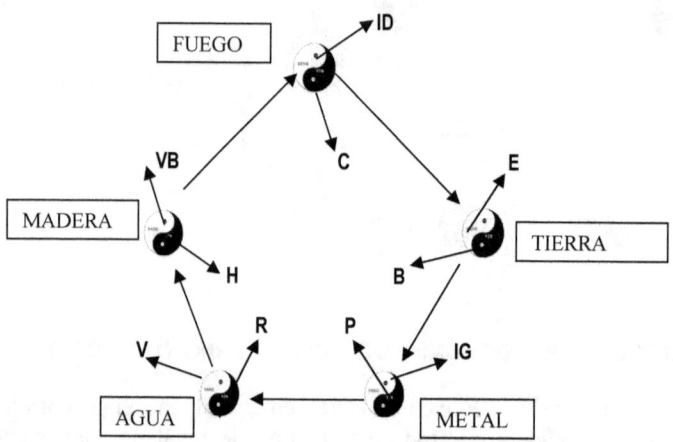

Figura 12. Cuadro y Figura de los Cinco Reinos Mutantes y el TAO.

RM AGUA: La vida se genera en el Agua. En el Riñón (R) como órgano y en la Vejiga (V) como entraña, se concentra toda el agua, y de allí se originan todos los demás reinos mutantes.

RM MADERA: El Agua alimenta los árboles, los bosques, la naturaleza, y la madera es el depositario de la mayor cantidad de agua. En nuestro cosmos lo podemos ubicar en el Hígado (H) como órgano y la Vesícula Biliar (VB) como entraña.

RM FUEGO: En él culmina el eje de la vida, el eje Agua-Fuego. En él tenemos la dualidad de lo más elevado, el Emperador (el Corazón) y el súbdito más humilde (El Intestino Delgado). Allí se ubican el Corazón (C) como órgano y el Intestino Delgado (ID) como entraña.

RM TIERRA: En el centro de la tierra se concentra el fuego. El reino mutante de la tierra se concentra en el Bazo (B) como órgano y en el estómago (E) como entraña.

RM METAL: Si debemos buscar Agua, la buscamos en las rocas; donde hay metales se destila agua. En nuestro microcosmos se ubican el Pulmón (P) como órgano y el Intestino Grueso (IG) como entraña.

ÓRGANOS Y ENTRAÑAS

Las claves de todo en la MTCH son el Octograma de Fu Shi y los Cinco Reinos Mutantes. A través de estos, podemos explicar y darnos cuenta de todo lo pasado, lo presente y lo futuro. Allí reside toda la potencialidad del Ser. Todo se basa en la **Interacción** y en la **Canalización** de esas energías. Los Taos se deben repetir a cada instante para darle la continuidad a todo, para mantener y entretener a toda la creación, para darle vida a todo el universo.

Según la tradición, se considera que cada Reino Mutante guarda la esencia de una parte del Psiquismo de la persona, que se labra o produce en las entrañas (V, VB, ID, E, IG), y se atesora en los órganos (R, H, C, B, P). Por tanto, cada Reino Mutante tiene un Órgano y una Entraña específica.

Órganos: Se consideran como **un tesoro**. Allí se guarda la esencia. En chino se les llama **ZANG**. Los órganos son la **residencia de la esencia** (la quinta esencia) de la vida. Los órganos son macizos, son de características YIN. Su origen es **celeste y terrestre** (materialización). Son el asiento del espíritu: albergan la quinta esencia, que es el Psiquismo que fabrica y purifica su entraña acoplada según los 5 Reinos Mutantes; envía esa parte del psiquismo al corazón, y de allí al resto del organismo.

Los órganos, por ser macizos, tienen poco movimiento. Son macizos, porque como tesoros que son, deben guardar algo, y ese algo es la quinta esencia.

El órgano produce energía para su mantenimiento, pero en él no debe haber impurezas; el órgano desecha la energía impura, la cual va a la entraña, y esta la purifica y la devuelve al órgano, para que el órgano alimente al emperador (Corazón).

Entrañas: Son como **un taller** donde se fabrica, donde se purifica, donde se manufactura, donde se produce un trabajo. Allí se fabrica, se produce y se purifica la esencia, que luego se va a guardar en los órganos, según cada Reino Mutante. En chino se les denomina **FU**. En las entrañas está la **residencia de la manifestación** de la vida.

La entrañas son huecas, tienen mayor capacidad de movimiento que los órganos (son talleres donde se fabrica algo), y tienen características YANG. Su origen es **celeste**. Se mueven en ritmos de expansión y contracción. Depuran y mantienen a los órganos en buenas condiciones. En ellas se produce la mutación: todo cambia, todo se transforma y muta. La vida de todos depende de las mutaciones que tengamos.

Las entrañas transforman energía impura en energía pura, la cual es enviada a su órgano acoplado, para que este la retome. La entraña está siempre pendiente de que el órgano no esté vacío de energía. La entraña tiene que ser hueca y estar vacía para que tenga fluidez de ritmo y de movimiento, según lo ordene el universo. La entraña debe estar continuamente en movimiento y fabricación, para que esa quinta esencia que produce se acumule en el tesoro (su órgano acoplado) y pueda pasar al Emperador (el Corazón) como energía pura.

CORRESPONDENCIAS DE LOS CINCO REINOS MUTANTES Y EL SER HUMANO.

	AGUA	MADERA	FUEGO	TIERRA	METAL
ORGANO	Riñones	Hígado	Corazón	Bazo	Pulmón
ENTRAÑA	Vejiga	Vescícula biliar	Intestino Delgado	Estómago	Intestino Grueso
COLOR	Negro	Verde-Azul	Rojo	Amarillo	Blanco
ENERGÍA CELESTE	Frío	Viento	Calor-Fuego	Humedad	Sequedad
SABOR	Salado	Agrio-Acido	Amargo	Dulce/Insípido	Picante
ORIENTACION	Norte	Este	Sur	Centro	Oeste
E.CICLICA (EQUILIBRIO)	Responsabilidad y Firmeza	Decisión	Alegría/Amor	Reflexión	Recuerdo
E. CICLICA (DESEQUILIBRIO)	Miedo	Indecisión, Ira y Cólera, Duda	Desamor	Angustia/Obsesión	Melancolía
TEJIDO	Huesos, Sistema nervioso	Tendones y Músculos (función)	Vasos sanguíneos	Grasa, Músculos (trofismo)	Piel
ORIFICIO	Oreja	Ojo	Lengua	Boca	Naríz
SENTIDO CONTROLADO	Audición	Vista	Gusto	Tacto	Olfato
SECRECION	Orina	Làgrima	Sudor	Saliva	Moco
ACCION	Temblor	Asir	Supuración	Hiper	Toser
NUTRE	Cabellos	Uñas	Tez	Músculos	Vellos
EMOCION	Miedo	Ira	Alegría	Cavilación-Reflexión	Tristeza-Melancolía
PLANETA	Mercurio	Júpiter	Marte	Saturno	Venus
ESTACION	Invierno	Primavera	Verano	Estío (Fin de Verano)	Otoño
CLIMA	Frío	Ventoso	Caluroso	Húmedo	Seco
OLOR	Pútrido	Rancio	Quemado	Perfumado	Acre
NOTA MUSICAL	Yu (Sol)	Chio (Do)	Chih (Lá)	Kung (Mí)	Shang (Ré)
EFECTO	Humedecer	Desarrollar	Calentar	Nutrir	Replegar
ENERGIA	Concentradora (almacenar)	Generadora (Nacimiento)	Expansiva (Crecimiento)	Estabilizadora (Transformación)	Contráctil (Cosechar)
CEREAL BENEFICIOSO	Habas/Judías	Trigo	Mijo o Millo	Centeno	Arroz
CARNE BENEFICIOSA	CERDO	POLLO	CORDERO	BUEY/RES	CABALLO
Números	1-6	3-8	2-7	5-10	4-9

Figura 13. Correspondencias de los Cinco Reinos Mutantes.

EL SHEN: EL SER, LA FUNCIÓN, LA ENERGÍA MENTAL

Actualmente la humanidad va por caminos que la llevan hacia la auténtica autodestrucción. El hombre se aparta cada vez más de su proyecto divino, y esto nos lleva a tener muchas complicaciones y enfermedades mentales. La humanidad está muy enferma porque cada vez se aleja más de su norte, de su designio.

La mayoría de personas se encuentra hoy en día en una gran contradicción: viven influenciados por el exterior en que están inmersos, a merced del hombre económico. Tenemos muchas cosas que hacer, muchas cosas que pensar, muchos proyectos propios qué realizar, pero nos damos cuenta que debemos convivir con lo que el establecimiento (el hombre económico) diga y quiera, y que no podemos ir en contra de él. Esto nos acarrea muchos problemas emocionales y mentales.

El hombre vive hoy en día enfadado con él mismo, porque se da cuenta que no puede realizar lo que desea, sino que tiene que doblegarse a hacer lo que el establecimiento le tenga asignado. Pero esto nunca lo reconocemos, y nos desquitamos con los demás para desviar la atención de nuestros problemas. ¡Nos han domesticado y amaestrado!

Es urgente que nos empecemos a llevar bien con nosotros mismos. Si no estoy en paz conmigo mismo, si no me siento bien física y espiritualmente, yo no voy a ser capaz de cumplir con ese proyecto que el Cielo creó para mí. Si no nos encontramos con nosotros mismos, si no reconocemos el camino, no podremos encontrar nuestro lugar en el cosmos, y cualquier cosa que se presente va a desencadenar en nosotros una gran cantidad de emociones y problemas, los cuales los extrapolaremos peleando y riñendo, o desquitándonos con los demás.

La MTCH trata de ver las cosas por otros sitios por los que no las hemos visto. Hace más de 6.000 años los Emperadores Celestes de la China descubrieron, con su gran poder de observación, que todo lo que sucede a nuestro alrededor en el mundo material no son más que funciones, y que el resto son solo apariencias. Todo es aparente, y existe según como cada quién quiera ver las cosas.

El SHEN es el SER, la ENERGÍA MENTAL, es el Movimiento, la manifestación del ESPÍRITU. Se referencia con el pensamiento, que es la más importante manifestación del espíritu: lo que nosotros pensamos, lo podemos hacer, expresándolo sin miedo, con naturalidad. Vemos las cosas como las queremos ver, según nuestro pensamiento. La visión que tenemos del SHEN es el comportamiento que cada persona tiene individualmente, y está ligado a la herencia, al código genético. También influye en ese SHEN la cultura, el medio donde se desarrolla ese Ser: la FUNCIÓN.

La apariencia es lo que vemos, pero que no sabemos si existe o no. Stephen Hawking es el científico actual que más se ha acercado al concepto de la Apariencia: manifiesta la teoría de que el universo es lo que aparentemente vemos y en realidad no existe. Esto lo dicen los científicos actuales y los poetas modernos. Para ser buenos sanadores debemos ir siempre más allá de lo aparente. Debemos aprender a trascender más allá de la organicidad y ver el Ser desde el punto de vista del Espíritu.

La visión chamánica de la MTCH nos dice que el hombre es un espíritu encarnado que vino a cumplir una misión, una Función; cuando las funciones no están equilibradas en el sentido de los Cinco Reinos Mutantes, ese Shen hace que se entre en enfermedad. De la manera como se comunique con el exterior se va a dar el grado de enfermedad.

Shen es un fonema que en chino significa muchas cosas: la forma de ser, el comportamiento, los sentimientos, la función. También significa Espíritu. Originalmente, el Shen tiene en su ideograma 2 líneas horizontales que representan cielo y tierra (sumisión y humildad, respectivamente), una línea vertical que sale de la mitad de la línea de la tierra y que tiene su último trazo curvo (la identidad con el designio celeste, la Solidaridad, y el camino de retorno), y las 2 asistencias, femenina y masculina (encargados de cumplir con la misión y función).

En el ideograma actual del Shen, ha cambiado la línea de asistencia femenina y masculina, desaparece lo femenino y lo masculino porque la mujer se ha vuelto competitiva, no reconoce su esencia y quiere parecerse al Yang, al hombre, y ya no es opuesta ni complementaria al hombre; además, la línea curva del trazo de la identidad se ha partido y quiere ascender para aferrarse a la tierra a cualquier precio, se ha materializado, y en ese orden de ideas, la tierra quiere ser como el cielo.

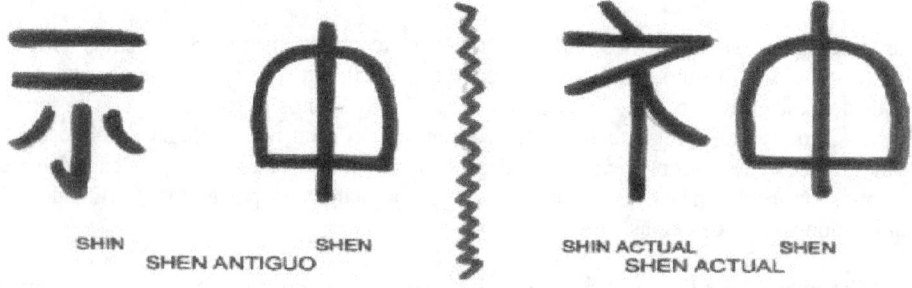

Figura 14. Ideograma antiguo y nuevo del Shen.

La pregunta es: ¿Cómo podemos volver a rescatar el sentido original del Shen?. La respuesta es muy sencilla: debemos entrar en el sentido del vacuo, del vacío, por medio de la Meditación. Y hay una Meditación de Meditaciones, que es la Oración; una oración que no pide, para que se convierta en una ofrenda. Si logramos el sentido de ir hacia el vacuo, el Shen entra en otra vía y se va a calmar. Cuando oramos, simplemente nos ofrecemos, nos ofrendamos.

Un sanador debe tener muy clara la idea del Shen del paciente, y debe tener la visión chamánica de ver más allá de lo aparente. No será un "consentidor" sino un "acompañante" en la vía de liberación (hacia la curación o hacia la muerte). Debe ser como una alarma, como un toque que nos da la celestialidad para que el paciente reencuentre el camino que debe andar, y de esa manera cambie algunas cosas y actitudes que le hacen daño y lo hacen enfermar.

Los sentimientos son los que perturban al Shen y lo hacen enfermar. Por tanto, debemos limpiar las "antenas" de los sentimientos que son los SENTIDOS, para así poder llegar a la vacuidad. Debemos liberarnos de los sentidos que esclavizan. Todos nuestros sentires deben ser de liberación. Cuando tratamos de ubicarnos en la vía de la vacuidad por la meditación o por la oración, debemos saber que cada dedo de la mano tiene un significado, así: pulgar (dedo de la providencia), índice (dedo de la dirección), dedo medio (dedo de la individualidad), anular (dedo de la humildad y obediencia) y el meñique (dedo de la sumisión). Cuando meditamos, debemos poner nuestras manos con las palmas mirando al cielo, y los dedos meñique y anular flexionados, para lograr la sumisión y la humildad.

RESONADORES SHEN

Son Puntos de acupuntura o Resonadores a través de los cuales podemos activar esas funciones para las cuales el Shen debe estar más fluido, más activado para que podamos cumplir mejor con nuestra misión y función. Son siete resonadores (el 7 corresponde al número de la sanación), seis de ellos ubicados en la esfera del Agua, y uno ubicado en la esfera del Fuego, distribuidos desde lo más celeste hasta lo más terrestre, así:

En la esfera del Agua: 2 en Tu Mai: 11TM y 24 TM, 1 en Ren Mai : 8 RM, 2 en Riñón : 23 R y 25 R, 1 en Vejiga: 44 V.

En la esfera del Fuego: 1 en Corazón: 7 C.

11 TM: SHEN DAO: "La Puerta Divina", ubicado sobre la línea media posterior, entre 5° y 6° vértebras dorsales. Se utiliza para mejorar el anclaje con lo celeste. Conecta al ser con su referencia celeste. <u>Indicaciones</u>: Casos de desesperación, caída de ideales, pérdida de ilusiones, pérdida de la manera de sentir, pérdida de la referencia celeste, delirios de referencia, volver a la calma divina (en casos de muerte inminente).

24 TM: SHEN TING, "Palacio Divino", ubicado en la línea media, a ½ cun de la línea de implantación anterior de los cabellos. <u>Indicaciones</u>: Cuando la persona no se referencia con nada, cuando nada lo sorprende, y debe hacer muchas cosas extremas para poder vivir, para sentirse vivo, y también en personas soberbias. Otros usos: depresión y anosmia. **No hacer moxa**. Puntura en transfixión al 23 TM.

8 RM: SHEN QUE, "Puerta del Palacio emocional, del ánimo, del espíritu", ó **QI JE**, **"Fusión con el Soplo"**, ubicado en el ombligo. Alberga y reencuentra. <u>Indicaciones</u>: Estados emocionales muy alterados, depresión endógena, timidez extrema, estados comatosos, dolor estomacal. El paciente se recupera para la vida.

23 R: SHEN FENG, "Consagración Mental", ubicado a 2 cun de la línea media, a la altura del 4° espacio intercostal (pezón). Hace que el Ser se reconozca en su ruta divina, en esas emociones que va a encontrar y consagrar. <u>Indicaciones</u>: En personas autosuficientes, que dicen no necesitar de nada ni de nadie, y estados maníacos. Se hace masaje con el pulgar.

25 R: SHEN CANG, "Conservación Mental", ubicado a 2 cun de la línea media, a la altura del 2° espacio intercostal. Cuando el Ser no le da sentido a lo que piensa ni siente. Cuando se estanca, se hace masaje con el pulgar. <u>Indicaciones</u>: Ansiedad, temores.

44 V: SHEN TANG, "Palacio de la Providencia", ubicado a 3 cun de la línea media posterior, entre 5° y 6° vértebras dorsales. Nos recuerda la parte de la Providencia, que siempre está en nosotros. <u>Indicaciones</u>: En personas que tienen el fracaso entre ellas, en pacientes que se han olvidado de dejar un espacio para Dios, y trastornos de la emotividad.

7 C: SHEN MEN, "La Puerta del Espíritu", ubicado en la cara interna de la muñeca, en el pliegue de flexión y a 1 cun hacia interno de la línea media. Nos enseña la espiritualidad, en aquellas personas muy ansiosas que no se dejan controlar. Calma el espíritu en casos de ansiedad. <u>Indicaciones</u>: Depresión reactiva, ansiedad. Se hace masaje con el pulgar.

EL PSIQUISMO

El hombre se alimenta de lo que come, de lo que respira y de lo que siente. Las vísceras o **entrañas** recogen todas esas energías y, como **talleres** que son, las alquimizan, toman parte de ellas para su manutención y funcionamiento, y con la otra parte elaboran la **Quinta Esencia** o el Psiquismo de cada Reino Mutante. Una vez elaborada, la pasan al órgano acoplado a esa entraña en cada reino. Ese **órgano** toma parte de esa energía purificada para su mantenimiento y el resto es **atesorada** dentro de él como "la quinta esencia".

Cada dupla de órgano y entraña en cada Reino Mutante, elabora una esencia diferente, porque cada órgano y entraña, así como cada uno de los elementos o reinos mutantes, tienen funciones diferentes. Todo el psiquismo del Ser va por medio de los canales distintos hacia el Corazón, el cual la filtra, y luego desde allí se dirige al Cerebro, donde se almacena esa información. Otra parte circula por los canales tendido-musculares y constituye la "Energía Mental", que es la coraza caracterológica del ser, dándole su manera de ser, de estar, de actuar, de expresarse.

Como habíamos visto en el gráfico de los Cinco Reinos Mutantes, cada reino en particular maneja una energía cíclica (su quinta esencia) cuando está equilibrado energéticamente. A su vez, cuando es desequilibrado produce ciertas alteraciones psíquicas que describimos a continuación:

	AGUA	MADERA	FUEGO	TIERRA	METAL
ORGANO	Riñones	Hígado	Corazón	Bazo	Pulmón
ENTRAÑA	Vejiga	Vescícula biliar	Intestino Delgado	Estómago	Intestino Grueso
E.CICLICA (EQUILIBRIO)	Responsabilidad y Firmeza	Decisión	Alegría/Amor	Reflexión	Recuerdo
E. CICLICA (DESEQUILIBRIO)	Miedo	Indecisión, Ira y Cólera, Duda	Desamor/ Tristeza, Falta de Ganas de Vivir	Angustia/ Obsesión/Ideas fijas	Melancolía
TRATAMIENTO (RESONADOR)	52 V ZHI SHI	47 V HUN MEN	44 V SHEN TANG	49 V YI SHE	42 V PO HU

Figura 15. Puntos del Psiquismo.

El psiquismo de cada movimiento de los cinco elementos o reinos mutantes (la quinta esencia) tiene un nombre diferente: RM Agua: ZHI, RM Madera: HUM, RM Fuego: SHEN, RM Tierra: YI, y RM Metal: PO. Así pues, aparecen los Resonadores SHEN de la espalda. El psiquismo de cada órgano y entraña pasa por la espalda y tiene su asiento en el canal de la Vejiga, a 3 cun de la línea media posterior.

RESONADORES BEN SHEN DE LA ESPALDA, O PUNTOS DEL PSIQUISMO

52 V: ZHI SHI, "Asiento de la Voluntad", Resonador del Psiquismo del Reino Mutante del Agua: Allí se inicia el Movimiento. Rescata las tres energías hereditarias que están en el Agua. Rescata la **RESPONSABILIDAD**. Cuando se altera la responsabilidad, por exceso o por defecto, aparece **EL MIEDO**. Al manipular 52V, se quiita el Miedo. Rescata el seguir con nuestro designio divino (energía Yuan Qi), es decir, nos ayuda a encontrar nuestro destino, rescata la responsabilidad de relación con el entorno y con nosotros mismos (Jing Qi o energía de interrelación), y rescata el ser testimonios (Zhong Qi). Se maneja con Moxa 9 imposiciones diarias, o puntura o masaje con los pulgares. Está ubicado a 3 cun de la línea media posterior, entre 2ª y 3ª vértebras lumbares.

47 V: HUN MEN, "Segunda Puerta del Alma", Resonador del Psiquismo del Reino mutante de la Madera: Allí se asienta el Cambio. Rescata la **DECISIÓN y la FIRMEZA**. Cuando hay indecisión se genera **ira, rabia,** que se manifiestan en **duda, indecisión y violencia**. Se debe tener firmeza para tomar decisiones de manera imparcial, pero sin incurrir en la inflexibilidad o la firmeza patológica. La madera nos da firmeza con flexibilidad. No hay que confundir firmeza con inflexibilidad. Para que mute bien la madera debe tener algo de flexibilidad sin perder la firmeza. 47 V se usa para inflexibilidad, rigidez mental y espiritual, firmeza patológica, extremismo, dureza mental y emocional. Se trabaja con Moxa 9 imposiciones diarias, o puntura o masaje con los pulgares. Está ubicado a 3 cun de la línea media, entre 9ª y 10ª vértebras dorsales.

44V: SHEN TANG, "Palacio de la Providencia", Resonador del Psiquismo del Reino Mutante del Fuego: Allí se asienta la Mutación. Rescata la **ALEGRÍA DE VIVIR** con compromiso con lo que somos y con lo que hacemos. Esa Alegría que se manifiesta en los momentos difíciles: esa es la realidad de la vida. Mejora la **tristeza**, el **desamor**, mejora **las ganas de vivir**, mejora **la depresión**, es un punto clave cuando la persona no le encuentra sentido a la vida, también es útil para duelos mal elaborados. Se trabaja con Moxa, digito presión con los pulgares o con puntura perpendicular. Está ubicado a 3 cun de la línea media, entre 5ª y 6ª vértebras dorsales.

49 V: YI SHE, "Asalto de la Imaginación", Resonador del Psiquismo del Reino Mutante de la Tierra: Allí se asienta la Transformación. Rescata la **REFLEXIÓN**. Útil Para el manejo de las **obsesiones e ideaciones fijas**, angustias, anorexia, bulimia, etc. Se trabaja con Moxa, digito presión con los pulgares o con puntura perpendicular. Está ubicado a 3 cun de la línea media, entre 11ª y 12ª vértebras dorsales.

42 V: PO HU, "Puerta del Alma Sensitiva", Resonador del Psiquismo del Reino Mutante del Metal: Allí se asienta la Transmutación. Rescata el **RECUERDO** de lo que vinimos a hacer en este mundo. Por tanto, es útil para el manejo de la **Melancolía** (el melancólico vive en y del pasado, de lo que pudo haber sido y no fue), nostalgia, duelos, gente que no aprende o no quiere aprender de lo que le pasa. Se trabaja con Moxa, digito presión con los pulgares o con puntura perpendicular. Está ubicado a 3 cun de la línea media, entre 3ª y 4ª vértebras dorsales.

Hay otro resonador accesorio a los Resonadores Shen de la espalda, el cual no es propiamente un resonador Shen, pero recoge el psiquismo de todos los órganos:
13 VB: BEN SHEN, "Providencia Fundamental", y su función es: Armonizar los Cinco Psiquismos. Desde ese resonador podemos actuar directamente sobre todo el psiquismo de la persona, armonizándolo. Se usa también en depresiones antiguas y tratamiento de la decisión. Se trabaja con Masaje con los pulgares o con Puntura. Está ubicado a 3 cun de la línea media de la cabeza y a ½ cun por detrás de la línea de implantación anterior del cabello.

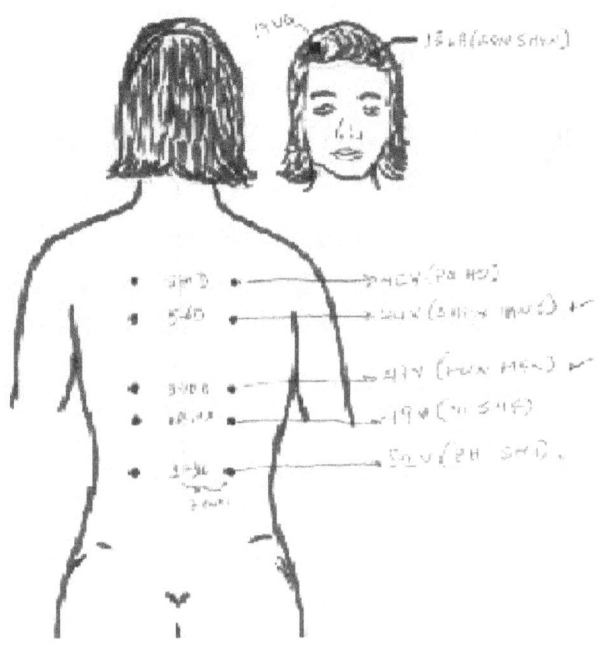

Figura 16. Puntos del Psiquismo, o Ben Shen de la Espalda.

CAPITULO TERCERO

FISIOPATOLOGÍA DE LOS CINCO ELEMENTOS O REINOS MUTANTES

51

REINO MUTANTE DEL AGUA – ELEMENTO AGUA

La vida se origina en una nube de agua. El Gran Hacedor mandó al sol para que calentara esa nube y comenzaron a caer gotas de Agua en la Tierra seca, todo como un acto de amor del Innombrable, y todo comenzó a florecer. Así nació la vida en la Tierra. El agua, debe seguir un camino, que siempre la conducirá al mar. Para que esa agua llegue al mar se necesita que haya una pendiente adecuada, que la cuenca se deje trabajar, y esto ocurre en la naturaleza, y el protagonista de todo es Dios, el protagonista de ese acto de amor.

Hay dos clases de agua: el agua dulce y el agua salada. El agua dulce de los ríos, que va dejándose llevar por las características de la tierra que la encausan, siguiendo un camino para, en última instancia, llegar al mar, que tiene otro movimiento diferente: un movimiento impredecible, como las olas que forma. Ambas aguas son una sola, aunque percibimos dos, pero son la misma agua. Por consiguiente, el Agua representa "el camino que debemos recorrer para llegar a otro sitio diferente".

El Agua es el origen de todo. Es el resultado del gran regalo de amor del Ser Supremo. El Agua es fuente de purificación en todas las religiones, con el ayuno, los ritos del bautismo, la consagración, etc. El Agua va a originar toda la metamorfosis de la energía a través de los Cinco Reinos Mutantes: el movimiento, el cambio, la mutación, la transformación y la transmutación, es decir, los diferentes cambios de ese haz de luz celeste. Es la que va a dar movimiento a todas las cosas de la creación. De la quietud del Agua nace el movimiento que a su vez origina los Cinco Reinos Mutantes. El Agua hace que todos los otros Reinos Mutantes fluyan, en el sentido de que uno mute en otro, manteniendo en continuo movimiento ese ciclo de vida, ese TAO.

Si ubicamos los Cinco Reinos Mutantes (RM) en el Ideograma del Tian, quedarían representados en el trazo terrestre del ideograma, en el punto donde pasa el San Jiao y nace el Xin Bao. Es decir, los 5 RM se ubican el la parte terrenal. El Agua es un elemento que se expande en los otros elementos, y cuando tiene buen movimiento y fluidez hace que los otros RM funcionen y fluyan adecuadamente para mutar en otros RM: Madera, Fuego, Tierra y Metal. Cualquier elemento se origina en el Agua, y luego pasa por las otras etapas: Madera, Fuego, Tierra y Metal. El Ser humano muta en los Cinco Reinos Mutantes según su edad. Si se estanca en una etapa o elemento, estanca y descontrola el movimiento y la mutación de los otros Reinos Mutantes (RM). No deja que los otros RM muten adecuadamente.

En el Agua reside el Qi original. En el RM Agua hay un movimiento Yin y uno Yang:

Movimiento Yin, porque el Yin es un **tesoro** (un órgano) que guarda algo, y el Agua guarda la Esencia. Corresponde como **órgano** al **Riñón**.

Movimiento Yang, porque el Yang es **un taller** (una entraña) que elabora y produce algo, porque produce energía, porque expande la energía. Corresponde como **entraña** a la **Vejiga**.

Si el RM del Agua no tiene movimiento y fluidez adecuada, el siguiente RM sería débil, y así sucesivamente.

En el RM Agua se movilizan las 3 energías hereditarias. Dentro del origen, o sea del RM Agua la energía más básica es la Yuan Qi, la cual se desplaza por el Tu Mai, por la columna vertebral. Esa energía Yuan Qi representa la energía celeste. La segunda energía es la Zhong Qi, que es la energía cromosómica, y corre y se vehiculiza por el Ren Mai, y corresponde con la energía humana, y por último, la tercera energía, la Jing Qi corresponde a la energía de intermediación, la cual viaja con libertad de movimiento entre los cielos anterior y posterior, y se vehiculiza por el Chong Mo, y corresponde a la energía terrestre. Todas ellas son la conversión de la energía primigenia en el misterio del tres.

Si se trata un paciente a través del RM del Agua, no solo se rescata la función de una entraña u órgano, sino que se sitúa al Ser de cara a convertirse en ese vehículo que permita que toda esa fuerza rescatada que el cielo le entregó, con cada función haga que el Agua sea testimonio del origen y recuerde la celestialidad y la fuerza del Qi divino, y nos recuerde que vinimos aquí a cumplir un destino, una misión. Es decir, al tratar un paciente en el RM Agua estamos tratando a la vez, la parte orgánica, funcional y se rescata el proyecto celeste, recordándole a ese Ser que tiene una Responsabilidad con el cielo y con nuestro creador.

El ideograma de la Energía Yuan nos muestra varios trazos, el más superior de ellos (1) significa una puerta que está abierta; detrás de esa puerta hay una asistencia celeste (2) la cual tiene "una boca que dice algo" (3), y vemos cómo esta boca con esa asistencia celeste desciende a la tierra (4), y allí se encuentra con las 2 asistencias opuestas y complementarias, el Yin y el Yang (5), y se encuentra también el "camino de retorno" (6).

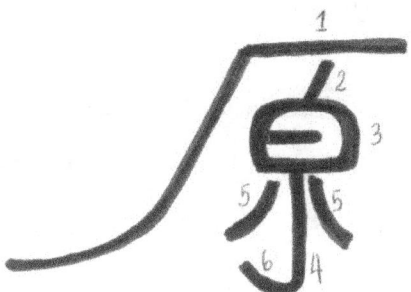

Figura 17. Ideograma Yuan Qi, y las Tres energías.

Este ideograma explica cómo a través de la forma humana, la energía celeste desciende y llega a la tierra, con la potencialidad de rescatar toda la fuerza divina, y hace que el hombre se manifieste a través del Yin y el Yang.

Esa Agua es la energía que contiene el YIN FUNDAMENTAL PRIMIGENIO. Según los taoístas, es el "Agua germinativa", porque desde aquí, con la primera respiración (que proviene del RM del Metal), en ese instante ese soplo que alberga el RM del Agua empieza a echar chispa, para dar origen al movimiento. Si esa Agua no tuviera en su interior la energía Yuan Qi, no se podría dar el resto de movimientos para originar los otros RM.

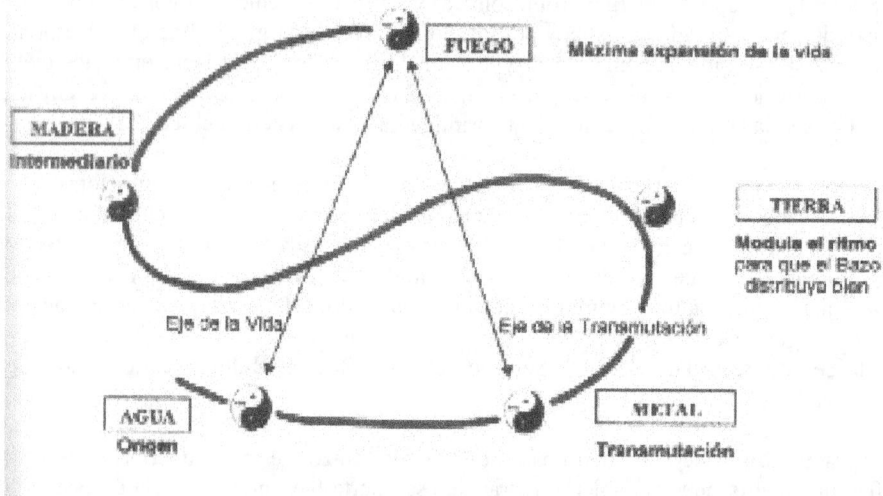

Figura 18. El Eje Agua-Fuego.

La Madera es intermediaria entre el Agua y el Fuego. El Eje Agua – Fuego es llamado "El Eje de la Vida", y ese Fuego es la máxima expansión de la vida.

RESONADORES YUAN

En el RM del Agua se rescata fundamentalmente el **PROYECTO CELESTE**. Hay unos resonadores especiales con los cuales se puede recuperar mejor la función de la energía Yuan Qi. Todos ellos son Yang, por lo tanto, están ubicados en las Entrañas o Vísceras, así:

4 SJ (4 TR): YANG CHI, "Estanque del Yang", ubicado en el dorso de la muñeca, en la prolongación del espacio formado por el 4º y 5º dedos, en un hueco formado por la articulación del radio y la muñeca. Con él se rescata la energía YUAN QI (Energía celeste). También para Diabetes (Puntura y Moxa), desórdenes de la articulación de la muñeca y tejidos blandos adyacentes. Se puntura desde 3SJ (cara dorsal de la mano, en el hueco que se forma después de los nudillos entre 4º y 5º dedos) en dirección a 4SJ.

4 IG: HE GU, "El Fondo del Valle", ubicado en el hueco formado entre la articulación del 1º y 2º metacarpianos. Con él se rescata la energía YUAN QI (Energía celeste).

También para debilidad de la energía, odontalgias, neuralgias faciales, amigdalitis, faringitis, rinitis, parálisis facial, quiste tiroideo simple, dolor y parálisis de miembros superiores, artritis de la mandíbula, fiebre con escalofrío, hiperhidrosis, hipohidrosis. Puntura perpendicular 0,5 a 1,0 pulgadas.

4 ID: WAN GU, "Hueso de la Muñeca", ubicado en el borde cubital de la muñeca, en el pliegue de flexión, entre la articulación y los tendones, en la parte anterior del hueso. Con él se rescata la energía YUAN QI (Energía celeste). También para alteraciones del ritmo cardíaco, artritis de codo, muñeca y dedos, cefaleas, tinnitus, vómito, colecistitis. Puntura perpendicularmente 0,3 a 0,5 pulgadas.

42 E: CHONG YANG, "Asalto del Yang", ubicado en la parte superior del empeine, en la línea media, a 1,5 cun por debajo de la horizontal del maléolo externo, en un hueco. Con él se rescata la energía YUAN QI (Energía celeste). También para neuralgia del trigémino, dolor en el dorso del pie, parálisis de miembros inferiores, odontalgias, gingivitis, epilepsia. Puntura perpendicularmente 0,3 a 0,5 pulgadas, evitando la arteria.

40 VB: QIU XU, "Confluencia de la Colina", ubicado en la depresión antero inferior del maléolo externo. Con él se rescata la energía YUAN QI (Energía celeste). También para dolor en miembros inferiores personalidad esquizoide, dolor en tobillo y en el tórax. Puntura perpendicularmente 1,0 a 1,5 pulgadas.

64 V: JING GU, "Capital Firme", ubicado avanzando desde el talón por el borde externo del pie, justo antes de la protuberancia del 5° metatarsiano. Con él se rescata la energía YUAN QI (Energía celeste). Si esa energía no fluye, no es posible originar los otros Reinos Mutantes. Son todos Yang. También para dorsalgias, cefaleas, mareo y vértigo, lumbago y dolor de piernas, epilepsia. Puntura perpendicularmente 0,3 a 0,5 pulgadas.

RESONASORES SHUI - AGUA

SHUI en chino significa Agua. Los resonadores SHUI rescatan el poder alquímico del Agua, desde el punto de vista de la misión que ella tiene (no como Reino Mutante, sino como Agua). Se ubican en ese proyecto vital del Ser, que tiene que seguir una ruta, un camino, una vía. Es decir, hacen referencia al movimiento del Agua: "La Ruta del Agua".

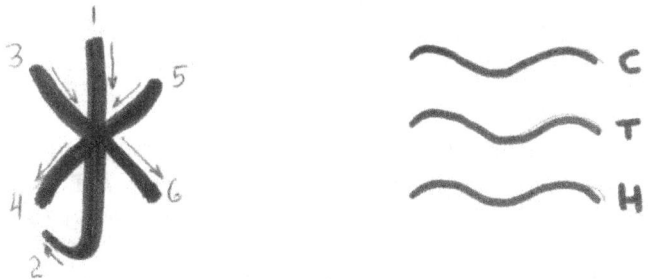

Figura 19. Ideograma del Agua.

El Ideograma del Agua nos muestra 3 líneas paralelas, la primera corresponde a la parte celeste, la del medio a la parte humana, y la inferior a la parte terrestre, diciéndonos que hay tres tipos de agua: la celeste es el agua de mar, la humana es la orina, y la terrestre es la de los ríos. Esas líneas se dibujan onduladas, dando la idea de movimiento. El hombre viene a cumplir su designio en el sentido del Tao, es decir, en el sentido de S del Tao, donde hay siempre un camino de retorno. Pero el hombre, hizo uso de su poder y su voluntad, y decidió no seguir el camino de la "S" del Tao, sino que lo alteró totalmente. Es decir, perdió el sentido de la ruta del agua.

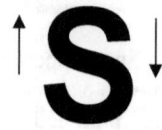   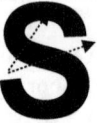

Camino de Retorno   Alteración actual del Camino de retorno

Figura 20. El camino de retorno.

Para rescatar el "sentido del agua", la "ruta del agua", para que esa agua corra y viaje por donde debe ir para que llegue adecuadamente hasta donde tiene que ir, nos encontramos con los Cinco Resonadores SHUI.

La función de todos los resonadores SHUI es: Rescatar el poder alquímico del Agua, viendo el Agua como elemento, no como reino mutante. Es decir, rescatar el SENTIDO de la RUTA DEL AGUA. Se ubican en ese proyecto vital que tiene que seguir el Ser.

5 R: SHUI QUAN, "Origen del Agua": ubicado en un hueco entre el maléolo interno y el talón. **Preserva la Energía Zhong Qi (humana).** Es el Punto Xi o de alarma de Riñón: avisa cuando algo anda mal en el riñón. Su función es rescatar el agua en su esencia y meterla dentro del riñón. También para insuficiencia renal y cólicos nefríticos, Punto Xi o de alarma de Riñón, disuresis, Irregularidad menstrual, prolapso uterino, miopía. *Pérdida de ganas de vivir* (ayuda a encontrar el origen). Puntura perpendicularmente 0,3 a 0,5 pulgadas.

9 RM: SHUI FENG, "División de las Aguas ", ubicado en la línea media del cuerpo, a 1 cun por arriba del ombligo. **Preserva la Energía Zhong Qi (humana).** Su función es separar el agua que se absorbe del agua que va a ser eliminada por la orina o las heces. También ascitis, obesidad, disuresis, edemas, borborigmos, diarrea, estreñimiento. Puntura: perpendicularmente 1,0 a 2,0 pulgadas.

10 E: SHUI TU, "Fuente o Agua Surgente", ubicado a 1 cun por debajo de la nuez, en el borde anterior del músculo esternocleidomastoideo. **Preserva la Energía Jing Qi (terrestre).** Su función de metabolismo: es aportar el agua necesaria para que, desde el momento en que el alimento entra a la boca, se tenga un adecuado proceso de digestión y se siga correctamente el proceso alquímico de la alimentación. También para edemas de origen indistinto, dolor de garganta, asma, dispepsias, inflamaciones, masas tipo miomas, tiroiditis (por vecindad). Se puntura oblicuamente y hacia medial, 0,5 a 1,0 pulgadas.

28 E: SHUI DAO, "Ruta o Curso del Agua", ubicado a 3 cun por debajo y 2 cun laterales al ombligo. **Preserva la Energía Jing Qi (terrestre).** Su función es absorber el agua de los alimentos. También para nefritis, síndrome nefrótico, cistitis, retención urinaria. Puntura perpendicular 0,5 a 1,0 pulgadas.

26 TM: SHUI GOU, "Ruta del Agua", ó **REN ZHONG, "Centro del Hombre"**, ubicado en el tercio superior del surco naso-labial, en un hueco. Preserva la **Energía Yuan Qi (celeste).** Su función es centrar al hombre en su parte emocional, y preservar el proyecto divino a través de mantener la ruta del agua. Usos: Reanimación, shock, golpe de calor, lumbago, epilepsia, parálisis facial, intentos de suicidio, Para centrar al Hombre en su parte emocional. Puntura de 0,3 a 0,5 pulgadas, con la aguja dirigida hacia arriba.

Además, en todo tratamiento debe haber una intención; así pues, cuando vayamos a utilizar cualquier resonador, nosotros como sanadores debemos conocer muy bien cada resonador y utilizarlo según nuestra intención. Esto es clave para el éxito de los tratamientos.

RESONADORES SHU ANTIGUOS

Después de mucha observación, los chinos lograron describir tres tipos de agua: agua celeste (agua salada de mar, el origen de la vida, el origen), el agua humana (orina, sudor, lágrimas), y el agua terrestre (agua dulce, de los ríos). Esos tres tipos de agua confluyen a través de los Cinco RM en la estructura.

Esa agua tiene una ruta, que son 5 estados y cada uno corresponde a un RM. Se les ha representado en los llamados Resonadores o Puntos Shu Antiguos. Se usan estos resonadores para hacer que el agua siga su ruta y tenga un equilibrio dinámico dentro de los 5 RM. El uso más adecuado de estos resonadores es el de trabajar el Agua, sin importar en qué RM nos encontremos. Estos resonadores tienen un nombre de acuerdo con el estado en que se encuentre el agua: Ting (Pozo), Iong (Manantial), Iu (Arroyo), King (Río), y Ho (Mar).

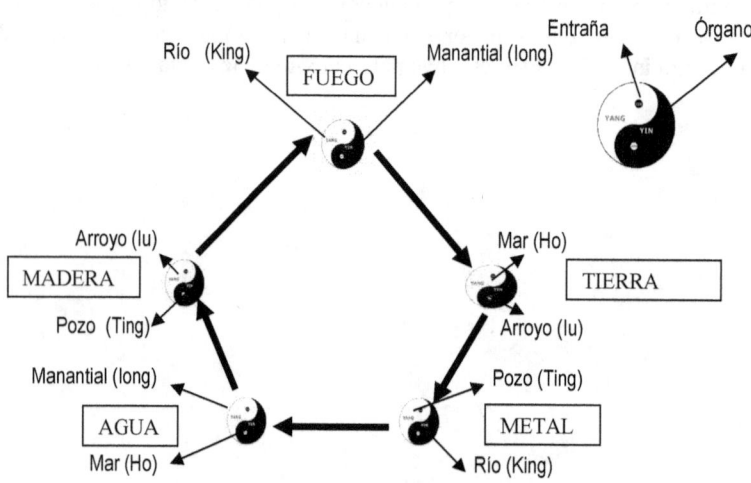

Figura 21. Movimiento del Agua en los Órganos y las Entrañas.

Pozo, en chino **TING**, donde se origina el movimiento, y corresponde a los sitios subterráneos donde se encuentra más profunda el agua. Están ubicados en el extremo de los dedos de las manos y de los pies. Es por donde el Qi canalar brota y sale.

Manantial, en chino **IONG**, que es donde aflora el agua a la superficie después de iniciar su movimiento. De allí se saca el agua mineral más pura. Situados por delante de las articulaciones metacarpo falángicas y metatarso falángicas. Es un lugar de movimiento y flujo del Qi del canal.

Arroyo, en chino **IU**, que es donde el agua ya está mostrando algo de caudal y velocidad de desplazamiento y comienza a adquirir un curso. Están ubicados por detrás de las articulaciones metacarpo falángicas y metatarso falángicas. Es el lugar donde se vierte el Qi y empieza a prosperar el caudal.

Río, en chino **KING**, que es donde esa agua ya está fortalecida en su caudal y corre más velozmente y en forma más ordenada por una ruta más clara y más definida hacia su destino final que es el mar. Situados en las proximidades de los tobillos y muñecas. Es un lugar por donde fluye grandemente el Qi canalar.

Mar, en chino **HO**, que es el lugar de destino final de esa agua. Están situados en proximidades a codos y rodillas. Es el lugar de confluencia o convergencia con el Qi del propio canal.

Es de anotar que en los cuatro primeros estados, el agua es dirigida por unos sitios predecibles, es decir, es guiada a través de unos caminos que le conducen al mar. En cambio, el agua de mar tiene un movimiento impredecible, y corre de una manera diferente. Esto se puede comprobar fácilmente al observar las olas: no hay 2 olas exactamente iguales, es decir, cada ola rompe de una manera diferente.

En los Órganos, el movimiento del agua se inicia en el RM Madera, y en las Entrañas o Vísceras se inicia por el RM del Metal (porque del Metal es de donde surge el agua), así:

ESTADO DEL AGUA	NOMBRE CHINO	ÓRGANO	ENTRAÑA
Pozo	TING	MADERA	METAL
Manantial	IONG	FUEGO	AGUA
Arroyo	IU	TIERRA	MADERA
Río	KING	METAL	FUEGO
Mar	HO	AGUA	TIERRA

En los órganos el movimiento o la ruta del agua será: Madera, Fuego, Tierra, Metal y Agua.

En las entrañas el movimiento o la ruta del agua será: Metal, Agua, Madera, Fuego y Tierra.

Todas estas cualidades del agua las vamos a encontrar en los Cinco Reinos Mutantes, y en cada uno de ellos el agua se va a comportar de manera diferente. Por ejemplo, en una úlcera varicosa hay exceso de Fuego. El tratamiento será controlar ese Fuego; entonces, le mandaremos mucha Agua, utilizando los puntos Mar (HO) de su RM controlador, que según el Ciclo Ko sería el Agua. Entonces, utilizaremos el Punto Mar o Punto Ho de Agua, el Punto 10 R: YIN GU, "Valle del Yin".

En cada Reino Mutante hay un Resonador Pozo, Manantial, Arroyo, Río y Mar para cada Órgano y Entraña.

PUNTOS SHU ANTIGUOS DEL REINO MUTANTE AGUA

PUNTOS SHU ANTIGUOS DE RIÑÓN (ÓRGANO)

Madera: Ting (Pozo); 1R: YONG QUAN, "Fuente Floreciente de la Tierra", ubicado en la depresión que se forma en la planta del pie, entre los dedos 1º y 2º, al finalizar la almohadilla delantera, hacia el centro del pie. Indicaciones: **Punto Madera de Riñón, o Punto Madera de Agua**, reanimación, shock, manía, histeria, epilepsia, convulsiones infantiles, náuseas y vómito incoercible, dolor de garganta, disuresis, cefaleas del vértex. Para trabajar en la Ruta del Agua, sin importar en qué Reino mutante nos encontremos. Puntura perpendicularmente 0,3 a 0,5 pulgadas.

Fuego: Iong (Manantial): 2R: RAN GU, "Valle de la Aprobación", ó **LONG YUAN, "Dragón del Agua Profunda"**, ubicado en la cara lateral interna del cuello del pie, en la parte superior del arco y por debajo de la prominencia del hueso. Indicaciones: **Punto Fuego de Riñón o Punto Fuego de Agua**, Insuficiencia renal, cistitis, diabetes, dolor de garganta, irregularidad menstrual. Trabaja la Ruta del Agua, sin importar en qué Reino mutante nos encontremos.

Tierra: Iu (Arroyo): 3R: TAI XI, "Torrente Supremo", ubicado en el hueco que hay en la parte superior del maléolo interno hacia atrás, antes del talón de Aquiles. Indicaciones: **Punto Tierra de Riñón o Punto Tierra de Agua**, insuficiencia renal, nefritis, cistitis, enuresis, irregularidad menstrual, dolor de garganta, dolor de muelas, emisiones nocturnas, impotencia, parálisis de extremidades inferiores. Trabaja la Ruta del Agua, sin importar en qué Reino mutante nos encontremos.

Metal: King (Río): 7R: FU LIU, "Renovar lo Retenido, Retornar", ó **WAI MING, "El Destino Exterior"**, ubicado a 2 cun por encima de la prominencia del maléolo interno, en el borde posterior de la tibia. Indicaciones: **Punto Metal de Riñón o Punto Metal de Agua**, fatiga crónica, nefritis, orquitis, sudoración nocturna, diarrea, lumbago, parálisis de Miembros inferiores. Trabaja la Ruta del Agua, sin importar en qué Reino mutante nos encontremos.

Agua: Ho (Mar): 10 R: YIN GU, "Valle del Yin", ubicado en el borde interno del pliegue de flexión de la rodilla, entre los dos tendones que aparecen en esa zona. Indicaciones: **Punto Agua de Riñón o Punto Agua de Agua**, redistribución de líquidos, dolor en la rodilla, dolor abdominal, desórdenes del sistema genital, **úlceras varicosas** (importantísimo). Trabaja la Ruta del Agua, sin importar en qué Reino mutante nos encontremos.

PUNTOS SHU ANTIGUOS DE VEJIGA (ENTRAÑA)

Metal: Ting (Pozo): 67 V: ZHI YIN, "La Llegada del Yin", ubicado en el ángulo ungüeal externo del 5º dedo del pie. Indicaciones: **Punto Metal de Vejiga o Punto Metal de Agua**, malposición fetal (moxa directa), distocias. Trabaja la Ruta del Agua, sin importar en qué Reino mutante nos encontremos. Puntura: Perpendicularmente 0,1 pulgada o más.

Agua: Iong (Manantial): 66 V: ZU TONG GU, "Comunicar con el Valle en el Pie", ubicado en el borde externo del pie, en la depresión que se forma justo después de la articulación metatarso falángica. Indicaciones: **Punto Agua de Vejiga o Punto Agua de Agua**, tarsalgias, cefalea, vértigo, epistaxis, dispepsia. Para trabajar en la Ruta del Agua, sin importar en qué Reino mutante nos encontremos. Puntura perpendicularmente 0,3 a 0,5 pulgadas.

Madera: Iu (Arroyo): 65 V: SHU GU, "Ligadura Fortificada", ubicado en el borde externo del pie, en la depresión que se forma justo antes de la articulación metatarso falángica. Indicaciones: **Punto Madera de Vejiga o Punto Madera de Agua**, Lumbalgias con dificultad de rotación, cefalea, vértigo, lumbago, dolor en la pierna, epilepsia. Para trabajar en la Ruta del Agua, sin importar en qué Reino mutante nos encontremos. Puntura perpendicularmente 0,3 a 0,5 pulgadas.

Fuego: King (Río): 60 V: KUN LUN, "Montaña del Valle del Lun (En el Tíbet)", ubicado entre el vértice del maléolo externo y el tendón de Aquiles. Indicaciones: **Punto Fuego de Vejiga o Punto Fuego de Agua**, Punto alquímico (el símbolo de esta montaña está relacionado con la alquimia), estados de falta de alerta, estados comatosos, parálisis de miembros inferiores, lumbalgia, ciática, desórdenes de la articulación del tobillo y sus tejidos circundantes. Para trabajar en la Ruta del Agua, sin importar en qué Reino mutante nos encontremos. Puntura perpendicular 0,5 a 0,8 pulgadas.

Tierra: Ho (Mar): 40V: WEI ZHONG, "Carga Central", ubicado en el centro del pliegue transversal poplíteo. Indicaciones: **Punto Tierra de Vejiga o Punto Tierra de Agua**, controla la región lumbar, lumbalgias y ciáticas, dolor de espalda, parálisis de miembros inferiores, desórdenes de la articulación coxo-femoral y sus tejidos circundantes, dolor de garganta. Para trabajar en la Ruta del Agua, sin importar en qué Reino mutante nos encontremos. Puntura perpendicular 0,8 a 1,5 pulgadas, o puncionar la vena y hacer sangría.

PUNTOS SHU ANTIGUOS DEL REINO MUTANTE MADERA

PUNTOS SHU ANTIGUOS DE HÍGADO (ÓRGANO)

Madera: Ting (Pozo): 1 H, DA DUN ó SHUI QUAN, "La Gran Abundancia", "Fuente del Agua", ubicado en el ángulo ungueal externo del dedo gordo del pie. Indicaciones: **Punto Madera de Hígado o Punto Madera de Madera**, impotencia sexual, enuresis, menorragia, hernia. Para trabajar en la Ruta del Agua, sin importar en qué Reino mutante nos encontremos. Puntura perpendicular 0,1 a 0,3 pulgadas.

Fuego: Iong (Manantial): 2 H: XING JIAN, "Intervalo Activo", ubicado en el espacio interdigital del 1º y 2º dedos del pie, hacia la base del dedo gordo. Indicaciones: **Punto Fuego de Hígado o Punto Fuego de Madera**, hipertensión, irregularidad menstrual, uretritis, enuresis, dolor en la región costal, epilepsia, insomnio, enfermedades del ojo. Para trabajar en la Ruta del Agua, sin importar en qué reino mutante nos encontremos. Puntura perpendicular 0,3 a 0,5 pulgadas.

Tierra: Iu (Arroyo): 3 H: TAI CHONG, "Asalto Supremo", ubicado en la depresión que se forma entre los dedos 1º y 2º del pie, en la línea de articulación de ambos dedos con el metatarso. Indicaciones: **Punto Tierra de Hígado o Punto Tierra de Madera**, hipotensión, depresiones, cefalea, vértigo, epilepsia, convulsiones en niños y bebés, enfermedades del ojo, hernias, hemorragia uterina, mastitis. Para trabajar en la Ruta del Agua, sin importar en qué reino mutante nos encontremos. Puntura perpendicularmente 0,5 a 1,0 pulgadas.

Metal: King (Río): 4 H: ZHONG FEN o XUAN QUAN, "Sello Central", "Suspender el Origen", ubicado en el empeine, a la altura de los maléolos, en el hueco que se forma entre los 2 tendones. Indicaciones: **Punto Metal de Hígado o Punto Metal de Madera**, insuficiencia venosa, dolor en el abdomen bajo, retención urinaria, hernia, espermatorrea, dolor en el pene. Para trabajar en la Ruta del Agua, sin importar en qué reino mutante nos encontremos. Puntura perpendicularmente 0,3 a 0,5 pulgadas.

Agua Ho (Mar): 8 H: QU QUAN, "Fuente de la Curva Sinuosa", ubicado en la cara interna de la rodilla, en la depresión que aparece en la parte superior de la cabeza del fémur y el músculo semi-membranoso. Indicaciones: **Punto Agua de Hígado**, Punto de Tonificación de Hígado, psicosis, infección del sistema urogenital, espermatorrea, impotencia, hernia, desórdenes en la articulación de la rodilla y sus tejidos blandos circundantes. Para trabajar en la Ruta del Agua, sin importar en qué reino mutante nos encontremos. Puntura perpendicularmente 1,0 a 1,5 pulgadas.

PUNTOS SHU ANTIGUOS DE VESÍCULA BILIAR (ENTRAÑA)

Metal: Ting (Pozo): 44 VB: ZU QIAO YIN, "Caverna, Vía de Comunicación Yin", ubicado en el ángulo ungüeal externo del 4º dedo del pie. Indicaciones: **Punto METAL de Vesícula Biliar o Punto Metal de Madera**, depresiones endógenas, pleuritis, asma, cefalea, faringitis. Para trabajar en la Ruta del Agua, sin importar en qué reino mutante nos encontremos. Perpendicular 0,1 a 0,2 pulgadas.

Agua: Iong (Manantial): 43 VB: XIA XI, "Defender el Torrente", ubicado en el espacio interdigital entre el 4º y 5º dedos del pie, a la altura de la falange del 4º dedo. Indicaciones: **Punto AGUA de Vesícula Biliar o Punto Agua de Madera**, dolor facial, trastornos de la decisión, cefaleas, neuralgia intercostal. Para trabajar en la Ruta del Agua, sin importar en qué reino mutante nos encontremos. Puntura perpendicular 0,3 a 0,5 pulgadas.

Madera: Iu (Arroyo): 41 VB: ZU LIN QI, "Descenso de las Lágrimas (en el Pie)", ubicado entre el 4º y 5º dedos del pie, a 4 cun de la depresión antero inferior del maléolo externo. Indicaciones: **Punto MADERA de Vesícula Biliar o Punto Madera de Madera**, Punto de apertura del **Tae Mo**, lumbalgias, iridociclitis, esterilidad femenina, para detener la secreción láctea, mastitis, irregularidad menstrual, dolor en los pies, tinnitus. Para trabajar en la Ruta del Agua, sin importar en qué reino mutante nos encontremos. Puntura perpendicular 0,5 a 1,0 pulgadas.

Fuego: King (Río): 38 VB: YANG FU, "Asistir al Yang", ubicado a 4 cun superior al maléolo externo, por detrás del peroné. Indicaciones: **Punto FUEGO de Vesícula Biliar o Punto Fuego de Madera**, calambres musculares, lumbago, artritis de la rodilla. Para trabajar en la Ruta del Agua, sin importar en qué Reino mutante nos encontremos. Puntura perpendicular 1,0 a 1,5 pulgadas.

Tierra: Ho (Mar): 34 VB: YANG LING QUAN, "Fuente de la Colina Yang", ubicado en la depresión antero-inferior a la cabeza del peroné. **Punto TIERRA de Vesícula Biliar o Punto Tierra de Madera**, Para trabajar en la Ruta del Agua, sin importar en qué Reino mutante nos encontremos. Depresiones, hemiplejía, enfermedades de la vesícula biliar, lumbago y dolor de piernas, vértigo, regurgitación ácida. Puntura perpendicular 1,0 a 1,5 pulgadas.

PUNTOS SHU ANTIGUOS DEL REINO MUTANTE FUEGO

PUNTOS SHU ANTIGUOS DE CORAZÓN (ÓRGANO)

Madera: Ting (Pozo): 9 C: SHAO CHONG, "Comenzar la Transmisión", ubicado en el ángulo ungüeal del dedo meñique, próximo al 4° dedo. Indicaciones: **Punto MADERA de Corazón o Punto Madera de Fuego**. Para trabajar en la Ruta del Agua, sin importar en qué Reino mutante nos encontremos. Angina de pecho, Infarto de miocardio, palpitaciones, apoplejía, coma. Puntura perpendicularmente 0,1 pulgadas.

Fuego: Iong (Manantial): 8 C: SHAO FU, "Alegría en Conformidad con el Cielo y en Concordancia con los Hombres, de una Manera Dulce y Juiciosa", ubicado en Flexionando los dedos de la mano hasta tocar la palma, en un hueco que se forma entre los dedos meñique y anular. Indicaciones: **Punto FUEGO de Corazón o Punto Fuego de Fuego**. Para trabajar en la Ruta del Agua, sin importar en qué Reino mutante nos encontremos. Trastornos de relación, palpitaciones, dolor torácico, prurito vulvar, enuresis, elevación de temperatura en la palma de la mano. Puntura perpendicularmente 0,3 a 0,5 pulgadas.

Tierra: Iu (Arroyo): 7 C: SHEN MEN, "Puerta del Espíritu", ubicado en la cara interna de la muñeca en el pliegue de flexión, y 1 cun hacia interno de la línea media. Indicaciones: **Punto TIERRA de Corazón o Punto Tierra de Fuego**. Para trabajar en la Ruta del Agua, sin importar en qué Reino mutante nos encontremos. Depresión reactiva, ansiedad, pesadillas, trastornos del sueño, insomnio, palpitaciones, histeria. Puntura perpendicular 0,3 a 0,5 pulgadas.

Metal: King (Río): 4 C: LING DAO, "Ruta del Espíritu", ubicado en la cara interna del antebrazo, a 2 cun del pliegue de la muñeca, y 1 cun hacia interno de la línea media. Indicaciones: **Punto METAL de Corazón o Punto Metal de Fuego**. Para trabajar en la Ruta del Agua, sin importar en qué Reino mutante nos encontremos. Autismo, depresión, neurosis, angina de pecho, neuralgia cubital, dolor articular, histeria. Puntura perpendicular 0,3 a 0,5 pulgadas.

Agua Ho (Mar): 3 C: SHAO HAI – QU JIE, "Mar Menor", "Alegría de Vivir", "Solicitud Temperante", ubicado flexionando el brazo, en el extremo interno del pliegue del codo. Indicaciones: **Punto AGUA de Corazón o Punto Agua de Fuego.** Para trabajar en la Ruta del Agua, sin importar en qué Reino mutante nos encontremos. Depresión, autismo, entumecimiento de la mano y el brazo, temblor del antebrazo, angina de pecho, desórdenes de la articulación del cúbito y sus tejidos circundantes. Puntura perpendicular 0,5 a 1,0 pulgadas.

PUNTOS SHU ANTIGUOS DE INTESTINO DELGADO (ENTRAÑA)

Metal: Ting (Pozo): 1 ID: SHAO ZE, "Pequeños Vapores Luminosos", ubicado en el ángulo ungüeal externo del 5ª dedo de la mano. Indicaciones: **Punto METAL de Intestino Delgado o Punto Metal de Fuego.** Para trabajar en la Ruta del Agua, sin importar en qué Reino mutante nos encontremos. Asma, cefalea, enfermedades del ojo, mastitis, deficiencia de la lactación. Puntura perpendicular 0,1 pulgadas.

Agua: Iong (Manantial): 2 ID: QUIAN GU, "Valle Anterior", ubicado recorriendo el dedo meñique por su cara cubital, en el hueco que se forma antes de la articulación metacarpo-falángica. Indicaciones: **Punto AGUA de Intestino Delgado o Punto Agua de Fuego.** Para trabajar en la Ruta del Agua, sin importar en qué Reino mutante nos encontremos. Artritismo de las manos, dolor en el brazo, entumecimiento de los dedos, enfermedades febriles, enfermedades del ojo, tinnitus. Puntura perpendicular 0,2 a 0,3 pulgadas.

Madera: Iu (Arroyo): 3 ID: HOU XI, "Continuidad del Torrente", ubicado con el puño cerrado, en el lado cubital del nudillo del dedo meñique, en el hoyuelo que se forma en el pliegue de flexión, detrás de la cabeza del hueso metacarpiano. Indicaciones: **Punto MADERA de Intestino Delgado o Punto Madera de Fuego.** Para trabajar en la Ruta del Agua, sin importar en qué Reino mutante nos encontremos. Punto de apertura del Tu Mai y punto de tonificación del Intestino Delgado, alteración de conciencia, espasmo o rigidez de la espalda, tinnitus, vértigo, cefalea occipital, lumbago, parálisis de miembros superiores, sudoración nocturna, epilepsia, malaria. Puntura perpendicular 0,5 a 1,0 pulgadas.

Fuego: King (Río): 5 ID: YANG GU, "Valle del Yang", ubicado en el borde cubital de la muñeca, a 1 cun por encima del pliegue de flexión, en la depresión anterior del cúbito, en la parte posterior del hueso. Indicaciones: **Punto FUEGO de Intestino Delgado o Punto Fuego de Fuego.** Para trabajar en la Ruta del Agua, sin importar en qué Reino mutante nos encontremos. Trastornos de la vejez, hinchazón de la espalda y de la región submaxilar, dolor en el aspecto lateral del brazo y la muñeca, desórdenes mentales, vértigo, tinnitus. Puntura perpendicularmente 0,3 a 0,5 pulgadas.

Tierra: Ho (Mar): 8 ID: XIAO HAI, "Pequeño Mar", ubicado en el hueco que hay entre la prominencia interna del húmero y el codo. Indicaciones: **Punto TIERRA de Intestino Delgado o Punto Tierra de Fuego**. Para trabajar en la Ruta del Agua, sin importar en qué Reino mutante nos encontremos. Codo de tenista, dolor en el dedo meñique, codo, hombro y espalda. Puntura perpendicular 0,3 a 0,5 pulgadas.

PUNTOS SHU ANTIGUOS DEL REINO MUTANTE TIERRA

PUNTOS SHU ANTIGUOS DE BAZO (ÓRGANO)

Madera: Ting (Pozo): 1 B: YIN BAI, "El Vacío Latente", ubicado en el ángulo ungüeal interno del dedo gordo del pie. Indicaciones: **Punto MADERA de Bazo o Punto Madera de Tierra**. Para trabajar en la Ruta del Agua, sin importar en qué Reino mutante nos encontremos. Orzuelo, distensión abdominal, Irregularidad menstrual, Insomnio, pesadillas, desórdenes del sueño, desórdenes mentales. Puntura perpendicular 0,1 pulgadas.

Fuego: Iong (Manantial): 2 B: DA DU, "El Gran Encuentro", ubicado en el borde interno del pie, delante de la articulación metacarpo falángica del dedo gordo, en un hueco. Indicaciones: **Punto FUEGO de Bazo o Punto Fuego de Tierra**. Para trabajar en la Ruta del Agua, sin importar en qué Reino mutante nos encontremos. Trastornos de la memoria, diabetes, distensión y dolor abdominal, fiebre alta, hipohidrosis. Puntura perpendicular 0,3 a 0,5 pulgadas.

Tierra: Iu (Arroyo): 3 B: TAI BAI, "Claridad Suprema", ubicado en el borde interno del pie, detrás de la articulación metacarpo falángica del dedo gordo, en un hueco, donde la piel cambia de color. Indicaciones: **Punto TIERRA de Bazo o Punto Tierra de Tierra**. Para trabajar en la Ruta del Agua, sin importar en qué Reino mutante nos encontremos. Diabetes, trastornos de la circulación de retorno, gastralgia, distensión abdominal, disentería, constipación, vómito y diarrea. Puntura perpendicular 0,3 a 0,5 pulgadas.

Metal: King (Río): 5 B: SHANG QIU, "Deliberación de la Montaña", ubicado en la depresión antero inferior del maléolo interno. Indicaciones: **Punto METAL de Bazo o Punto Metal de Tierra**. Para trabajar en la Ruta del Agua, sin importar en qué Reino mutante nos encontremos. Trastornos de la circulación de retorno, gastritis, enteritis, dispepsia, dolor en la articulación del tobillo. Puntura perpendicular 0,3 a 0,5 pulgadas.

Agua Ho (Mar): 9 B: YIN LING QUAN, "Fuente de la Colina Yin". Ubicado en la cara interna de la pierna, por debajo del borde inferior de la cabeza de la tibia. Indicaciones: Punto AGUA de Bazo o Punto Agua de Tierra. Para trabajar en la Ruta del Agua, sin importar en qué Reino mutante nos encontremos. Su acción se realiza en el interior, controla la circulación sanguínea venosa (Punto Maestro de la circulación venosa), várices, insuficiencia venosa, úlcera varicosa, dolor abdominal, edema, disuria, enuresis, emisiones nocturnas, irregularidad menstrual, disentería. Puntura perpendicular 1,0 a 1,5 pulgadas, girando la aguja en sentido anti-horario.

PUNTOS SHU ANTIGUOS DE ESTÓMAGO (ENTRAÑA)

Metal: Ting (Pozo): 45 E: LI DUI, "Transvase Austero", ubicado en el ángulo ungüeal externo del 2° dedo del pie. Indicaciones: **Punto METAL de Estómago o Punto Metal de Tierra**. Para trabajar en la Ruta del Agua, sin importar en qué Reino Mutante nos encontremos. Obesidad, enfermedades febriles, pesadillas y otros trastornos del sueño, epilepsia. Puntura perpendicular 0,1 pulgadas.

Agua: Iong (Manantial): 44 E: NEI TING, "Corte Interior", ubicado en el espacio interdigital, entre el 2° y 3° dedos del pie. Indicaciones: **Punto AGUA de Estómago o Punto Agua de Tierra**. Para trabajar en la Ruta del Agua, sin importar en qué Reino Mutante nos encontremos. Neuralgias faciales, gastralgia, cefalea, amigdalitis, disentería, dolor dentario. Puntura perpendicular 0,3 a 0,5 pulgadas.

Madera: Iu (Arroyo): 43 E: XIAN GU, "Valle Hundido", ubicado en la parte superior del pie, entre el 2° y 3° dedos, a 1,5 cun del espacio interdigital, en un hueco. Indicaciones: **Punto MADERA de Estómago o Punto Madera de Tierra**. Para trabajar en la Ruta del Agua, sin importar en qué Reino Mutante nos encontremos. Odontalgias, parálisis facial, edema, borborigmos, dolor abdominal, dolor y rigidez en el dorso del pie, amigdalitis, disentería. Perpendicular 0,3 a 0,5 pulgadas.

Fuego: King (Río): 41 E: JIE XI, "Comprender el Torrente", ubicado en la parte superior del empeine, a la altura del maléolo externo, entre los 2 tendones, en un hueco. Indicaciones: **Punto FUEGO de Estómago o Punto Fuego de Tierra**. Para trabajar en la Ruta del Agua, sin importar en qué Reino Mutante nos encontremos. Tendinitis, esguince del pié, parálisis de miembros inferiores, desórdenes de las articulaciones de los maléolos y sus tejidos circundantes. Puntura Perpendicular 0,3 a 0,5 pulgadas.

Tierra: Ho (Mar): 36 E: ZU SAN LI, "Divina indiferencia Terrestre", ubicado a 3 cun por debajo del borde inferior de la rótula, en la parte externa de la tibia, en un hueco. Indicaciones: **Punto TIERRA de Estómago o Punto Tierra de Tierra**. Para trabajar en la Ruta del Agua, sin importar en qué Reino Mutante nos encontremos. neurosis, gastritis, depresión, gastralgia, náuseas y vómito, distensión abdominal, constipación, disentería bacilar, enteritis y enfermedades del tracto digestivo, también para propósitos de tonificación general. Puntura: Puntura perpendicularmente 1,0 a 1,5 pulgadas.

PUNTOS SHU ANTIGUOS DEL REINO MUTANTE METAL

PUNTOS SHU ANTIGUOS DE PULMÓN (ÓRGANO)

Madera: Ting (Pozo): 11 P: SHAO SHANG, "Mercader Menor, Mansión Celeste, Joven Renacido, Sinceridad", ubicado en el ángulo ungüeal del dedo pulgar, en su lado radial. Indicaciones: **Punto Madera de Pulmón o Punto Madera de Metal**, amigdalitis, estados febriles, coma, falla respiratoria, epilepsia. Puntura oblicuamente 0,1 pulgadas, o pinchar hasta causar sangrado.

Fuego: Iong (Manantial): 10 P: YU JI, "El Espacio del Ser, El Rincón del Pescado", ubicado en el centro de la eminencia tenar, en un hueco en el borde interno del hueso metacarpiano. Indicaciones: **Punto Fuego de Pulmón o Punto Fuego de Metal**, síndrome del túnel carpiano, tos, asma, hemoptisis, dolor de garganta, fiebre. Puntura perpendicularmente 0,3 a 0,7 pulgadas

Tierra: Iu (Arroyo): 9 P: TAI YUAN, "El Abismo de la Mansión Celeste", ubicado sobre la arteria radial, en el pliegue de flexión de la muñeca más próximo a la palma. Indicaciones: **Punto Tierra de Pulmón o Punto Tierra de Metal**. Arteritis, asma, dolor en el pecho, dolor en la espalda y el hombro. Puntura perpendicularmente 0,3 a 0,5 pulgadas.

Metal: King (Río): 8 P: JING QU, "Sendero de Transmisión", ubicado en el lado interno de la apófisis estiloides del radio, a nivel de la prominencia más alta, donde late la arteria radial. Indicaciones: **Punto Metal de Pulmón o Punto Metal de Metal**. Bronquitis aguda, tos, asma, dolor en el pecho, dolor de garganta, dolor en la muñeca y en la mano. Puntura perpendicular u oblicuamente 0,3 a 0,7 pulgadas

Agua Ho (Mar): 5 P: CHI ZE, "Estanque de los Vapores Luminosos", ubicado en el pliegue del codo, por fuera del tendón del bíceps, (lado radial). Se localiza mejor con el brazo ligeramente doblado. Indicaciones: **Punto Agua de Pulmón o Punto Agua de Metal**. Crisis asmática, tos, asma, hemoptisis, amigdalitis, dolor y rigidez en de codo y brazo. Puntura Perpendicularmente 0,5 a 1,0 pulgadas.

PUNTOS SHU ANTIGUOS DE INTESTINO GRUESO (ENTRAÑA)

Metal: Ting (Pozo): 1 IG: SHANG YANG, o JUE YANG, "Deliberar en el Yang", "Separación del Yang", ubicado en el ángulo ungüeal del dedo índice, lado radial. Indicaciones: **Punto Metal de Intestino Grueso o Punto Metal de Metal**. Amigdalitis (sangría), enfermedades febriles, apoplejía, coma, dolor y entumecimiento de garganta y faringe. Puntura: hasta hacer sangrar.

Agua: Iong (Manantial): 2 IG: ER JIAN, "Segundo Intervalo", ubicado en el lado pulgar del dedo índice, antes de la articulación con la palma metacarpo falángica. Indicaciones: **Punto Agua de Intestino Grueso o Punto Agua de Metal**. Gingivitis, piorrea, epistaxis, dolor dentario, dolor de garganta, dolor de hombro y espalda, parálisis facial, enfermedades febriles. Puntura perpendicularmente 0,2 a 0.3 pulgadas.

Madera: Iu (Arroyo): 3 IG: SAN JIAN, "Tercer Intervalo", ubicado en el borde pulgar de la mano, en el borde radial del dedo índice, después de la articulación metacarpo falángica, en un hueco. Indicaciones: **Punto Madera de Intestino Grueso o Punto Madera de Metal**. Estomatitis, aftas bucales, dolor ocular, dolor dentario leve, dolor de garganta, neuralgia del trigémino, eritema y entumecimiento de dedos y dorso de la mano. Puntura perpendicularmente 0,3 a 0,7 pulgadas.

Fuego: King (Río): 5 IG: YANG XI, "Torrente del Yang", ubicado en el lado radial del dorso de la muñeca, en el pliegue de flexión, en un hueco entre los 2 tendones (del m.

extensor largo y el m. extensor corto del pulgar) Indicaciones: **Punto Fuego de Intestino Grueso o Punto Fuego de Metal**. Orquitis, epididimitis, cefalea, dolor ocular, vértigo, tinnitus, dolor dentario, dolor en muñeca y mano, Dispepsia en niños y bebés. Puntura perpendicularmente 0,3 a 0,5 pulgadas.

Tierra: Ho (Mar): 11 IG: QU CHI, "Estanque Sinuoso", ubicado en el lado radial del brazo, con el codo doblado, en el extremo del pliegue de flexión. Indicaciones: **Punto Tierra de Intestino Grueso o Punto Tierra de Metal**. Punto de tonificación de Intestino Grueso. Junto con ZU SAN LI (36 E) forman los **Koanes de Otoño e Invierno** que se usan para regular la energía, dolor en hombro y brazo, Parálisis de extremidades superiores, fiebre, hipertensión, corea, Eczema, Neurodermatitis, desórdenes de la articulación cubital y sus tejidos circundantes. Puntura perpendicularmente 1,0 a 1,5 pulgadas.

PUNTOS SHU ANTIGUOS DE XIN BAO (MAESTRO DE CORAZÓN)

Madera: Ting (Pozo): 9 MC: ZHONG CHONG, "Asalto Central", ubicado en el ángulo ungüeal externo del dedo medio (lado pulgar). Indicaciones: **Punto Madera de Xin Bao**. angor, infarto, apoplejía, coma, golpe de calor, enfermedades febriles. Puntura: Oblicuamente 0,1 pulgada, o puntura rápida hasta causar sangrado.

Fuego: Iong (Manantial): 8 MC: 8 MC: LAO GONG, "Palacio de las Fatigas, Palacio de la Labor", ubicado en la mitad de la palma de la mano, en el hueco que se forma entre los dedos medio y anular, cuando están flexionados. Indicaciones: **Punto Fuego de Xin Bao**. astenia, debilidad general, síndrome de fatiga crónica, Estomatitis, epilepsia, infecciones crónicas de la piel de la mano, hipo. Puntura perpendicularmente, 0,3 a 0,5 pulgadas.

Tierra: Iu (Arroyo): 7 MC: 7 MC: DA LING, XIN ZHU, "Gran Meseta", "Maestro de Corazón", ubicado en la mitad del primer pliegue de flexión de la muñeca. Indicaciones: **Punto Tierra de Xin Bao**. Angor, hipertensión, insomnio, palpitaciones, epilepsia, Desórdenes de la articulación de la muñeca y tejidos circundantes. Puntura perpendicularmente, 0,3 a 0,5 pulgadas.

Metal: King (Río): 5 MC: 5 MC: JIAN SHI, "El Intermediario; Intuición; Intención", ubicado en la cara interna del antebrazo, a 3 cun del pliegue de la muñeca, entre el cúbito y el radio. Indicaciones: King (Río), **Punto Metal de Xin Bao**. enfermedad crónica, trastornos de la personalidad, palpitaciones, angina de pecho, malaria, epilepsia, esquizofrenia. Puntura perpendicularmente, 0,5 a 1 pulgadas.

Agua Ho (Mar): 3 MC: 3 MC: QU ZE, "Vapores Luminosos Sinuosos", ubicado en el pliegue de flexión del codo, junto al borde del tendón del bíceps (lado del meñique). Indicaciones: Ho (Mar), **Punto Agua de Xin Bao**. Tendinitis, asma, gastralgia, fiebre, palpitaciones, angina de pecho. puntura perpendicularmente, 0,5 a 1,0 pulgadas, o Punción con aguja de 3 puntas hasta causar sangrado.

PUNTOS SHU ANTIGUOS DE SAN JIAO (TRIPLE RECALENTADOR)

Metal: Ting (Pozo): 1 TR: GUAN CHONG, "Asalto de la Barrera", ubicado en el ángulo ungüeal del dedo anular, próximo al meñique. Indicaciones: Ting (Pozo), **Punto Metal de San Jiao.** Coma, tortícolis, cefalea, dolor faríngeo, enfermedades febriles. Puntura oblicuamente 0,1 pulgada, o puntura rápida hasta causar sangrado.

Agua: Iong (Manantial): 2 TR: YE MEN, "Puerta de los Líquidos", ubicado cerrando el puño, delante y entre las articulaciones del 4° y 5° dedos. Indicaciones: Iong (Manantial), **Punto Agua de San Jiao.** Ascitis, hipertensión, cefalea, conjuntivitis, sordera, dolor faríngeo, dolor en la mano y el brazo, malaria. Puntura oblicuamente, 0,3 a 0,5 pulgadas.

Madera: Iu (Arroyo): 3 TR: ZHONG ZHU, "Islote Central", ubicado en la cara dorsal de la mano, en el hueco que se forma detrás de los nudillos entre el 4° y 5° dedos. Indicaciones: Iu (Arroyo), **Punto Madera de San Jiao.** Gastritis, inapetencia, sordera, tinnitus, cefalea, dolor faríngeo y parálisis de las extremidades superiores y/o las manos. Puntura perpendicularmente, 0,5 a 0,7 pulgadas.

Fuego: King (Río): 6 TR: ZHI GOU, "Foso Ramificado", ubicado a 3 cun por encima del pliegue dorsal de la muñeca, entre el cúbito y el radio. Indicaciones: King (Río), **Punto Fuego de San Jiao.** Dolores del hombro y la espalda, constipación, dolor toraco-costal, dolor de garganta, fiebre, y parálisis de extremidades superiores. Puntura perpendicularmente de 0,5 a 1,0 pulgadas.

Tierra: Ho (Mar): 10 TR: TIAN JING, "Pozo Celestial", ubicado en la depresión que se encuentra a 1 cun por encima del extremo del codo. Indicaciones: Ho (Mar), **Punto Tierra de San Jiao.** Depresión, ansiedad, desórdenes de la articulación del codo y sus tejidos circundantes. Puntura perpendicularmente de 0,5 a 1,0 pulgadas.

PUNTOS SHU ANTIGUOS DE MIEMBROS SUPERIORES

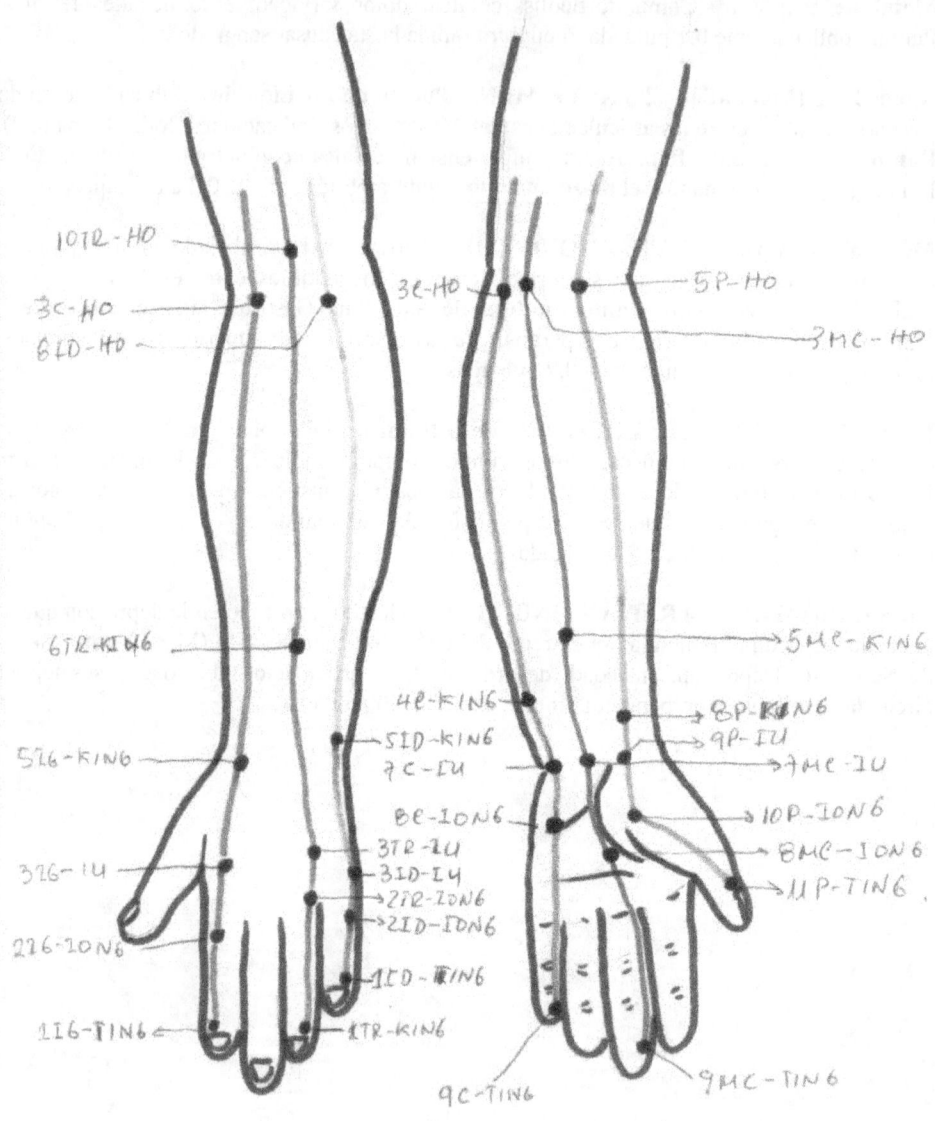

Figura 22.- Puntos Shu Antiguos de Miembros Superiores.

PUNTOS SHU ANTIGUOS DE MIEMBROS INFERIORES

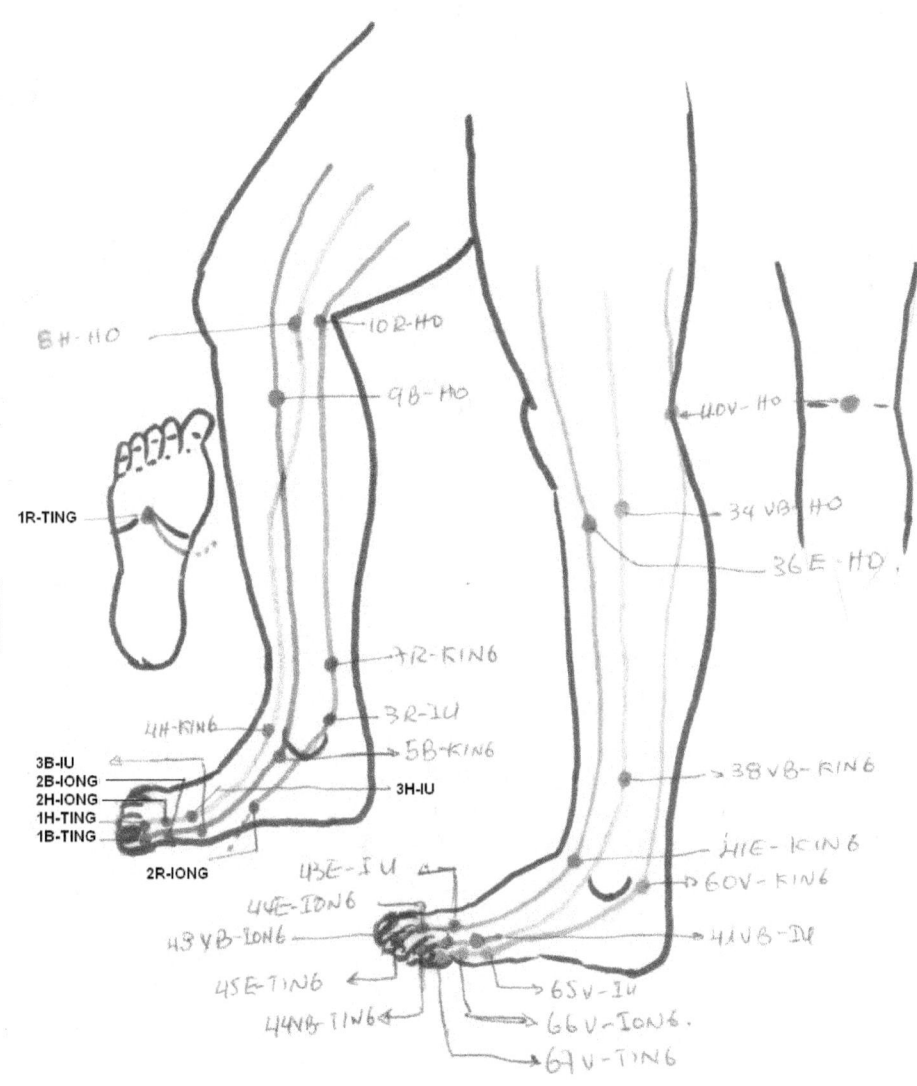

Figura 23.- Puntos Shu Antiguos de Miembros Inferiores.

CORRESPONDENCIAS DEL REINO MUTANTE DEL AGUA

CORRESPONDENCIAS	REINO MUTANTE AGUA
ORGANO	Riñones
ENTRAÑA	Vejiga
COLOR	Negro
ENERGÍA CELESTE	Frío
SABOR	Salado
ORIENTACION	Norte
E.CICLICA (EQUILIBRIO)	Responsabilidad y Firmeza
E. CICLICA (DESEQUILIBRIO)	Miedo
TEJIDO	Huesos, Médulas de los huesos, Vello
ORIFICIO	Oreja
ORGANO SENTIDOS	Audición
SECRECION	Orina
ACCION	Temblor
NUTRE	Cabellos
EMOCION	Miedo
PLANETA	Mercurio
ESTACION	Invierno
CLIMA	Frío
OLOR	Pútrido
NOTA MUSICAL	Lá
EFECTO	Humedecer
ENERGIA	Concertadora

Fig. 24.- Correspondencias del Reino Mutante del Agua.

El Agua engendra la Madera. Luego, el Agua es la madre de la Madera.
El Agua es engendrada por el Metal. El Metal es la madre del Agua.
El Agua controla el Fuego (el agua apaga el fuego).
El agua es controlada por la Tierra (la tierra contiene al agua).

FUNCIONES DEL RIÑÓN

Conserva y distribuye la esencia: Cada órgano y entraña producen su quinta esencia, la cual se atesora en el órgano de cada RM. Cuando hay exceso de energía, esta es llevada al riñón, el cual la guarda y la distribuye cuando sea necesario. Pero si el riñón está él mismo bajo de esencia, toma esa esencia (su propia esencia), trayendo como consecuencia el debilitamiento de todos los demás órganos que ya no podrán tomar la esencia cuando la necesiten, y se debilita el estado de salud. Cuando se termina la energía del riñón, proviene el fin de la vida.

Almacena la esencia congénita: es la esencia de las 3 energías hereditarias sumada a la propia esencia del riñón (la que tiene funciones de reproducción, crecimiento y desarrollo).

Cuando se disminuye esta esencia aparecen problemas de esterilidad, crecimiento lento, y desarrollo deficiente.

Genera los huesos, los dientes, las médulas (las estructuras encerradas dentro de un cofre) y nutre el cerebro (el mar de las médulas): El desarrollo de los huesos, los dientes y el cerebro dependen del buen funcionamiento del riñón.

Controla la audición: El riñón se refleja externamente en las orejas, las cuales son su orificio exterior. Según el estado de la audición podemos ver cómo está funcionando la energía del Agua.

Controla la región lumbar: cuando hay deficiencia de energía de riñón, una de las primeras manifestaciones es dolor lumbar.

Recibe el aire: Cuando inspiramos, el diafragma desciende y masajea los órganos y entrañas del abdomen, haciendo que de ellos salga la esencia acumulada y se deposite en los riñones.

Controla el Agua y los líquidos: por su propia función de filtrado, por ser parte del RM del Agua (Eje Agua-Fuego), y por ser parte del Jiao Inferior, que tiene una relación íntima con los líquidos orgánicos.

Nutre el cabello: Las cejas y el vello púbico dependen de la energía de riñón. El resto del vello corporal depende de la energía del Metal. Cuando hay mucha responsabilidad o mucho desgaste intelectual, el pelo se debilita y se cae.

Forma la sangre: Todos los RM intervienen en la formación o en la dinámica de la sangre, pero en concreto la función del riñón es formarla. Y se forma sobre todo en las médulas. La sangre se forma en la médula ósea.

Recuerda y concentra la atención: Por su relación con el cerebro. Todo el trabajo intelectual depende de la energía del riñón, pues de allí proviene el cerebro.

Determina la habilidad y la capacidad de soportar la fatiga: De acuerdo con la cantidad de energía que haya en los riñones, podemos hacer uso de ella cuando la necesitemos.

Se relaciona de órgano a entraña con la Vejiga: la vejiga es el acoplado del riñón en el Reino Mutante del Agua.

Forma un canal unitario con el corazón: Forma con el corazón el canal unitario del **Shao Yin**, que es responsable de mantener el equilibrio Agua-Fuego, que es el eje de la vida.

Es un órgano par: solo hay 2 órganos pares: riñones y pulmones. Los riñones son idénticos, en ellos reside lo fundamental (la esencia), y tienen dos funciones fundamentales: una Yin (la función de filtración o estructural) y una Yang (albergar las energías hereditarias resumidas en las energías celestes).

FUNCIONES DE LA VEJIGA

En ella se encuentra la última opción de eliminación o retención del agua. Retiene el producto más precioso, el agua que no han sabido retener todos los otros órganos y entrañas. Es, al igual que el Intestino Delgado, el obrero más humilde, y forma con él un canal unitario, el **Tae Yang** (Página 126).

Está en contacto con el cordón umbilical (al igual que lo hace el ID), y después del nacimiento en contacto con el ombligo, y por eso está en contacto con el Psiquismo más ancestral.

Si el riñón es el lugar de calma absoluta que guarda en su interior la opción de la creatividad del cielo, la Vejiga, la raíz Yang del agua, es la expansión de esta opción.

El canal de la Vejiga tiene 3 líneas:

Línea interior, los puntos **HUATO JIA JI**, que actúan sobre la energía ancestral de todos los órganos y sistemas. Ubicadas a los lados de los cuerpos vertebrales. Allí podemos estimular las células madres para todos los tejidos del organismo, haciendo moxibustión desde los puntos SHU dorsales (a 1 ½ cun de la línea media posterior) hasta los Huato Jia Ji correspondientes.

Línea media: los puntos **IU O SHU**, que armonizan la función de todos los órganos y entrañas. Ubicados a1 y ½ cun de la línea media posterior (Ver páginas 64 a 66).

Línea exterior, los puntos **SHEN o BEN SHEN**, que recogen el Psiquismo de los órganos (Ver páginas 40 a 42). Están ubicados a 3 cun de la línea media posterior.

Así pues, la Vejiga controla lo ancestral, lo funcional y el Psiquismo de todos los órganos y entrañas. Ese obrero más humilde, ubicado en la parte más baja, recoge la última gota de la esencia, que contiene la información de todo lo que pasa en los demás órganos y entrañas.

RESONADORES IU DE VEJIGA O SHU DORSALES

Estos resonadores tienen como función **REGULAR Y ARMONIZAR LA FUNCIÓN** de todos los órganos y sistemas. Están ubicados a 1½ cun de la línea media. Se les denomina "Transportar para ofrecer...", y vigilan que todas las funciones estén equilibradas, de acuerdo con la vitalidad de la persona. Regulan la actividad del Yin y el Yang de la persona, y desarrollan la actividad que necesita todo el organismo para producir y mantener la vida. Comienzan por el pulmón (lo primero que hacemos es respirar), y luego van apareciendo en orden perfectamente establecido, bajando a lado y lado de la columna hasta la 4ª vértebra sacra. Son ellos:

13 V: FEI SHU, "Transportar para Ofrecer en el Pulmón", ubicado a 1,5 cun lateral a la línea media, entre 3ª y 4ª vértebras dorsales. Indicaciones: Punto IU-SHU de Pulmón, armoniza la función del pulmón, tos, disnea, TBC pulmonar, neumonía, lesiones de tejidos blandos de la espalda. Puntura perpendicularmente 0,3 a 0,5 pulgadas.

14 V: JUE YIN SHU, "Transportar para Ofrecer en el Palacio Imperial (En el Xin Bao)", ubicado a 1,5 cun lateral a la línea media, entre 4ª y 5ª vértebras dorsales. Indicaciones: Punto IU-SHU de Xin Bao, armoniza la función Yang del Xin Bao (Maestro de Corazón), neurastenia, angina de pecho, cefalea vertical, toracalgia, pericarditis, hipo. Impulsa la linfa, Útil en drenajes linfáticos y disolución estancamiento mediastínico. (Precaución en cáncer con diseminación linfática). Puntura perpendicular 0,3 a 0,5 pulgadas.

15 V: XIN SHU, "Transportar para Ofrecer en el Corazón", ubicado a 1,5 cun lateral a la línea media, entre 5ª y 6ª vértebras dorsales. Indicaciones: Punto IU-SHU de Corazón, armoniza la función del Corazón, neurastenia, enfermedades cardíacas, epilepsia, esquizofrenia. **Útil para drenar el exceso de Fuego del Corazón**. Puntura perpendicularmente 0,3 a 0,5 pulgadas.

16 V: DU SHU, "Transportar para Ofrecer en el Control (en el Tu Mai)", ubicado a 1,5 cun lateral a la línea media, entre 6ª y 7ª vértebras dorsales. Indicaciones: Punto IU-SHU de Tu Mai, armoniza la función del Tu Mai, endocarditis, borborigmos, dolor abdominal, hipo, caída del cabello, calvicie, prurito. Puntura perpendicularmente 0,3 a 0,5 pulgadas.

17 V: GE SHU, "Transportar para Ofrecer en el Diafragma", ubicado a 1,5 cun lateral a la línea media, entre 7ª y 8ª vértebras dorsales. Indicaciones: Punto IU-SHU de Diafragma, Punto Maestro de la Sangre, hipo, anemia, Enfermedades hemorrágicas crónicas, náuseas y vómito de origen neurótico, parálisis del músculo diafragma, urticaria. Tonifica la sangre: Hemorragias, incrementa el volumen de sangre circulante. Puntura perpendicularmente 0,3 a 0,5 pulgadas.

18 V: GAN SHU, "Transportar para Ofrecer en el Hígado", ubicado a 1,5 cun lateral a la línea media, entre 9ª y 10ª vértebras dorsales. Indicaciones: Punto IU-SHU de Hígado, armoniza la función del Hígado, hepatitis infecciosa, hepatomegalia, colecistitis, dolor de espalda, esquizofrenia, trastornos del sueño, pesadillas, enfermedades crónicas del ojo. Indicado con mucho éxito en alteraciones oculares. Puntura perpendicularmente 0,3 a 0,5 pulgadas.

19 V: DAN SHU, "Transportar para Ofrecer en la Vesícula Biliar", ubicado a 1,5 cun lateral a la línea media, entre 10ª y 11ª vértebras dorsales. Indicaciones: Punto IU de Vesícula Biliar, armoniza la función de la vesícula biliar, hepatitis infecciosa, Colecistitis, dolor de espalda. Forma parte de la tétrada "Cuatro flores" (17V-19V bilateral) tonificando las sangre e impidiendo el estasis de la misma. Puntura perpendicular 0,3 a 0,5 pulgadas.

20 V: PI SHU, "Transportar para Ofrecer en el Bazo", ubicado a 1,5 cun lateral a la línea media, entre 11ª y 12ª vértebras dorsales. Indicaciones: Punto IU-SHU de Bazo, armoniza la función del Bazo, Estimulación de la importantísima función de transformación y transporte del BP y armoniza con buen tono al E. (Tricalentador Medio). Nutre y mantiene el tejido de sostén que participa de la estructura de las paredes vasculares. Usado en todo síndrome de vacío de BP: vacío de *Qi,* vacío de *Yang* y Hundimiento del BP. También controla la sangre en casos de hemorragia. Otros usos en diabetes, gastritis, úlcera gástrica, dispepsia, diarrea crónica, hepatitis, malaria, enfermedades crónicas hemorrágicas, edemas, parálisis de músculos abdominales. Puntura perpendicularmente 0,3 a 0,5 pulgadas.

21 V: WEI SHU, "Transportar para Ofrecer en el Estómago", ubicado a 1,5 cun lateral a la línea media, entre 12ª vértebra dorsal y la 1ª vértebra lumbar. Indicaciones: Punto IU-SHU de Estómago, armoniza la función del estómago, gastralgia, úlcera gástrica, náuseas y vómito, gastroptosis, diarrea crónica, parálisis de músculos abdominales. Puntura perpendicularmente 0,3 a 0,5 pulgadas.

22 V, SAN JIAO SHU, "Transportar para Ofrecer en el San Jiao", ubicado a 1,5 cun lateral a la línea media, entre 1ª y 2ª vértebras lumbares. Indicaciones: Punto IU-SHU de San Jiao, armoniza la función del San Jiao, diabetes, gastralgia, enteritis, dispepsia, nefritis, neurastenia, enuresis. Puntura perpendicularmente 0,3 a 0,5 pulgadas.

23 V: SHEN SHU, "Transportar para Ofrecer en el Riñón", ubicado a 1,5 cun lateral a la línea media, entre 2ª y 3ª vértebras lumbares. Indicaciones: Punto IU-SHU de Riñón (habitación de la esencia), armoniza la función del riñón, lumbalgia, alteraciones renales tipo nefritis, enuresis, impotencia, irregularidad menstrual, diarrea crónica, tinnitus, afecciones hormonales (moxa). Puntura perpendicularmente 0,3 a 0,5 pulgadas.

24 V: QI HAI SHU, "Transportar para Ofrecer en QI HAI = Mar del Soplo", ubicado a 1,5 cun lateral a la línea media, entre 3ª y 4ª vértebras lumbares. Indicaciones: Punto IU-SHU del QI HAI (Mar del Soplo, **6RM**). Armoniza el QI HAI, shock (moxa directa), lumbago, hemorroides, disfunciones sexuales. Puntura perpendicularmente 0,3 a 0,5 pulgadas.

25 V: DA CHANG SHU, "Transportar para Ofrecer en el Intestino Grueso", ubicado a 1,5 cun lateral a la línea media, entre 4ª y 5ª vértebras lumbares. Indicaciones: Punto IU-SHU de Intestino Grueso, armoniza la función del intestino grueso, colitis ulcerosa (puntura y moxa), torsión de la región lumbar, diarrea, disentería, constipación, ciática, parálisis de miembros inferiores. Puntura perpendicularmente 0,3 a 0,5 pulgadas.

26 V: GUAN YANG SHU, "Transportar para Ofrecer en la Barrera de la Fuente, o 4 RM", ubicado a 1,5 cun lateral a la línea media, entre 5ª v. Lumbar y 1ª v. Sacra. Indicaciones: Punto IU-SHU de la Barrera de la fuente" (que corresponde con el **4 RM)** metrorragias, miomas, lumbago, diarreas, enfermedades urogenitales. Puntura perpendicularmente 0,3 a 0,5 pulgadas.

27 V: XIAO CHANG SHU, "Transportar para Ofrecer en el Intestino Delgado", ubicado a 2 cun lateral a la línea media, entre 1ª y 2ª vértebras sacras. Indicaciones: Punto IU-SHU de Intestino Delgado, armoniza la función del intestino delgado, colon irritable, síndrome de mala absorción, lumbago, dolor en la región lumbo-sacra, desórdenes de la articulación sacro ilíaca, enteritis, hematuria, leucorrea. Puntura perpendicularmente 0,3 a 0,5 pulgadas.

28 V: PANG GUANG SHU, "Transportar para Ofrecer en la Vejiga", ubicado a 2 cun lateral a la línea media, entre 2ª y 3ª vértebras sacras. Indicaciones: Punto IU-SHU de Vejiga, armoniza la función de la vejiga, litiasis vesical (moxa), retención urinaria, enuresis, dolor en región lumbo-sacra. Puntura perpendicularmente 0,3 a 0,5 pulgadas.

29 V: ZONG LU SHU, "Transportar para Ofrecer en el Centro de la Columna Vertebral", ubicado a 2 cun lateral a la línea media, entre 3ª y 4ª vértebras sacras. Indicaciones: Punto IU-SHU de Columna Vertebral. Regula las funciones de la columna vertebral. lumbalgias, dolor lumbo-sacro, enteritis, ciática. Puntura perpendicularmente 0,3 a 0,5 pulgadas.

30 V: BAI HUAN SHU, "Transportar para Ofrecer en el Círculo Blanco, o a la Mansión de Jade", ubicado a 2 cun lateral a la línea media, entre 4ª ª v. sacra y el cóccix. Indicaciones: Estados de debilidad y convalecencia, ciática, neuralgia sacral, endometritis, espermatorrea, leucorrea, hernia. Puntura perpendicularmente 0,3 a 0,5 pulgadas.

FISIOPATOLOGÍA DEL AGUA

El agua es el origen de la vida, el origen de todo. De esa agua, surge la energía del Tu Mai, el Ren Mai y el Chong Mo. El agua forma parte del "Eje de la Vida", que es el eje "Agua-Fuego". Del equilibrio de ese eje depende que todos los demás RM estén equilibrados. En el ser humano, el agua se va secando en la medida en que pasan los años. Esa agua tiene tendencia al vacío.

SÍNTOMAS DE DEBILIDAD DEL AGUA:

De acuerdo con las correspondencias del RM Agua: (Extractado del Tratado de Sanación en el Arte del Soplo, del Maestro J. L. Padilla):

Dolor lumbar, dolor abdominal, cansancio, debilidad de la audición, debilidad en los dientes, caída del cabello, trastornos urinarios, sensación de frío intenso, mareos, vértigo, zumbido en los oídos.

Cuando el agua se debilita disminuye el YIN del organismo, produciéndose un aumento de Yang. El fuego se dispara y aumenta, dando lugar a la siguiente sintomatología: sed, oliguria, taquicardia, hipertensión arterial, insomnio, mareos, inquietud, intranquilidad, euforia, dolor cervical, lengua roja y seca, y pulso superficial, amplio y rápido.

Como el agua es débil, no crea suficiente Madera (Agua es la madre de la Madera), produciendo un "escape de Yang de la madera" que se manifiesta por: dolor de cabeza, zumbido de oídos, mareos, boca amarga y calambres musculares (por debilidad en el RM Madera).

Al estar débil el agua, la fuerza de la Humedad deprime aún más este RM del Agua, porque la Tierra ejerce un control excesivo sobre ella, ocasionando los siguientes síntomas:

Pesadez, dolor en los miembros (dolor sordo), y edemas de manos y pies (por fracaso en la regulación de la circulación de líquidos).

A nivel psíquico se produce un estado depresivo con el MIEDO como principal protagonista.

Para compensar esta debilidad del Agua, el Metal entra en hiperactividad, dando síntomas como: Taquipnea, tos seca, tendencia a la diarrea, y sudoración abundante.

Por otra parte, cuando el Metal es débil, no aporta suficiente energía al Agua, no creándose entonces suficiente Agua, ocasionando una desvitalización de las funciones globales del paciente. Hay entonces apatía, astenia intensa, tristeza y adelgazamiento. No hay que olvidar que las deficiencias prolongadas del Metal merman todas las funciones del organismo por sus repercusiones sobre el Agua. Finalmente, cuando la Madera está mucho tiempo en plenitud, por la causa que sea, se vuelve contra el Agua paralizando su actividad y apareciendo mareos, intranquilidad, miedos, cefaleas, Nicturia, sordera... etc.

CANAL DE LA VEJIGA URINARIA (TAI YANG DEL PIE)

Se origina en el canto interno del ojo (Jingming), asciende por la frente y se une a Tumai en Shenting, continua hacia el vértex donde contacta con Tumai en 20TM (Baihui) y envía un colateral que va a la parte peri-auricular para unirse en Tou Lin Qi (15VB) con el Canal de la VB, Shaoyang del pie. Desde el vértex, la parte recta del Canal penetra en el cerebro y emerge y se bifurca para descender por la parte posterior de la nuca y cuello, zona dorsal, medial a la escápula y paralelo a la columna vertebral, hasta alcanzar la zona lumbar donde penetra en la cavidad abdominal por los músculos para-vertebrales; contacta con el riñón, y penetra en la vejiga urinaria, órgano al que pertenece.

La rama de la zona lumbar continua por los glúteos y penetra en el hueco poplíteo. La rama de la parte posterior del cuello, desciende por el borde interno de la escápula, por el dorso y la zona lumbar, alcanzando la zona glútea en Huantiao (VB30), desciende por la parte postero-externa del muslo y se reune con la otra rama en el hueco poplíteo. Desde aquí, desciende por la parte posterior de la pierna y por detrás y debajo del maléolo, pasa por la cabeza proximal del 5º metatarsiano (64V: Jinggu), y la cara lateral del 5º dedo del pie, alcanzando su extremo Zhiyin, (V67) donde se une con el Canal del R. (Shaoyin del Pie). La vejiga se reune en Weizhong (40V).

LOCALIZACION DE LOS PUNTOS DEL CANAL DE LA VEJIGA URINARIA

1V: JING MING, "Pupila Clara", ubicado en la parte supero externa del ángulo interno del ojo (a 0,1 cun por encima del ángulos interno). Indicaciones: Enfermedades de los ojos, glaucoma, pterigio, parálisis facial, mareo, vértigo, cefaleas.

2V: CUAN ZHU (ZAN ZHU), "**Bambú Recolectado**", ubicado en el agujero supraorbital donde empieza la ceja. Indicaciones: Cefaleas, enfermedades de los ojos, cataratas, parálisis facial, vértigo, dolor en la fosa supraorbitaria, visión borrosa, lagrimeo, conjuntivitis, tic de los párpados.

3V: MEI CHONG, "**En Medio de la Ceja**", ubicado a 1/2 cun lateral a la línea media, y a 0,5 cun posterior a la linea anterior del cabello. Indicaciones: Cefaleas, lagrimeo, ojo rojo y dolor en los ojos, cataratas, visión borrosa, lumbalgias, mareo, vértigo, obstrucción nasal, problemas visuales, epilepsia.

4V: QU CHA (QU CHAI), "**Curva diferente**", ubicado a 1,5 cun lateral a la línea media de la cabeza, y a ½ cun posterior a la línea de implantación anterior del cabello. Indicaciones: Cefalea frontal, obstrucción nasal, epistaxis, atrofia óptica, visión borrosa, problemas visuales.

5V: WU CHU, "**Los Cinco Lugares**", ubicado a 1,5 cun posterior a 4V. Indicaciones: Cefaleas, convulsiones, epilepsia, visión borrosa.

6V: CHENG GUANG : "**Herencia Luminosa**", ubicado a 1,5 cun posterior a 5V. Indicaciones: Cefaleas, vértigo, arteriosclerosis y confusión, visión borrosa, obstrucción nasal, enfermedades febriles sin sudor.

7V: TONG TIAN, "**Comunicación del Cielo**", ubicado a 1,5 cun posterior a 6V. Indicaciones: Cefalea del vértex, rinitis, obstrucción nasal, pérdida de la realidad, arteriosclerosis, enfermedad de Alzheimer, mareo, vértigo, obstrucción nasal, rinorrea, epistaxis.

8V: LUO QUE, "**Envolver la Retirada**", ubicado a 1,5 cun posterior a 7V. Indicaciones: Arteriosclerosis, rinitis, epistaxis, cefalea del vértex, bronquitis crónica, tinnitus, vértigo, mareo, visión borrosa, trastornos mentales, inflamación y dolor en la nuca.

9V: YU ZHEN, "**Almohada de Jade**", ubicado 1,5 cun lateralmente al borde superior de la protuberancia occipital. Indicaciones: Insomnio, mareo, cefalea, miopía, dolor nucal, obstrucción nasal, conjuntivitis.

10V: TIAN ZHU, "**Columna Celestial**", ubicado a 1,5 cun de la línea media de la cabeza, a 0,5 cun por arriba de la línea de implantación posterior del cabello. Indicaciones: Indicaciones: Estados confusionales, histeria, cefalea occipital, rigidez nucal, dolor en la nuca, insomnio, faringitis, dolor en hombros y espalda, obstrucción nasal, faringitis, enfermedades febriles, trastornos mentales.

Aquí el canal se divide en dos líneas, una a 1,5 cun y la otra a 3 cun de la línea media.

11V: DA ZHU, "**Lanzadera Grande**", ubicado a 1,5 cun de la línea media posterior, entre 1ª y 2ª vértebras dorsales. Indicaciones: Punto Maestro de los huesos, artropatías (moxa), osteoporosis, tos, fiebre, dolor de cabeza y espalda, rigidez nucal, problemas óseos.

12V: FENG MEN, "Puerta del Viento", ubicado a 1,5 cun de la línea media posterior, entre 2ª y 3ª vértebras dorsales. Indicaciones: Hemiplejías (puntura y moxa), bronquitis, urticaria, escalofrío, tos, fiebre, resfriado, dolor de cabeza, rigidez nucal.

13V: FEI SHU, "Transportar para Ofrecer en el Pulmón", ubicado a 1,5 cun de la línea media posterior, entre 3ª y 4ª vértebras dorsales. Indicaciones: Punto IU de Pulmón, armoniza la función del Pulmón, tos, disneas, TBC pulmonar, neumonías, lesiones de tejidos blandos de la espalda, fiebre vespertina, sudoración nocturna.

14V: JUE YIN SHU, "Transportar para Ofrecer en el Palacio Imperial (En el Xin Bao)", ubicado a 1,5 cun de la línea media posterior, entre 4ª y 5ª vértebras dorsales. Indicaciones: Punto IU de Xin Bao (Maestro de Corazón), armoniza la función del Xin Bao, neurastenia, dolor torácico, pericarditis, accesos de tos, hipo, dolor cardíaco, sensación de opresión o sofoco en el pecho, vómito.

15V: XIN SHU, "Transportar para Ofrecer en el Corazón", ubicado a 1,5 cun de la línea media posterior, entre 5ª y 6ª vértebras dorsales Indicaciones: Punto IU de Corazón, armoniza la función del Corazón, enfermedades cardíacas, epilepsia, esquizofrenia, palpitaciones, irritabilidad, tos, sudoración nocturna, epilepsia.

16V: DU SHU, "Transportar para Ofrecer en el Control (En el Tu Mai)", ubicado a 1,5 cun de la línea media posterior, entre 6ª y 7ª vértebras dorsales. Punto IU de Tu Mai, armoniza la función del Tu Mai, endocarditis, borborigmos, dolor abdominal, hipo, caída del cabello, prurito en la piel, dolor precordial, eructos.

17V: GE SHU, "Transportar para Ofrecer en el Diafragma", ubicado a 1,5 cun de la línea media posterior, entre 7ª y 8ª vértebras dorsales. Indicaciones: Punto Maestro de la Sangre, Punto IU de Diafragma, hipo, anemias, náuseas y vómito de tipo neurótico, dolor de espalda, parálisis del músculo diafragma, asma, tos, fiebre..

18V: GAN SHU, "Transportar para Ofrecer en el Hígado", ubicado a 1,5 cun de la línea media posterior, entre 9ª y 10ª vértebras dorsales. Indicaciones: Punto IU de Hígado, armoniza la función del hígado: Hepatitis, hepatomegalia, colecistitis, dolor de espalda, alteraciones del sueño, pesadillas, enfermedades crónicas de los ojos, ojo rojo, ictericia, epistaxis, epilepsia, trastornos mentales.

19V: DAN SHU, "Transportar para Ofrecer en la Vesícula Biliar", ubicado a 1,5 cun de la línea media posterior, entre 10ª y 11ª vértebras dorsales. Indicaciones: Punto IU de Vesícula Biliar: armoniza la función de la vesícula biliar. Colecistitis, colelitiasis, hepatitis infecciosa, dolor de espalda, ictericia, boca amarga, dolor en el pecho y en el hipocondrio, TBC pulmonar, fiebre.

20V: PI SHU, "Transportar para Ofrecer en el Bazo", ubicado a 1,5 cun de la línea media posterior, entre 11ª y 12ª vértebras dorsales. Indicaciones: Punto IU de Bazo-Páncreas: armoniza la función del Bazo y el Páncreas, diabetes, dolor gástrico, dispepsia, diarrea crónica, hepatitis, malaria, enfermedades hemorrágicas crónicas, edema, parálisis de músculos abdominales, ictericia, distensión abdominal, vómito, diarrea, rectorragia, deficencias de los canales de Bazo y Estómago.

21V: WEI SHU, "Transportar para Ofrecer en el Estómago", ubicado a 1,5 cun de la línea media posterior, entre 12ª vértebra dorsal y 1ª lumbar. Indicaciones: Punto IU de Estómago: armoniza la función del Estómago, gastritis, úlcera gástrica, dispepsias, náuseas y vómito, gastroptosis, diarrea crónica, parálisis de músculos abdominales, deficiencias y debilidad de los canales de Estómago y Bazo, dolor precordial, dolor epigástrico, distensión abdominal y borborigmos.

22V: SAN JIAO SHU, "Transportar para Ofrecer en el San Jiao", ubicado a 1,5 cun de la línea media posterior, entre la 1ª y 2ª vértebras lumbares. Punto IU de San Jiao (Triple Recalentador): armoniza la función del San Jiao, diabetes, gastralgia, dispepsia, enteritis, nefritis, neurastenia, enuresis, lumbago, distensión abdominal, borborigmos, indigestión, vómitos, diarrea, edema, dolor y rigidez en la espalda y en la región lumbar.

23V: SHEN SHU, "Transportar para Ofrecer en el Riñón", ubicado a 1,5 cun de la línea media posterior, entre la 2ª y 3ª vértebras lumbares. Indicaciones: Punto IU de Riñón (habitación de la esencia): armoniza la función del Riñón, alteraciones renales, lumbalgia, afecciones hormonales (Moxa), neuritis, enuresis, emisiones nocturnas, impotencia, irregularidades menstruales, diarrea crónica, mareo, tinnitus, lumbalgia, leucorrea, visión borrosa, sordera, edema de origen renal, problemas hormonales.

24V: QI HAI SHU, "Transportar para Ofrecer en el Qi Hai (El "Mar del Soplo": 6 RM)", ubicado a 1,5 cun de la línea media posterior, entre la 3ª y 4ª vértebras lumbares. Indicaciones: Punto IU del Mar del Soplo: Se corresponde con el Qi Hai, "El Mar del Soplo", 6 RM). Shock (moxa), lumbago, hemorroides, dismenorrea.

25V: DA CHANG SHU, "Transportar para Ofrecer en el Intestino Grueso", ubicado a 1,5 cun de la línea media posterior, entre la 4ª y 5ª vértebras lumbares. Indicaciones: Punto IU de Intestino Grueso: armoniza la función del Intestino Grueso: Colitis ulcerosa (puntura y moxa), lumbago, torcedura de la región lumbar, diarrea, disentería, constipación, ciática, y parálisis de miembros inferiores, distensión abdominal, borborigmos.

26V: GUAN YUAN SHU, "Transportar para Ofrecer en la Barrera de la Fuente", ubicado a 1,5 cun de la línea media posterior, entre la 5ª vértebra lumbar y la 1ª sacra. Indicaciones: Punto IU de la Barrera de la Fuente, el 4RM (GUAN YUAN): Metrorragias, miomas, enfermedades urogenitales, lumbago, diarrea, distensión abdominal, disuria, enuresis.

27V: XIAO CHANG SHU, "Transportar para Ofrecer en el Intestino Delgado", ubicado a 2 cun de la línea media posterior, entre 1ª y 2ª vértebras sacras. Indicaciones: Punto IU de Intestino Delgado: armoniza la función del Intestino Delgado: Síndrome de mala absorción, síndrome de colon irritable, enteritis, hematuria, leucorrea, lumbago, dolor en la región lumbo-sacra, desórdenes de la articulación ilio-sacral, emisión seminal involuntaria, enuresis.

28V: PANG GUANG SHU, "Transportar para Ofrecer en la Vejiga", ubicado a 2 cun de la línea media posterior, entre 2ª y 3ª vértebras sacras. Indicaciones: Punto IU de la Vejiga: armoniza la función de la vejiga: Litiasis vesical (moxa), retención urinaria, enuresis, infección urinaria, dolor en la región lumbo-sacra, diarrea, constipación.

29V: ZHONG LU SHU, "Transportar para Ofrecer en el Centro de la Columna Vertebral", ubicado a 2 cun de la línea media posterior, entre 3ª y 4ª vértebras sacras. Indicaciones: Punto IU de la Columna vertebral: armoniza la función de la columna vertebral: Lumbalgias, ciática, dolor en la región lumbo-sacra, enteritis, hernia inguinal, diabetes.

30V: BAI HUAN SHU, "Transportar para Ofrecer en el Círculo Blanco, o a la Mansión de Jade", ubicado a 2 cun de la línea media posterior, entre 4ª vértebra sacra y el cóccix. Indicaciones: Estados de debilidad y convalecencia, ciática, neuralgia sacral, endometritis, espermatorrea, leucorrea, hernia inguinal, dolor y frío en región lumbar, dolor en la cadera, enuresis, menstruaciones irregulares.

31V: SHANG LIAO, "Orificio Superior", ubicado en el 1er. Agujero sacro, aproximadamente a 1 cun de la línea media. Indicaciones: Sacralgias, coccigodinias, hemorroides, orquitis, irregularidades menstruales, disuria y otras alteraciones urogenitales, lumbago, ciática, neurastenia, prolapso uterino, leucorrea, dificultad para orinar y defecar.

32V: CI LIAO, "Segundo Orificio", ubicado en el 2º agujero sacro, a 1 cun de la línea media. Indicaciones: Sacralgias, ciática, neuralgia sacral, hemorroides, neurastenia, coccigodinias, hernia inguinal, dismenorrea, leucorrea, menstruaciones irregulares, parálisis y reumatismo de miembros inferiores.

33V: ZHGONG LIAO, "Orificio Central", ubicado en el 3er. Agujero sacro, a 1 cun lateral a la línea media. Indicaciones: Sacralgias, ciática, neuralgia sacral, hemorroides, neurastenia, coccigodinias, estreñimiento, diarrea, hemorroides, lumbago, disuria, leucorrea, menstruaciones irregulares.

34V: XIA LIAO, "Orificio Inferior", ubicado en el 4º agujero sacro, a 1 cun de la línea media. Indicaciones: Sacralgias, ciática, neuralgia sacral, hemorroides, neurastenia, coccigodinias, estreñimiento, dolor abdominal bajo, dificultad para orinar, disuria, lumbalgia.

35V: HUI YANG, "Reencontrar lo Yang", ubicado a 0,5 cun lateral al extremo del cóccix. Indicaciones: Diabetes (moxa indirecta), dismenorrea, leucorrea, impotencia, diarrea, hemorroides.

CANAL DE LA VEJIGA – TAI YANG DEL PIE (67 RESONADORES)

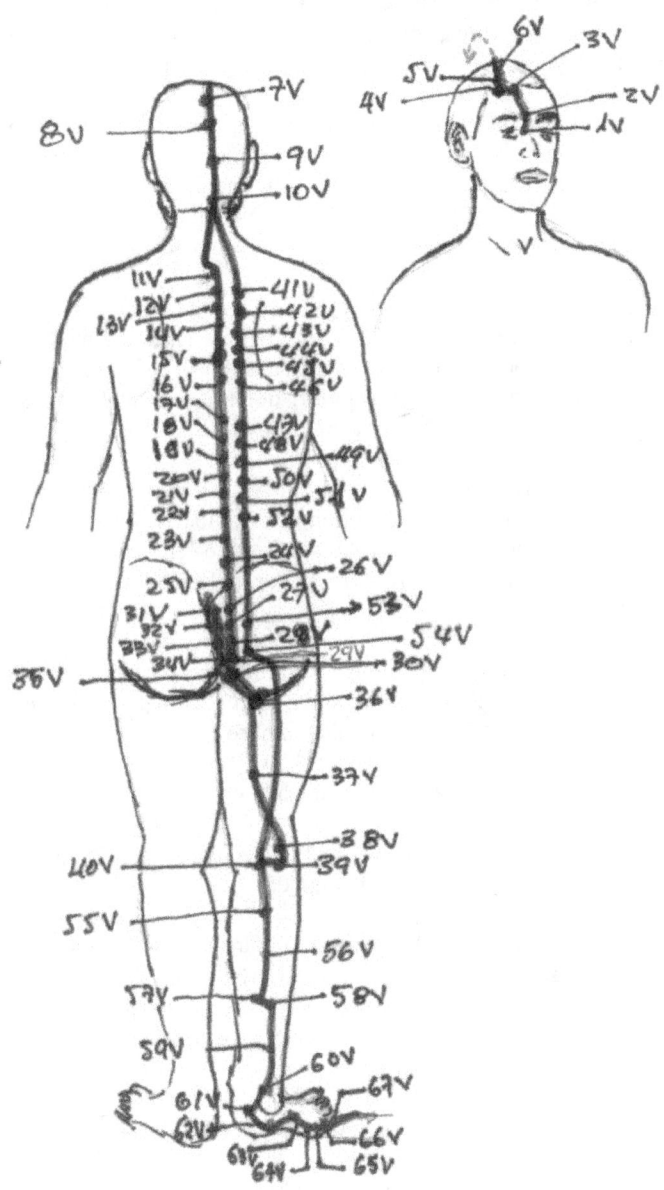

Figura 25.- Puntos del Canal de la Vejiga.

36V: CHENG FU, "Recibir el Apoyo", ubicado en el punto medio del pliegue transverso del glúteo. Indicaciones: Lumbalgias, ciática, parálisis de miembros inferiores, dolor lumbar y de cadera, dificultad para defecar, hemorroides.

37V: YIN MEN, "Puerta de la Prosperidad", ubicado en la línea media del muslo, a 6 cun por debajo del pliegue transverso del glúteo (entre el pliegue del glúteo y el pliegue poplíteo). Indicaciones: Acúfenos, ciática, dolor de espalda, parálisis de miembros inferiores, dolor lumbar y de cadera con dificultad para el movimiento.

38V: FU XI, "Intervalo Inconsciente", ubicado a 1 cun por encima del pliegue transverso poplíteo, en el hueco que se forma antes del tendón. Indicaciones: Ataxia cerebelosa, cistitis, constipación, disuria, parálisis de la parte lateral de los miembros inferiores, contracción tendinosa de la región poplítea, entumecimiento de la cadera. Anemias hipocrómicas, estados adinámicos, adelgazamiento.

39V: WEI YANG, "Almacenamiento del Yang", en el pliegue transverso poplíteo, partiendo del centro al exterior, en el hueco que se forma antes del tendón. Indicaciones: Punto He especial de San Jiao: Alteraciones del Jiao inferior: toda la parte genito-urinaria; retenciones urinarias, debilidad del Jiao inferior, dolor de espalda y lumbar, distensión abdominal, dificultad para orinar, dolor en las piernas y en los pies.

40V: WEI ZHONG, "Carga Central", ubicado en el centro del pliegue transverso poplíteo. Indicaciones: Controla la región lumbar: lumbalgias y ciáticas, parálisis de miembros inferiores, desórdenes de la articulación coxo-femoral y sus tejidos blandos adyacentes, golpe de calor, apoplejía, atrofia muscular, dolor abdominal, vómitos, erisipela, acné del adolescente.

41V: FU FEN, "Distinguir el Apoyo", ubicado entre la 2ª y 3ª vértebras dorsales, a 3 cun lateral a la línea media. Indicaciones: Lumbalgia, entumecimiento del codo y del brazo, neuralgia intercostal, dolor y entumecimiento del hombro.

42V: PO HU, "Puerta del Alma Sensitiva", ubicado entre la 3ª y 4ª vértebras dorsales, a 3 cun lateral a la línea media. Indicaciones: Punto BEN SHEN: Manejo de la melancolía, rescata el recuerdo, pérdida de identidad, duelos, bronquitis, asma, pleuritis, dolor de hombros, TBC pulmonar, neumonía, dolor de espalda.

43V: GAO HUANG, "Centros Vitales", ubicado entre la 4ª y 5ª vértebras dorsales, a 3 cun lateral a la línea media. Indicaciones: Punto HUAN: Punto de la Vitalidad: revitalizar (moxa directa), astenias, inmunodeficiencias, TBC pulmonar, bronquitis, pleuritis, neurastenia, debilidad general, tos, asma, sudoración nocturna, amnesia, emisión seminal anormal, deficiencias de Bazo y Estómago.

44V: SHEN TANG, "Palacio de la Providencia", ubicado entre la 5ª y 6ª vértebras dorsales, a 3 cun lateral a la línea media. Indicaciones: Punto BEN SHEN: maneja la parte del psiquismo rescatando la Alegría y las ganas de vivir, mejora la tristeza, el desamor, mejora las ganas de vivir, trastornos de la emotividad, enfermedades del corazón, bronquitis, asma, dolor de hombros y espalda, plenitud en el pecho, la espalda y el abdomen, astenia, asma, tos.

45V: YI XI, "Grito de Dolor", ubicado entre la 6ª y 7ª vértebras dorsales, a 3 cun lateral a la línea media. Indicaciones: Estados dolorosos, pericarditis, neuralgia intercostal, hipo, vómito, mareo y vértigo, asma, dolor en el hombro y en la espalda, visión borrosa, malaria, cuadros febriles sin sudor.

46V: GE GUAN, "Barrera del Diafragma", ubicado entre la 7ª y 8ª vértebras dorsales, a 3 cun lateral a la línea media. Indicaciones: Hipo, dolor en la columna dorsal, vómito, neuralgia intercostal, dolor y rigidez de la espalda, eructos.

47V: HUN MEN, "Segunda Puerta del Alma", ubicado entre la 9ª y 10ª vértebras dorsales, a 3 cun lateral a la línea media. Indicaciones: Punto BEN SHEN: rescata la Decisión y la Firmeza; controla la ira, cólera, rabia y violencia. Psicopatías agresivas, dolores hepáticos, pleuritis, endocarditis, gastralgia y dispepsia, dolor en la espalda, vómito, diarrea, distensión y plenitud en el pecho y en el hipocondrio.

48V: YANG GANG, "Ligadura del Yang", ubicado entre la 10ª y 11ª vértebras dorsales, a 3 cun lateral a la línea media. Indicaciones: Paraplejías, ictericia, dolor abdominal, borborigmos, diarrea, diabetes.

49V: YI SHE, "Asalto de la Imaginación", ubicado entre la 11ª y 12ª vértebras dorsales, a 3 cun lateral a la línea media. Indicaciones: Punto BEN SHEN: maneja el psiquismo, rescatando la Reflexión; mejora ideas fijas, obsesiones, trastornos de la memoria, dolor de espalda, distensión abdominal, dispepsia, enfermedades del hígado, vómito, borborigmos, diarrea.

50V: WEI CANG, "Despensa del Grano", ubicado entre la 12ª vértebra dorsal y la 1ª lumbar, a 3 cun de la línea media. Indicaciones: Sprue, Enfermedad celíaca, gastralgias, vómitos, distensión abdominal, y constipación, retención de comida en niños, edema, dolor abdominal, dolor epigástrico, dolor de espalda.

51V: HUANG MEN, "Segunda Puerta de los Centros Vitales", ubicado entre la 1ª y 2ª vértebras lumbares, a 3 cun de la línea media. Indicaciones: Revitalización, dolor abdominal alto, constipación, mastitis, hepatomegalia, esplenomegalia.

52V: ZHI SHI, "Asiento de la Voluntad", ubicado entre la 2ª y 3ª vértebras lumbares, a 3 cun de la línea media. Indicaciones: Punto BEN SHEN: maneja el psiquismo, rescatando la responsabilidad; mejora el Miedo, la hiper-responsabilidad y la irresponsabilidad, apatía, espermatorrea, impotencia, disuria, edemas, endurecimiento y dolor en la espalda y región lumbar, emisión seminal abdominal.

53V: BAO HUANG, "Centro Vital de la Envoltura (útero)", ubicado a 3 cun de la línea media, a la altura del 2º agujero sacro. Indicaciones: Esterilidad femenina, enteritis, distensión abdominal, dolor de espalda, retención urinaria, dolor lumbar, inflamación de los genitales externos, borborigmos, dificultad para defecar.

54V: ZHI BIAN, "Dirección Constante", ubicado a 3 cun de la línea media, a la altura del 4º agujero sacro. Indicaciones: Ciática, cistitis, hemorroides, parálisis y entumecimiento o dolor en miembros inferiores, inflamación de los genitales externos, disuria, dificultad para defecar, dolor lumbar, disuria, atrofia muscular.

55V: HE YANG, "Reunión del Yang", ubicado en la línea media de la pantorrilla, a 2 cun del pliegue transverso poplíteo, o en el lugar donde se reúnen los extremos de los gemelos. Indicaciones: Hipotensión, lumbago y dolor en la pierna, parálisis de miembros inferiores, hernia inguinal o crural dolorosa, metrorragia.

56V: CHENG JIN, "Herencia de la Fuerza", ubicado en la línea media de la pantorrilla, a 5 cun del pliegue transverso poplíteo. Indicaciones: Atonía muscular, dolor en el muslo y la pantorrila, hemorroides, endurecimiento y dolor en la espalda y región lumbar.

57V: CHENG SHAN, "Herencia de la Montaña", ubicado en la línea media de la pantorrilla, a 8 cun por debajo del pliegue transverso poplíteo, donde se separan los extremos interno y externo de los gemelos. Indicaciones: Ciática, prolapso rectal, dolor plantar, parálisis de miembros inferiores, espasmo de los músculos gastrocnemios, constipación, hemorroides.

58V: FEI YANG, "Vuelo Flotante", ubicado en el sitio donde se separan los gemelos, a 1 cun hacia abajo y afuera. Indicaciones: Punto LO de Vejiga: ciáticas, delirios, dolor ocular, lumbago, dolor en las piernas, nefritis, cistitis, debilidad en las piernas, dolor de cabeza, visión borrosa, epistaxis, dorsalgias, lumbalgia, hemorroides.

59V: ZU FU YANG, "Yang del Pie", ubicado entre el vértice del maléolo externo y el tendón de Aquiles, a 3 cun por encima. Indicaciones: Punto Xi o de Alarma del Yang Keo: para equilibrar el Yang; espolón calcáneo, cefaleas, dolor en la región lumbo-sacra, dolor e inflamación en el tobillo, parálisis de miembros inferiores, lumbago.

60V: KUN LUN, "Montaña del Valle del Lun", ubicado entre el vértice del maléolo externo y el tendón de Aquiles. Indicaciones: Punto alquímico (esta montaña está relacionada con la alquimia): estados de falta de alerta, estados comatosos, parálisis de miembros inferiores, lumbago, ciática, desórdenes en la articulación del tobillo y sus tejidos blandos adyacentes, dolor de cabeza, rigidez nucal, visión borrosa, epistaxis, dolor en el hombro y en la espalda, dolor e inflamación del talón, epilepsia en niños.

61V: PU CAN (PU SHEN), "Ayuda del Servidor", a 2 cun por debajo del 60V. Indicaciones: Glaucoma, entumecimiento o parálisis de miembros inferiores, talón doloroso, epilepsia, inflamación de las rodillas, atrofia muscular y/o debilidad de miembros inferiores.

62V: SHEN MAI, "Pulso del Inicio", ubicado debajo del maléolo externo, por debajo del calcáneo, donde la piel cambia de color. Indicaciones: Punto de Apertura del Yang Keo (Equilibra el Yang): Calambres musculares (moxa indirecta), epilepsia, cefaleas, mareos y vértigo, trastornos mentales, dolor y entumecimiento de miembros inferiores y de la región lumbar.

63V: JIN MEN, "Puerta Preciosa", ubicado en una depresión, a ½ cun debajo del borde anterior del maléolo externo. Indicaciones: Punto Xi o de Alarma de Vejiga: Ambliopía, dolor alrededor de la articulación del tobillo, lumbago, dolor en las piernas, epilepsia, convulsiones infantiles.

64V: JING GU, "Capital Firme", ubicado en el borde externo del pie, justo antes de la protuberancia del 5º metatarsiano. Indicaciones: Dorsalgias, cefaleas, mareo y vértigo, lumbago y dolor en las piernas, epilepsia, visión borrosa, rigidez nucal, dolor en las rodillas.

65V: SHU GU, "Ligadura Fortificada", ubicado en la cara externa del pie, en una depresión justo antes de la articulación metatarso-falángica. Indicaciones: Lumbalgias con dificultad de rotación, cefaleas, vértigo, lumbago, dolor en las piernas, epilepsia, dorsalgias, trastornos mentales, rigidez nucal, visión borrosa.

66V: ZU TONG GU, "Comunicar con el Valle en el Pie", en el borde externo del pie, en la depresión que se forma justo después de la articulación metatarso-falángica. Indicaciones: Tarsalgias, cefaleas, vértigo, epistaxis, dispepsia, trastornos mentales, visión borrosa.

67V: ZHI YIN, "Llegada del Yin", ubicado en el ángulo ungüeal externo del 5º dedo del pie. Indicaciones: Malposición fetal (moxa directa), dificultad en el trabajo de parto, dolor de cabeza y ojos, epistaxis.

CANAL DEL RIÑÓN – SHAO YIN DEL PIE

Se origina en la planta del pie, en la almohadilla delantera, entre el 1º y 2º dedos, se dirige hacia el 5º dedo del pie y atraviesa oblicuamente la planta del mismo, asciende por la tuberosidad del hueso navicular, sigue por detrás del maléolo interno y asciende a través de la parte postero-interna de la pierna, rodilla (hueco poplíteo) y muslo.

Penetra en el por el cóccix (DM1-Chang Qiang) y asciende por la columna lumbar, penetra en el riñón, órgano al que pertenece, y emite una colateral que conecta con la vejiga urinaria.

El tronco del Canal asciende desde el riñón atravesando el hígado y el diafragma, penetra en el pulmón, discurre por la laringe y faringe para llegar a la raíz de la lengua.

Una rama del Canal sale del pulmón para verterse en el corazón y el centro del tórax, para conectar con el Canal del Shou Jue Yin (Maestro de Corazón).

LOCALIZACIÓN DE LOS PUNTOS DE CANAL DE RIÑÓN

1R: YONG QUAN "Fuente Floreciente de la Tierra", ubicado en la depresión que se forma en el centro de la planta del pie, entre el 1º y 2º dedos, al finalizar la almohadilla delantera. Indicaciones: Reanimación, shock, manía, histeria, convulsiones infantiles, náuseas y vómito incoercible, disuria, cefalea del vértex, mareo, vértigo, afonía, sensación de dolor en la planta del pie.

2R: RAN GU "Valle de la Aprobación", ubicado en la parte lateral interna del pie, en la parte superior del arco, y por debajo de la prominencia del hueso. Indicaciones: Insuficiencia renal, cistitis, diabetes, menstruaciones irregulares, dolor de garganta, inflamación y edema en el dorso del pie.

3R: TAI XI "Torrente Supremo", ubicado en el hueco que hay en la parte superior del maléolo interno hacia atrás, antes del talón de Aquiles. Indicaciones: Insuficiencia renal, nefritis, cistitis, enuresis, irregularidad menstrual, dolor de muelas, dolor de garganta, emisiones nocturnas, impotencia, parálisis de miembros inferiores, sordera, asma, insomnio, lumbago.

4R: DA ZHONG "Gran Campana", ubicado en la depresión que se forma entre el maléolo interno y el Tendón de Aquiles". Indicaciones: Punto LO de Riñón: retención urinaria, disuria, constipación, neurastenia, histeria, hemoptisis, asma, talón doloroso, dolor y rigidez en la región lumbar.

5R: SHUI QUAN "Origen del Agua", ubicado en el hueco que hay entre el maléolo interno y el talón. Indicaciones: Punto Xi o de Alarma de Riñón: Insuficiencia renal y cólicos nefríticos, disuresis, miopía, visión borrosa, prolapso uterino, menstruaciones irregulares.

6R: ZHAO HAI "Mar Luminoso", ubicado en un hueco por debajo del maléolo interno, en el punto donde la piel cambia de color. Indicaciones: Punto de apertura del Yin Keo: equilibra la forma: Debilidad del corazón, ansiedad, pena, angina de pecho, secuelas de infarto, prolapso uterino, amigdalitis, neurastenia, epilepsia, menstruaciones irregulares, leucorrea, insomnio.

7R: FU LIU "Renovar lo Retenido", ubicado a 2 cun por encima del maléolo interno, en el borde anterior del talón de Aquiles. Indicaciones: Fatiga crónica, nefritis, orquitis, sudoración nocturna, lumbago, diarrea, parálisis de miembros inferiores, edema, fiebre sin sudor, distensión abdominal, borborigmos.

8R: JIAO XIN "Confianza Mutua", ubicado a 2 cun por encima del maléolo interno, en el borde posterior de la tibia. Indicaciones: Punto de Alarma del Yin Keo: Miedo, ansiedad, dolor y edema de los testículos, hemorragia uterina disfuncional, irregularidad menstrual, prolapso uterino, estreñimiento y diarrea.

9R: ZHU BIN "Preparar la Estancia del Invitado", "Homenaje a los Esposos", ubicado a 5 cun encima del maléolo interno, y 1 cun por detrás del borde posterior de la tibia. Indicaciones: Punto de alarma del Yin Oe: une la forma: Prevención de anomalías fetales (puntura el 3° y 6° mes de gestación), incompatibilidad de caracteres, desórdenes mentales, epilepsia, hernias dolorosas, dolor en el pie, vómito.

10R: YIN GU "Valle del Yin", ubicado en el borde interno del pliegue de flexión de la rodilla, entre los 2 tendones. Indicaciones: Redistribución de líquidos, dolor de rodilla, dolor abdominal bajo, desórdenes del sistema genital, entumecimiento de rodillas y zona poplítea.

11R: HENG GU "Hueso Transverso", ubicado en el borde superior de la sínfisis púbica, a ½ cun de la línea media. Indicaciones: Anemias, leucemias, disuria, enuresis, espermatorrea, impotencia, hernias, dolor y plenitud abdominal.

12R: DA HE "Resplandor Supremo", ubicado a 1 cun por encima de la sínfisis púbica y a ½ cun lateral a la línea media. Indicaciones: Impotencia, esterilidad, dolor en los genitales externos, espermatorrea, leucorrea excesiva, prolapso uterino.

13R: QI XUE "Caverna del Soplo", ubicado a 2 cun por arriba del pubis, y a ½ cun de la línea media. Indicaciones: Esterilidad (puntura y moxa), menstruaciones irregulares, diarrea, leucorrea.

14R: SUI FU "Depósito de la Esencia", ubicado a 2 cun debajo del ombligo y a ½ cun de la línea media. Indicaciones: Impotencia, astenospermia, hemorragia uterina, dolor abdominal post parto, diarrea, amenorrea, esterilidad.

15R: ZHONG ZHU "Corriente Central", ubicado a 1 cun por debajo del ombligo, y a ½ cun lateral a la línea media. Indicaciones: Retención de líquidos, irregularidad menstrual, dolor abdominal bajo, constipación.

16R: HUANG SHU "Asentamiento de los Centros Vitales", ubicado a nivel del ombligo, y a ½ cunde la línea media. Indicaciones: ictericia, gastralgia, hernia, constipación, menorragia, dolor abdominal.

17R: SHANG QU "Segunda Mansión Celeste", ubicado a 2 cun por encima del ombligo, a ½ cun lateral a la línea media. Indicaciones: gastralgia, dolor abdominal, anorexia, hernia umbilical, diarrea, estreñimiento.

18R: SHI GUAN "Barrera de la Piedra Sonora", ubicado a 3 cun arriba del ombligo y ½ cun de la línea media. Indicaciones: Gastralgia, hipo, constipación, dolor abdominal post parto, Insomnio, vómito, esterilidad.

19R: YIN DU "Capital del Yin", ubicado en el punto medio entre el del esternón y el ombligo, y a ½ cun de la línea media. Indicaciones: Ansiedad y angustia, borborigmos, distensión y dolor abdominal, estreñimiento.

20R: FU TONG GU "Valle Comunicante en el Abdomen," ubicado a 3 cun por debajo del final del esternón y a ½ cun de la línea media. Indicaciones: Vómitos, diarrea, distensión abdominal, dolor abdominal, dismenorreas, deficiencia y debilidad de Bazo y Estómago.

21R: YOU MEN "Puerta Secreta", ubicado a 2 cun por debajo del esternón y a ½ cun de la línea media. Indicaciones: Astenia indiferenciada, dolor torácico, eructos, vómito y diarrea, irritabilidad, distensión abdominal.

CANAL DE RIÑÓN – SHAO YIN DEL PIE – 27 RESONADORES

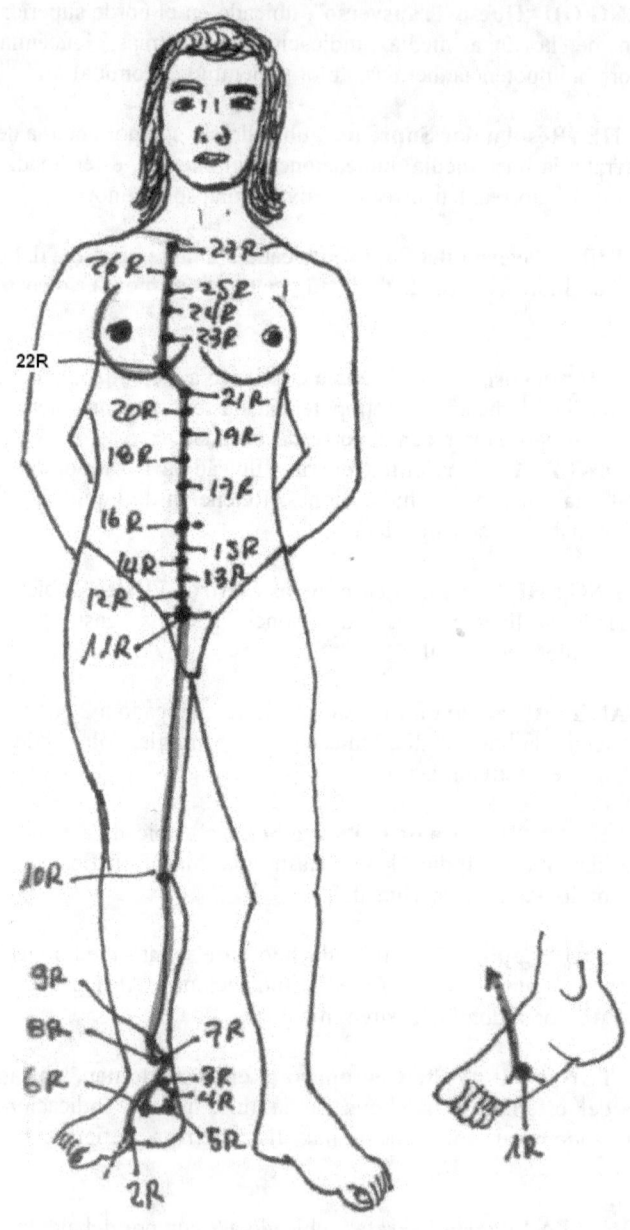

Figura 26- Puntos del Canal de Riñón.

22R: **BU LANG "Galería del Destino"**, ubicado en el 5° espacio intercostal, a 2 cun de la línea media. Indicaciones: Desconfianza, miedo escénico, neuralgia intercostal, pleuritis, bronquitis, tos, asma, vómito, plenitud en el pecho y en el hipocondrio.

23R: **SHEN FENG "Consagración Mental"**, ubicado en el 4° espacio intercostal, a 2 cun de línea media. Indicaciones: Estados maníacos, neuralgia intercostal, pleuritis, bronquitis, mastitis, depresiones endógenas, neurosis, enfermedades psíquicas crónicas.

24R: **LING XU "Vacío del Espíritu"**, ubicado en el 3° espacio intercostal a 2 cun de la línea media. Indicaciones: Ansiedad, Confusión, dolor y plenitud en el pecho y reja costal, tos, asma, vómito, mastitis.

25R: **SHEN CANG "Conservación Mental"**, ubicado en el 2° espacio intercostal, a 2 cun de la línea media. Indicaciones: Ansiedad, temor, tos, asma, neuralgia intercostal, vómito, neurosis, enfermedades psíquicas crónicas.

26R: **YU ZHONG "Centro Brillante"**, ubicado en el 1er espacio intercostal y a 2 cun de la línea media. Indicaciones: Miedo generalizado, tos, asma, dolor en el pecho, vómito.

27R: **SHU FU "Depósito del Transporte para Ofrecer"**, ubicado en el borde inferior de la clavícula y a 2 cun lateral a la línea media. Indicaciones: Ansiedad (puntura y moxa), dolor en el pecho, tos, asma, vómito, anorexia.

REINO MUTANTE O ELEMENTO MADERA

La tradición dice que este Reino es una simbiosis perfecta con el RM del Agua, una continuidad del Agua, una realidad inseparable.

El ideograma de la madera está íntimamente ligado al Agua, y es un árbol recogiendo su sustento del suelo (el agua y los nutrientes), este alimento sube por el tronco, y va hacia sus ramas que se dirigen hacia el cielo. Este elemento tiene visos de lo sagrado en muchas religiones. Da la idea de que todo lo creado es resultado de una interacción entre el cielo y la tierra.

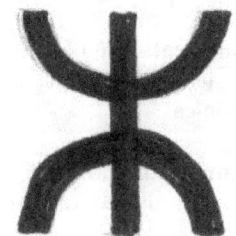

Figura 27. Ideograma de la Madera.

Los chinos dicen: "El árbol se parece al Reino Mutante de la Madera: su raíz toma el alimento de la parte terrestre, el tronco sería la intermediación humana, y el follaje, sus ramas y sus frutos son la parte celeste".

La Madera se convierte así en el regulador del eje de la vida: el eje Agua-Fuego.

Lo primero que aparece en cada Reino mutante, lo primero que surge de cada uno de ellos es la orientación, de cara a un espacio que ocupa en el universo. Según esta orientación surge una energía.

CORRESPONDENCIAS DEL REINO MUTANTE MADERA

Dice el So Wen:

"La orientación del ESTE origina el soplo del VIENTO. El soplo del viento origina la MADERA. El soplo de la madera origina el sabor ÁCIDO. El sabor ácido origina el soplo del HÍGADO. El soplo del hígado origina los TENDONES y los MÚSCULOS. Los tendones y los músculos originan al CORAZÓN. El hígado ejerce su autoridad hacia el exterior a través de los OJOS.

Todas y cada una de ellas son acciones debidas a los cambios, transformaciones y mutaciones del Yin y del Yang".

Estos cambios se manifiestan:

En el cielo en el Viento. En la tierra en la Madera. En el cuerpo en los músculos y tendones. En los órganos en el Hígado. En las entrañas en la Vesícula biliar. En el color es el verde-azul. En los tonos es la tercera nota. En los sonidos de la voz en el Grito. En los cambios emotivos en la Decisión. En los orificios en el Ojo. En el sabor en el ácido-agrio. En los sentimientos y anhelos en la Cólera.

La cólera puede dañar el hígado, la melancolía puede frenar o dominar la cólera. El viento puede afectar los tendones y los músculos, la sequedad puede frenar y dominar el viento. El sabor ácido y agrio puede dañar los tendones y los músculos, y el sabor picante frena o domina al sabor ácido y agrio.

CORRESPONDENCIA	REINO MUTANTE MADERA
ORGANO	Hígado
VISCERA	Vescícula biliar
COLOR	Verde-Azul
E. CELESTE	Viento
SABOR	Agrio-Acido
ORIENTACION	Este
E.CICLICA (EQUILIBRIO)	Decisión
E. CICLICA (DESEQUILIBRIO)	Ira, Rabia, Violencia, Indecisión y Duda
TEJIDO	Tendones y Músculos, Uñas.
ORIFICIO	Ojo
ORGANO SENTIDOS	Vista
SECRECION	Lágrima
NUTRE	Uñas
PLANETA	Júpiter
SONIDO DE LA VOZ	Grito (manifestación de la ira, rabia, violencia)
ESTACION	Primavera
OLOR	Rancio
NOTA MUSICAL	Do (la tercera nota)
ACTITUD	Marcha, Movimiento
ACTITUD ESPIRITUAL	Flexibilidad, Generosidad
CONTINENTE	América
ALIMENTO	Verduras

Figura 28. Correspondencias del Reino Mutante de la Madera.

La Madera es la madre del Fuego, origina el Fuego.
La Madera es originada por el Agua.
La Madera regula la Tierra, controla la Tierra.
La Madera es controlada por el Metal.

Para que el Agua transmute en Fuego, debe estar como intermediario la Madera. Si el Agua no nutre a la Madera y no la hace suficientemente fuerte y capaz, generosa, flexible, no va a ocupar el lugar que le corresponde, todo lo que en ella se ha gestado no va a poder actuar como bisagra entre el Agua y el Fuego.

Debemos tener el RM Madera siempre en buenas condiciones, puesto que si no es suficientemente fuerte y flexible, el RM del Fuego no va a funcionar bien. La Madera controla la Tierra. Si Madera no es lo suficientemente fuerte y flexible produce deficiencia de Fuego, y si el Fuego está débil, la Tierra será débil porque el fuego es la madre de la Tierra. Ahora bien, si la Tierra es débil no podrá controlar el Agua. Y si no hay control del Agua la tierra se puede inundar o secarse. Si Madera y Tierra empiezan a competir, y no toma cada RM sus características se crea la base para muchos disturbios energéticos. Si la Tierra es débil, no podría el Metal controlar la Madera (Porque la Tierra es la madre del Metal).

Por estas razones, cuando se aborda un paciente no debemos quedarnos solamente en el RM Madera, sino que debemos fijarnos en los otros RM, pues, si no lo hacemos, nos quedaremos solamente en los síntomas.

Si el RM Madera está débil, se disminuye el Fuego, y la Tierra se estanca, y como ella es la que moviliza la energía, se produce un estancamiento energético que es la causa de un gran número de problemas que determinan la aparición de la enfermedad.

Si se estanca la Tierra, el Metal va a ser muy débil y no podrá controlar la Madera, por lo tanto, el ciclo no generará energía.

La **Madera es el reino del movimiento** (genera músculos y tendones). Es además el **intermediario** por excelencia, que genera el movimiento. Para que el eje Agua-Fuego esté en armonía, el RM de la Madera debe estar en armonía. Si el RM Madera no funciona bien, el eje Agua-Fuego no funciona bien. Esto nos hace ver que podemos tratar cualquier patología en un paciente, desde el RM Madera.

Si vamos a tratar un paciente con el RM Madera, debemos tener mucho cuidado en la orientación. No es lo mismo tratar a un paciente con la intención de orientación Este a Oeste, o Norte a Sur y viceversa. En el RM Madera debemos hacer la puntura con el paciente en posición Este.

El viento no se anda ofreciendo; llega a todas partes y lleva la vida: tiene vocación de servicio. Por eso, lo que caracteriza al RM Madera es el movimiento, que implica cambio, actividad, vida, expansión, mutación, todo esto que se puede condensar en un término que es: Creatividad.

El viento que tenemos dentro, el viento interior, nos da el ambiente o el movimiento para ESPERAR: hoy en día nadie quiere esperar, y esto hace que se generen una gran cantidad de enfermedades. Hoy en día nosotros queremos tener respuestas inmediatas, no esperamos, y eso nos genera una gran cantidad de conflictos. Vivimos bajo la ley del mínimo esfuerzo: todo me lo dicen o todo me lo hacen, yo no hago nada, ¡y tiene que ser ya! Cuando esto ocurre se está disminuyendo la energía del RM Madera, porque se le ha quitado la CREATIVIDAD.

La mayoría de infartos se dan por aburrimiento, más que por cardio o coronariopatías. Esto por haberse quitado la creatividad.

Debemos enseñar a RESPIRAR bien a los pacientes para poder manejar la energía de manera adecuada: respirar "con el estómago", aprendiendo a controlar y a manejar el diafragma, haciendo que ese viento mute bien en el RM Madera. Si se controla el movimiento del viento mediante la respiración, encontraremos el camino de **saber esperar**.

Cuando se bloquea el viento se puede caer en la obsesión, porque Madera controla Tierra, y si el control de Madera no es adecuado, entonces se desequilibra Tierra, apareciendo entre otras cosas la manifestación de energía cíclica desequilibrada del RM Tierra que es la obsesión y las ideas fijas, debido a alteración en la reflexión. Entonces, mediante la adecuada respiración estimulamos RM Madera y podemos restablecer ese control de Madera sobre Tierra y de esa manera podremos manejar la obsesión.

El DOLOR corresponde al RM Madera. Cuando llegue un paciente con dolor, debemos revisar muy bien el RM Madera.

FISIOLOGÍA DEL REINO MUTANTE MADERA

El RM o Elemento Madera tiene como órgano el Hígado, y como entraña la Vesícula Biliar.

FUNCIONES DEL HÍGADO:

1. Almacena el YIN del Riñón.
2. Su expresión es el movimiento.
3. Conserva y almacena la sangre.
4. Drena la energía y controla la circulación de la sangre.
5. Controla los músculos, tendones y uñas.
6. Regula la visión.
7. Es orgánicamente Yin, pero funcionalmente es Yang.
8. Se relaciona con la Vesícula Biliar, que es su entraña acoplada.
9. La característica del Hígado es la Generosidad: ..."da sombra al leñador que lo corta".
10. Su manifestación anímica es "el espíritu de la fuerza".
11. Da la Decisión y la firmeza, con Flexibilidad.
12. Su manifestación psíquica es el Humor.

FUNCIONES DE LA VESÍCULA BILIAR:

1. *Es el Juez que decide cómo expandir la generosidad del hígado*: Manteniendo la Verdad y la Sinceridad. Cuando esto se altera, aparece la ira, rabia y la violencia. Con la Sinceridad, la decisión se vuelve el Viento continuo que transporta el fruto de la generosidad del hígado.

2. **La VB es la directora de la Creatividad:** Abre el Canal extraordinario del Tae Mo ("La Creatividad del Cielo") con el Resonador 41VB (ZU LIN QI). Así pues, engloba el ascenso y descenso de la energía en la persona, lo cual va a permitir que se desarrolle toda la capacidad creativa de ese Ser.

3. **Controla y Mantiene la Decisión**: La decisión de la VB es la de lo cotidiano. Mantener la decisión equilibrada para que todos los órganos y entrañas funcionen adecuadamente. Tiene en cuenta a todos los factores, pero a la vez es ágil, rápida, oportuna y constante. Recoge la quinta esencia del Hígado, que es la Decisión y la expande.

4. *Pone el sonido a todas las demás entrañas y órganos*: pone el sonido a toda la economía, en el sentido del "sonido del silencio", es decir, que no notemos nuestros órganos cuando estemos sanos. Cuando se altera el equilibrio de la vesícula biliar, el órgano que se afecta se convierte en el centro y aparece su sonido audible, que se manifiesta en el DOLOR, producto de la alteración en la decisión de la VB.

5. *Permite el CAMBIO*.

FISIOPOATOLOGÍA DEL REINO MUTANTE MADERA.

El cambio de actitud de la Humanidad se da en el RM Madera alrededor de la sinceridad. Desgraciadamente en América, el continente del cambio, el continente Madera, que es el continente donde se debe gestar ese cambio no abunda la sinceridad, sino la mentira fácil, la justificación. Para poder tomar decisiones adecuadas, sin ser inflexibles, nos debemos basar en la sinceridad, aunque duela al principio, aunque nos resulte muy difícil hacerlo. Cada vez que se pronuncia una mentira se daña el Hígado. Como el hígado almacena la sangre, se altera en seguida el corazón. El medicamento para nuestra salud es la SINCERIDAD.

Cuando se afectan las funciones del RM Madera, vendrá como resultado la siguiente patología:

1- Si se altera su función de balance entre el Yin del Agua y el Yang del Fuego: Al alterarse el Eje de la vida, el paso del Yin al Yang no se produce de manera equilibrada y se produce el Escape de Yang, bruscamente ese Yang asciende a la cabeza y produce: Cefalea intensa, oleadas de calor en la cabeza, mareos, acúfenos, sofocos, y alteraciones en el ritmo cardíaco, con taquicardia, por exceso de Yang en el corazón. También puede aumentar la tensión arterial, crisis de ira, rabia o violencia. Si el viento es muy intenso, pueden aparecer convulsiones (si hay convulsiones sin epilepsia, hay una alteración en el RM Madera), y pueden presentarse accidentes cerebro-vasculares (ACV) por ruptura u obstrucción de los vasos cerebrales.

2- Si se debilita la Madera, se debilita el Ritmo, el Movimiento, la Imprevisibilidad y la Creatividad; a raíz de esto se presentan los siguientes síntomas: Astenia, adinamia, cansancio (tan típicos y a veces el único síntoma de la alteración hepática). Otros síntomas de debilidad del hígado son el estatismo, la apatía, y falta de creatividad.

3- Si falla la función de almacenamiento y de control de la distribución de la sangre, se presentarán los siguientes síntomas: Calambres musculares, disminución de la fuerza muscular (por falta de una nutrición adecuada), y hemorragias (por falla en la función de almacenamiento).

4- Si falla la función de Control del Drenaje y la Dispersión de la Energía, se altera el flujo normal de la energía. Según el So Wen, normalmente la energía del Bazo asciende y la Energía del Estómago desciende. Cuando la Madera está deficiente, el Fuego está deficiente y la Tierra también entrará en deficiencia; entonces, disminuye la Energía del Bazo. Todo esto se da por disminución del control del drenaje y la dispersión de la energía por deficiencia del RM Madera, y aparece:
Si el soplo del Bazo desciende: disminución del apetito, meteorismo, flatulencia, distensión abdominal, diarreas.
Si el soplo del Estómago asciende: vómitos, hipo, y eructos.

Si la función del Hígado y la Vesícula Biliar están equilibradas, la sangre y la energía de todo el organismo estarán en equilibrio. Además, la VB abre el Tae Mo (punto 41VB), que engloba todas las energías que ascienden y descienden.

5- Cuando se afecta el sentimiento, se puede dañar el órgano, y en el caso del RM Madera se altera el sentido del humor, trayendo ira, rabia, cólera y violencia.

6- Si se altera la función de control de músculos y tendones aparece: espasmos musculares, calambres, temblores, entumecimiento, tendinitis, etc., todos ellos por disminución de la flexibilidad de la madera.

7- Cuando se altera la energía del RM Madera, se manifiesta en las uñas: uñas quebradizas, frágiles y deformadas.

8- En el ojo aflora la energía de todos los órganos. Específicamente, la energía del Hígado se corresponde con el Iris. El Riñón con la pupila, el Bazo con los párpados, el Pulmón con la esclera, y los ángulos de los ojos y la expresión con el Corazón. La energía de la visión depende de la energía de la madera. Entonces, si se altera la función de la madera aparece: disminución de la agudeza visual, visión borrosa, ceguera nocturna, etc. Si en el Hígado hay un exceso de Fuego, aparece: conjuntivitis, ojos rojos, hinchados, dolorosos y con lagrimeo.

9- Todos los procesos creativos e imaginativos dependen del Hígado y, sobre todo, de la Vesícula Biliar. Cuando se altera la energía de la Madera, se entra en la rutina, falta de imaginación, apatía, incoordinación de ideas, ansiedad, y puede llegar a haber miedo. La alteración de la decisión puede provocar indecisión o decisiones precipitadas, y, cuando hay más daño, caer en un estado de duda permanente. Aparece como manifestación psíquica la Ira, la Rabia, la Cólera y la Violencia.

10- La energía del RM Madera es el VIENTO. Cuando se disminuye la Madera, disminuye el Viento interno, que es lo que le da a la Madera la Imprevisibilidad. Entonces, se puede

producir un "Ataque de Viento Externo", que alterará el VIENTO interno, y traerá como consecuencia los siguientes síntomas:
1. Cefaleas cambiantes o en el recorrido del canal de VB, con enrojecimiento de los ojos, fotofobia, boca amarga.
2. Alteraciones psíquicas: "Locura Yang", con verborrea, palabras inconexas, mucho movimiento, insultos, etc.
3. Alteraciones digestivas: diarreas verdosas, con mucha flatulencia y un poco líquidas.
4. Dolores musculares, con calambres, contracturas y tortícolis.
5. Expansión del viento: puede vehiculizar agentes infecciosos (energías perversas), pudiendo originar infecciones en cualquier parte del cuerpo. También puede movilizar una energía acantonada, y por eso va a hacer que se expandan los tumores por todo el cuerpo, produciendo las metástasis.

CANAL DE LA VESÍCULA BILIAR (SHAO YANG DEL PIE)

Se origina en el canto externo del ojo, asciende por el ángulo de la frente, y desciende cruzando por detrás de la oreja y discurre por la cara lateral del cuello, por detrás del Canal de SJ. (Shao Yang de la mano). Desciende por el hombro, y se une en Da Zhui con el canal de Tu Mai, pasa por el punto Bing Feng (del Canal de ID, Tai Yang de la Mano), para penetrar en la fosita supraclavicular.

Una rama sale detrás de la oreja pasa por Yi Feng (del Canal de SJ) y penetra en el oído. Sale por el punto Ting Gong (del Canal de ID) a la zona pre-auricular, pasa por el punto Xia Guan (del Canal de E) para alcanzar la parte posterior del canto externo del ojo.

Otra rama surge del canto externo del ojo, desciende a Da Ying (5E) y se reúne con el Canal de SJ. en la región infraorbitaria, vuelve a pasar por Jia Che (6E), desciende al cuello y penetra en la fosa supraclavicular, donde conecta con el tronco principal del Canal. De ahí desciende al tórax, atraviesa el diafragma para conectar con el Hígado y penetrar en la Vesícula Biliar, órgano al que pertenece. De aquí va al reborde condrocostal y sale por la cara lateral del hipogastrio, cerca de la arteria femoral en la región inguinal, circula superficialmente por el margen del vello pubiano y va transversalmente a la cadera en Huan Tiao (30VB) y al sacro.

La porción recta del Canal desciende desde la fosa supraclavicular, pasa por delante de la axila y desciende por la parte lateral de la parrilla costal y de los bordes libres de las costillas flotantes, hasta la cadera donde se reúne con la rama anterior. Continúa por la parte anterior del peroné, hasta su extremo inferior (Xuan Zhong, 39VB), donde alcanza el borde anterior del maléolo externo.

Sigue por el dorso del pie hasta la parte externa del extremo del 4º dedo (Zu Qiao Yin, 44VB), donde termina.

Una rama sale del dorso del pie en Zu Ling Qi (41VB), discurre entre el 1º y 2º metatarsiano para alcanzar el extremo del 1er. dedo, terminando en su zona pilosa (Da Dun,

1H) donde conecta con el Canal del H. (Jue Yin del Pie). La Vesícula Biliar se reúne en Yang Ling Quan (34VB).

LOCALIZACION DE LOS PUNTOS DEL CANAL DE LA VESÍCULA BILIAR

1VB: TONG ZI LIAO "Pupila Maestra", ubicado a ½ cun lateral al ángulo externo del ojo. Indicaciones: Afecciones de la cara (piel), afecciones oculares, cefaleas, parálisis facial, conjuntivitis, visión borrosa, glaucoma.

2VB: TING HUI: "Escuchar el Reencuentro", ubicado donde termina el cartílago de la oreja, por debajo, en la hendidura anterior. Indicaciones: Sordera, acúfenos, tinnitus, vértigo, otitis media, parálisis facial, artritis de la articulación de la mandíbula, dolor dentario, desviación de la comisura labial, inflamación de la mejilla.

3VB: SHANG GUAN "Barrera Superior", ubicado en la línea que va del final de la ceja y el comienzo del cartílago de la oreja, en la depresión que se encuentra en la patilla, o en el borde superior del arco cigomático. Indicaciones: Tinnitus, dolor de muelas, sordera, parálisis facial, dolor de cabeza, desviación de la comisura labial, trismus, epilepsia.

4VB: HAN YAN "Mentón Pensante", ubicado en la vertical de la cola de la ceja, a 3 cun por encima y 1 cun por detrás, en la línea temporal de implantación de los cabellos. Indicaciones: Delirios de referencia, migraña, vértigo, tinnitus, rinitis, parálisis facial, visión borrosa, dolor dentario, epilepsia.

5VB: XUAN LU "Cabeza Suspendida", ubicación: Trazando una línea desde 4VB hasta 7VB, a 1 cun de 4VB. Indicaciones: Trastornos de la personalidad, neurastenia, migraña, dolor dentario, dolor en el ángulo externo del ojo.

6VB: XUAN LI "Felicidad Suspendida", ubicado trazando una línea desde 4VB hasta 7VB, a 2 cun de 4VB. Tristeza, melancolía, neurastenia, migraña, hinchazón facial, dolor dentario, tinnitus, dolor en el ángulo externo del ojo.

7VB: QU BIN "El Sinuoso Cabello del Tiempo", ubicado en el cruce de las líneas vertical anterior y horizontal superior que pasan por la oreja. Indicaciones: Vejez prematura, dolor y edema de la mejilla y la región submaxilar, dificultad para abrir la boca, cefalea, rigidez del cuello, afonía, trismos, dolor de cabeza, dolor dentario.

8VB: SHUAI GU "Valle de la Continuidad", ubicado a 1,5 cun por encima del ápice de la oreja. Indicaciones: Atrofia óptica, migraña, mareo y vértigo, espasmos agudos y crónicos en niños, vómito.

9VB: TIAN CHONG "Asalto Celeste", ubicado a 1,5 cun por encima del ápice de la oreja, y 0,5 cun hacia atrás, siguiendo la curva de la oreja. Indicaciones: Estados delirantes, epilepsia, cefaleas, dolor y edema de las encías, dolor de cabeza, palpitaciones.

10VB: FU BAI "Claridad Creciente", ubicado a 2 cun por detrás del ápice de la oreja. Indicaciones: Alucinaciones visuales, sordera, tinnitus, dolor dentario, Amigdalitis, cefalea, conjuntivitis.

11VB: TOU QIAO YIN "Cavidad del Yin en la Cabeza", ubicado a 1 cun por detrás del punto más posterior de la oreja, o en la depresión que se encuentra en la parte superior del hueso mastoideo. Indicaciones: Histeria, oftalmía, cefalea del vértex, tinnitus, sordera.

12VB: WAN GU "Estructura Integral", ubicado en la depresión postero-inferior de la apófisis mastoides. Indicaciones: Escisión de la personalidad, edema de la mejilla, parálisis facial, dolor dentario, tinnitus, dolor de cabeza, desviación de la comisura labial.

13VB: BEN SHEN "Providencia Fundamental", ubicado a 3 cun de la línea media de la cabeza, y a 0,5 cun posterior a la línea de implantación anterior del cabello. Indicaciones: Armoniza los Cinco Psiquismos. Junto con **CHEN LING (18VB)**, forma "Los Cuatro Custodios", que se usan para tratamiento de depresiones antiguas, tratamiento de la decisión; epilepsia, rigidez nucal, cefalea, vértigo, convulsiones infantiles.

14VB: YANG BAI "Despliegue de la Claridad", ubicado a 1 cun por encima del punto medio de la ceja. Indicaciones: Trastornos de la memoria, ceguera nocturna, glaucoma, parálisis facial, cefalea frontal, visión borrosa, tic de los párpados, dolor ocular.

15VB: TOU LIN QI "Descenso de las Lágrimas", ubicado en la línea de la pupila, y a 0,5 cun posterior a la línea de implantación anterior del cabello. Indicaciones: Glaucoma, herpes ocular, obstrucción nasal, enfermedades del ojo, apoplejía, epilepsia, dolor de cabeza, visión borrosa, lagrimeo.

16VB: MU CHUANG "Ventana de los Ojos", ubicado en la línea de la pupila y a 2 cun posterior a la línea de implantación anterior del cabello. Indicaciones: Enfermedades de los ojos, miopía, astigmatismo, edema facial.

17VB: ZHENG YING "Combinar lo Correcto", ubicado en la línea de la pupila y a 3,5 cun por detrás de la línea de implantación anterior del cabello. Indicaciones: Indecisión, cefalea, dolor dentario, vértigo, jaquecas, desviación de la comisura labial.

18VB: CHENG LING "Herencia Espiritual", ubicado en los cruces de la línea media vertical de las orejas y las líneas de las pupilas. Indicaciones: Junto con BEN SHEN (13VB) forma los "cuatro Custodios", que se usan para tratamiento de depresiones antiguas. Cefaleas, obstrucción nasal, epistaxis, dolor ocular.

19VB: NAO KONG "Vacío del Cerebro", ubicado en la línea de las pupilas, a 3 cun posterior al cruce con la línea media horizontal de las orejas. Indicaciones: Hipertensión arterial, cefalea, rigidez nucal, epistaxis, asma, hidrocefalia, vértigo, palpitaciones.

20VB: FENG CHI "Estanque de los vientos", ubicado 1 cun hacia arriba de la línea de implantación posterior del cabello, y 3 cun hacia los lados de la línea media. Indicaciones:

Prevención de ictus (moxa directa), atrofia óptica, delirios, escalofríos, cefalea, rigidez nucal, mareo y vértigo, hipertensión, tinnitus, conjuntivitis, epistaxis, trastornos mentales.

21VB: **JIAN JING "Pozo del Hombro"**, ubicado en la línea que une el punto medio de la clavícula y el borde superior del omoplato, donde se cruza con la línea que se traza desde la 7ª cervical y la parte superior del hombro. Indicaciones: Hombro congelado, dolor en hombro y espalda, rigidez y edema de cuello, parálisis motora de miembros superiores, mastitis, hipertiroidismo, hemorragia uterina disfuncional.

22VB: **YUAN YE "Abismo de los Líquidos"**, ubicado a 3 cun por debajo de la línea media axilar, en el 4º espacio intercostal (pezón). Indicaciones: Retención de líquidos, hidrocefalia, inflamación de ganglios axilares, pleuritis, neuralgia intercostal, inflamaciones de la axila, sensación de plenitud en el pecho, trastornos motores del brazo.

23VB: **ZHE JIN "Músculos Bruscos"**, ubicado a 3 cun por debajo de la línea media axilar y a 1 cun anterior, con el 4º espacio intercostal. Indicaciones: Bronquiectasias, asma, sialorrea, hipersecreción ácida gástrica, gastritis, dolor en los hipocondrios, plenitud en el pecho, vómito, regurgitación ácida.

24VB: **RI YUE "Sol, Luna"**, **SHEN GUANG "Psiquismo Luminoso"**, ubicado en la línea vertical de los pezones, a la altura del punto medio entre el esternón y el ombligo. O en el 7º espacio intercostal. Indicaciones: Apatía, tristeza, gastralgia, hepatitis, colecistitis, hipo, vómito, regurgitación ácida, dolor en los hipocondrios.

25VB: **JING MEN "Puerta de la Capital"**, **QI FU "Depósito del Soplo"**, ubicado en el extremo libre de la última costilla (2ª flotante). Indicaciones: Hidronefrosis, nefritis, dolor costal, borborigmos, distensión abdominal, dolor lumbar, dolor en los hipocondrios.

26VB: **DAI MAI "Canal de la Cintura"**, por debajo del extremo libre de la 11ª costilla, a nivel del ombligo. Indicaciones: Lumbalgias de torsión, dolor costal y de espalda, cistitis, endometritis, irregularidad menstrual, leucorrea, hernias, dolor en los hipocondrios.

27VB: **WU SHU "Cinco Charnelas"**, ubicado a 0,5 cun anterior a la espina ilíaca antero superior. Indicaciones: Dolor en miembros inferiores, lumbago, endometritis, orquitis, dolor abdominal bajo, hernia inguinal, leucorrea, estreñimiento.

28VB: **WEI DAO "Camino de la Unión"**, ubicado a 0,5 cun anterior a la espina ilíaca antero-superior, y siguiendo el borde de la cadera 0,5 cun hacia abajo. Indicaciones: Trastornos de la personalidad, dificultad en la identificación, constipación crónica, dolor abdominal bajo, endometritis, leucorrea, hernia inguinal, prolapso uterino.

29VB: **JU LIAO "Reposo, Cavidad"**, ubicado en el punto medio entre la espina ilíaca antero-superior y el trocánter mayor del fémur. Indicaciones: Artrosis de cadera, desórdenes de la articulación de la cadera y de los tejidos blandos adyacentes, dolor en miembros inferiores, parálisis de miembros inferiores.

30VB: **HUAN TIAO** "**Asalto Circular**", ubicado en el 1/3 proximal de la línea que va entre el trocánter mayor del fémur y el final del sacro. Indicaciones: Artrosis de cadera, desórdenes de la articulación de la cadera y de los tejidos blandos adyacentes, ciática, parálisis de miembros inferiores, dolor en las rodillas.

31VB: **FENG SHI** "**Marcha del Viento**", ubicado en la línea media externa del muslo, a 7 cun por encima del pliegue poplíteo. Indicaciones: Hipertensión, mareos, dolor en la región lumbar, en las piernas y en la región lateral del muslo, parálisis de miembros inferiores.

32VB: **ZHONG DU** "**Canal Central**", ubicado en la línea media externa del muslo, a 5 cun por encima del pliegue poplíteo. Indicaciones: Atrofia muscular, ciática, hemiplejia, dolor en las piernas y en las rodillas.

33VB: **XI YANG GUAN** "**Barrera del Yang**", ubicado en la depresión superior del epicóndilo lateral externo del fémur. Indicaciones: Artrosis de rodilla, dolor en la articulación de la rodilla, contracciones de los tendones de las rodillas, adormecimiento de las piernas.

34VB: **YANG LING QUAN** "**Fuente de la Colina Yang**", ubicado en la depresión antero inferior a la cabeza del peroné. Punto Maestro de los Músculos y de los Tendones: trastornos neuro-musculares y tendinosos, enfermedades de la vesícula biliar, hemiplejia, lumbago, dolor en las piernas, mareo y vértigo, regurgitación ácida (reflujo gastro-esofágico).

35VB: **YANG JIAO** "**Cruce de los Tres Yang**", ubicado a 7 cun por arriba del maléolo externo, por delante del peroné. Indicaciones: Punto Alarma del Yang Oe: une el Yang: Debilidad muscular, dolor en la parte lateral de la pierna, ciática, asma, atrofia con ardor de los pies, trastornos mentales, plenitud en el pecho.

36VB: **WAI QIU** "**Colina Externa**", ubicado a 7 cun por encima del maléolo externo, por detrás del peroné. Indicaciones: Punto Xi o de alarma de VB. Neurosis, dolor en la parte lateral de la pierna, dolor nucal, plenitud en el pecho.

37VB: **GUANG MING** "**Claridad Radiante**", ubicado a 5 cun por encima del maléolo externo, por detrás del peroné. Indicaciones: Punto LO de Vesícula Biliar: Delirios de referencia, dolor en extremidades inferiores, enfermedades de los ojos, atrofia muscular de miembros inferiores, parálisis de miembros inferiores, dolor en las rodillas.

38VB: **YANG FU** "**Asistir al Yang**", ubicado a 4 cun por encima del maléolo externo, por delante del peroné. Indicaciones: Calambres musculares, artritis de la articulación de la rodilla, lumbago, dolor en las rodillas.

39VB: **XUAN ZHONG** "**Campana Suspendida**", ubicado a 3 cun por encima del maléolo externo, por detrás del peroné. Indicaciones: Punto Maestro de las Médulas y del Cerebro: Trastornos del SNC, de los ojos y huesos, mielitis, esclerosis en placa, parálisis de miembros inferiores, desórdenes de la articulación del tobillo y sus tejidos blandos adyacentes, hemorroides sangrantes, dolor y congestión en los pies, distensión abdominal, inapetencia.

CANAL DE VESÍCULA BILIAR – SHAO YANG DEL PIE (44 RESONADORES)

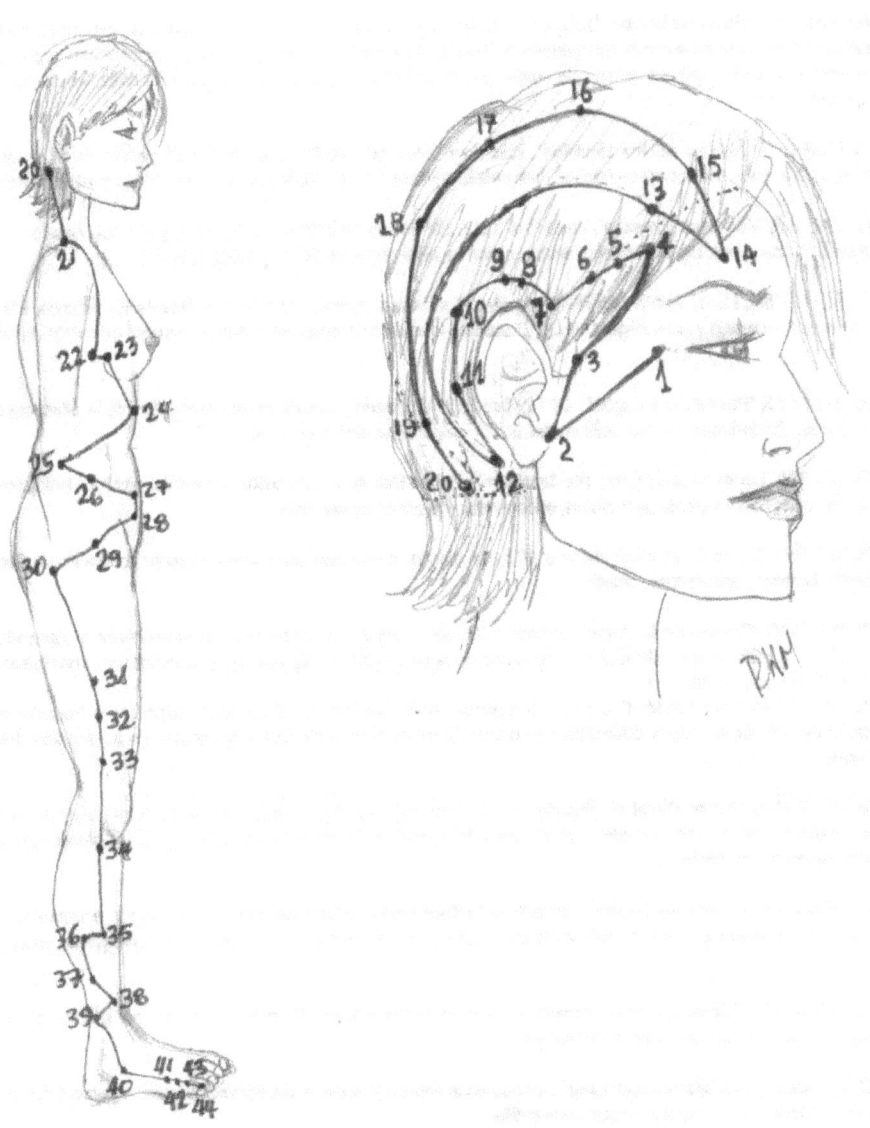

Figura 29.- Puntos del Canal de Vesícula Biliar.

40VB: QIU XU "Confluencia de la Colina", ubicado en la depresión antero inferior del maléolo externo. Indicaciones: Personalidad esquizoide, dolor en la articulación del tobillo, dolor en miembros inferiores, dolor torácico, atrofia muscular de miembros inferiores, parálisis de miembros inferiores.

41VB: ZU LIN QI "Descenso de las Lágrimas (en el pié)", ubicado en el espacio Inter.-metatarsiano del 4º y 5º dedos del pié, a nivel de la unión proximal. Indicaciones: Punto de Apertura del Tae Mo. Lumbalgias, Iridociclitis, esterilidad femenina, para detener la secreción de leche, mastitis, menstruaciones irregulares, dolor en los pies, sordera, tinnitus, dolor en el ángulo externo del ojo, dolor en los hipocondrios, enuresis.

42VB: DI WU HUI "Quinta Reunión Terrestre", ubicado a 1 cun por delante del **41VB**, en el mismo espacio entre 4º y 5º metatarsianos. Indicaciones: Apatía, indecisión, tinnitus, dolor en la axila, mastitis.

43VB: XIA XI "Defender el Torrente", ubicado en la parte anterior de la articulación metacarpo falángica del 4º y 5º dedos del pié, hacia el 4º dedo. Indicaciones: Trastornos de la decisión, dolor facial, sordera, cefalea, mareo, dolor en el pecho, neuralgia intercostal, dolor en las mejillas, tinnitus, edema y úlceras del pezón.

44VB: ZU QIAO YIN "Caverna, Vía de Comunicación del Yin", ubicado en el ángulo ungueal externo del 4º dedo del pie. Indicaciones: Depresiones endógenas, cefaleas, faringitis, pleuritis, asma, irritabilidad, dolor de garganta, rigidez de la lengua, menstruaciones irregulares, tos, dolor en los hipocondrios.

CANAL DEL HÍGADO (JUE YIN DEL PIE)

Se origina en el borde distal de la región pilosa del 1er. dedo del pie (Da Dun, H1), y asciende por el dorso del mismo, por delante del maléolo interno en (Zhong Feng, H4) y cara interna de la pierna. A unos 8 cun por encima del maléolo interno se cruza y se coloca por detrás del Canal del B. (Tai Yin del Pie), ascendiendo por la pierna hacia la cara interna de la rodilla y del muslo.

Asciende la ingle y va a la zona del vello pubiano para descender rodeando los genitales y penetra en el hipogastrio. Sube y discurre por el Estómago para penetrar en el Hígado, órgano al que pertenece, y conecta por un colateral con la Vesícula Biliar. Desde aquí continúa ascendiendo, atraviesa el diafragma y sale para extenderse por el reborde condrocostal y parrilla costal lateral.

Asciende por la parte posterior de la garganta a la nasofaringe y llega al "Sistema Ocular" (paquete vasculo-nervioso retro-ocular),
asciende al vértex donde se reúne con Tu Mai.

Una rama sale del "Sistema Ocular", desciende por la mejilla y rodea la superficie interna de los labios.

Desde el Hígado surge una rama que atraviesa el diafragma, circula por el interior del Pulmón y se une al Canal del Pulmón (Tai Yin de la Mano).

LOCALIZACION DE LOS PUNTOS DEL CANAL DE HÍGADO

1H: DA DUN "Gran Abundancia", ubicado en el ángulo ungueal externo del dedo gordo del pie. Indicaciones: Impotencia sexual, enuresis, menorragia, hernias, prolapso uterino, trastornos mentales.

CANAL DE HÍGADO – JUE YIN DEL PIE (14 RESONADORES)

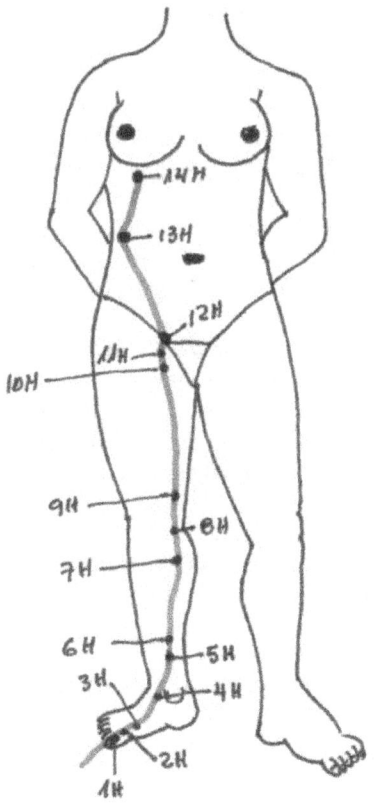

Figura 30.- Puntos del Canal de Hígado.

2H: XING JIAN "Intervalo Activo", ubicado en el espacio interdigital del 1° y 2° dedos del pie, hacia la base del dedo gordo. Indicaciones: Hipertensión, menstruaciones irregulares, uretritis, enuresis, dolor en la región costal, epilepsia, insomnio, inflamación y enrojecimiento del ojo, dolor de cabeza, hernias, dolor abdominal, trastornos mentales.

3H: TAI CHONG "Asalto Supremo", en la línea de la articulación del 1° y 2° metatarsianos con el metatarso. Indicaciones: Hipotensión, depresiones, cefaleas, mareos, epilepsia, convulsiones en niños, enfermedades de los ojos, hemorragia uterina, mastitis, hernias, dolor en los hipocondrios, visión borrosa, enuresis.

4H: ZHONG FENG – XUAN QUAN "Sello Central", "Suspender el Origen", ubicado en el empeine, a la altura de los maléolos, en el hueco que se forma entre los 2 tendones. Indicaciones: Insuficiencia venosa, dolor en abdomen bajo, retención urinaria, dolor en el pene, espermatorrea.

5H: LI GOU "Canal de la Madera (el Verde)", ubicado a 5 cun del maléolo interno, en el borde interno de la tibia. Indicaciones: Punto LO de Hígado, criptorquidia, impotencia, inflamación de los órganos pélvicos, retención urinaria, espermatorrea, menstruaciones irregulares, leucorrea, disuria, enuresis, dolor y atrofia muscular de las piernas.

6H: ZHONG DU "Totalidad Central", a 7 cun del maléolo interno, con el borde interno de la tibia. Indicaciones: Punto Xi o de alarma de Hígado, hepatopatías, menstruaciones irregulares, hernias, dolor en las articulaciones de miembros inferiores, dolor abdominal.

7H: XI GUAN "Barrera de la Rodilla", ubicado en el hueco que se forma debajo del cóndilo interno de la tibia, 1 cun detrás de 9BP. Indicaciones: Depresión, artrosis de rodilla, dolor en la articulación de la rodilla, dolor de garganta.

8H: QU QUAN "Fuente de la Curva Sinuosa", ubicado en la cara interna de la rodilla, en la depresión que aparece en la parte superior de la cabeza del fémur y el músculo semimembranoso. Indicaciones: Punto de Tonificación de Hígado, Punto Agua, psicosis, infecciones del sistema urogenital, espermatorrea, impotencia, hernia, desórdenes de la articulación de la rodilla y tejidos blandos adyacentes.

9H: YIN BAO "Envoltura del Yin", ubicado en la cara interna del muslo, a 5 cun arriba del pliegue de flexión de la rodilla, detrás del borde posterior del Sartorio. Indicaciones: Frigidez, amenorrea, lumbago, dolor en miembros inferiores, enuresis, irregularidad menstrual, dolor abdominal bajo.

10H: ZU WU LI "Cinco Comarcas", ubicado 2 cun debajo de la línea que se forma entre el borde inferior de la sínfisis púbica y el surco inguinal, en el muslo. Indicaciones: Hepatopatías crónicas, distensión abdominal baja, retención urinaria, enuresis, eczema del escroto, disuria.

11H: YIN LIAN "Yin Puro", ubicado a 1 cun por debajo de la línea que se forma al unir el borde inferior de la sínfisis púbica con el surco inguinal. Indicaciones: Indicaciones: Astenia, debilidad, neuralgia femoral, lumbago, dolor en las piernas, parálisis de miembros inferiores, irregularidad menstrual, dolor abdominal.

12H: JI MAI "Vaso Ardiente", A la altura del borde inferior de la sínfisis púbica, en el surco inguinal, a 2,5 cun lateral al punto medio de la sínfisis. Indicaciones: Hernia inguinal, dolor en el pene, prolapso uterino, dolor en abdomen bajo, dolor en la parte media del muslo.

13H: ZHANG MEN "Puerta de la Manifestación", ubicado en el extremo libre de la 1ª costilla flotante, u 11ª costilla. Indicaciones: Punto MO de Bazo, Punto Mo de los Órganos, tratamiento de la timidez, esplenomegalia, diarrea, distensión abdominal, dolor en la región costal, dolor en los hipocondrios, borborigmos, vómito, diarrea.

14H: QI MEN "Puerta del Tiempo", ubicado en el 6º espacio intercostal, debajo de la línea vertical del pezón. Indicaciones: Punto MO de Hígado, tratamiento de la senilidad, pleuritis, hepatitis, dolor en el pecho, dolor en los hipocondrios.

ELEMENTO O REINO MUTANTE DEL FUEGO

"Seres de luz, cuerpos calientes, son los habitantes de este vagabundo azul. Seres de inspiración, de fantasía, de embrujo: Fogatas de amor que tintinean en la inmensa acogida de la oscuridad misteriosa. Fuego son los amantes en sus fragores, luces producen en sus sonidos. Fuego son los cuentos infantiles, Degradoras luces producen luces de fantasías, producen fuego purificador de desdenes, desapegan lo superfluo, Y hacen pura la piedra hasta ser un diamante".

De una iniciación YIN en el RM del Agua, se culmina en el Reino Mutante del Fuego, que es la expansión del YANG. Es la culminación del Eje de la Vida, el Eje Agua-Fuego.

En el RM Fuego hay 2 TAOS, puesto que maneja 2 energías celestes: el Fuego y el Calor. El Fuego es la expansión desde el cielo hacia la tierra, que hace recordar la asistencia celeste y física. Por eso, en la parte orgánica y física encontramos el Corazón, el Emperador (como órgano) y el Intestino Delgado (como entraña), los cuales vehiculizan el Calor, y en la parte más celeste, El San Jiao y el Xin Bao, los cuales vehiculizan el Fuego. Es decir, hay 2 clases de Fuego:

1. Fuego Imperial: proporcionado por el Corazón y el Intestino Delgado, y
2. Fuego Ministerial: proporcionado por el San Jiao y el Xin Bao.

Cada uno de esos Fuegos constituye un Tao; luego, el RM de Fuego maneja 2 Taos.

En la parte orgánica, el órgano del RM del Fuego es el Corazón, y la entraña acoplada es el Intestino Delgado.

En la parte celeste, aparecen el San Jiao y el Xin Bao, que no tienen sustrato orgánico, y corresponden a un haz de luz que tiene un componente celeste (San Jiao) y un componente terrestre (Xin Bao). Esos 2 Taos (uno físico y el otro celeste), se dan para que las personas puedan realizar su misión y desarrollarse en este mundo. San Jiao y Xin Bao nunca pueden estancarse, puesto que si lo hacen, el Ser no podría existir.

CORRESPONDENCIAS DEL REINO MUTANTE DEL FUEGO

Dice el So Wen acerca del Elemento o Reino Mutante del Fuego:

La Madera es la madre del Fuego: Madera genera Fuego. El Fuego es originado por la expansión de la Madera. El Fuego es la madre de la Tierra: Fuego genera Tierra. El Fuego controla el Metal (El Fuego derrite el Metal), y el Fuego es controlado por el Agua (El Agua apaga el Fuego). El SUR engendra la energía del Calor. El Calor es capaz de generar Fuego. El fuego engendra el sabor Amargo. El sabor Amargo crea el Corazón o Xin. El Corazón produce y controla la Sangre. La Sangre crea el Bazo.

El Corazón ejerce su autoridad en la Lengua: en el poder de la palabra. A través del verbo, de la palabra, podemos mandar una intención o controlar muchas cosas. El Ren Mai termina en la cavidad oral, en el paladar duro, en contacto con la lengua, y el Ren Mai vehiculiza la energía hereditaria Zhong Qi.

CORRESPONDENCIAS	FUEGO
ORGANO	Corazón
VISCERA	Intestino Delgado
COLOR	Rojo
E. CELESTE	Calor-Fuego
SABOR	Amargo
ORIENTACION	Sur
E.CICLICA (EQUILIBRIO)	Alegría/Amor
E. CICLICA (DESEQUILIBRIO)	Desamor/tristeza
TEJIDO	Vasos
ORIFICIO	Lengua
ORGANO SENTIDOS	Gusto
SECRECION	Sudor
ACCION	Supuración
NUTRE	Tez, la Cara.
EMOCION	Alegría
PLANETA	Marte
ESTACION	Verano
CLIMA	Calor
OLOR	Quemado
NOTA MUSICAL	Ré
EFECTO	Calentar
ENERGIA	Expansiva

Figura 31.- Cuadro de las Correspondencias del Reino Mutante Fuego.

Dice el So Wen acerca de los cambios insondables del Yin y el Yang en el elemento o Reino Mutante del Fuego:

En el cielo es el Calor.
En la tierra es el Fuego.
En el cuerpo humano son los Vasos.
En los líquidos orgánicos es el Sudor.
En los órganos es el Corazón.
En las entrañas es el Intestino Delgado.
En el Color es el Rojo.
En el sonido tonal es la Cuarta Nota.
En los sonidos emitidos por el cuerpo es la Risa.
En los cambios o virtudes del sentimiento es la Tristeza.
En las cavidades es la Lengua.
En los sabores es el Amargo.
En los Sentimientos e Intenciones es la Alegría y el Regocijo.
El exceso de Alegría puede dañar al Corazón, el Miedo puede frenar el Calor. El Calor puede herir la Esencia y el Qi, y el Salado puede frenar el sabor Amargo.

EL CORAZÓN

Es el Emperador. El Soberano máximo. Según los chinos, era un Ser Celeste que tenía dotes y dones otorgados por el Cielo. Era un Ser especial que veía el pasado, el presente y el futuro. Es el Ser iluminado por el Cielo, y permanentemente asistido por el Cielo. Ese Emperador tiene que tener unos buenos Ministros, los cuales todos tienen que estar a su servicio.

El Ideograma del Corazón (XIN), nos muestra los siguientes trazos:

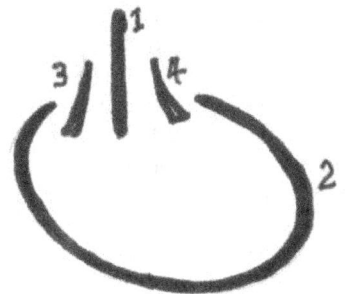

Figura 32.- Ideograma del Corazón.

1- El primer trazo vertical, que corresponde a la asistencia celeste.

2- El segundo trazo es un cuenco vacío que recibe la asistencia celeste. Recibe la información de todos los demás Reinos Mutantes, y de allí sale la energía y el Psiquismo para ser filtrado por el Emperador, para nutrir el cerebro y distribuirlo por todo el cuerpo.
3- Asistencia Yang.
4- Asistencia Yin. Estos dos últimos trazos, las asistencias Yang y Yin, deben estar presentes para que ese cuenco vacío pueda recibir, albergar y transferir el Psiquismo y todo lo que deba procesar el Emperador.

El Corazón rige el SHEN o la energía psíquica. Si el Shen está equilibrado, ninguna energía, por más fuerte que sea, podrá dañar el organismo.

El Corazón se identifica con el Emperador. Tiene en sí mismo la síntesis de toda la actividad del sujeto, es decir, la síntesis de todas sus esencias más vitales.

En el cuenco se recibe toda la información de todos los otros órganos y entrañas del cuerpo. Para que el corazón pueda filtrar y purificar el Psiquismo y toda la información, y poderlos pasar a su almacenamiento en el cerebro, debe tener siempre dos asistencias celestes, que son el San Jiao y el Xin Bao:

El San Jiao informa siempre al emperador de todo lo que acontece en el cuerpo, en todo el Reino, **en la parte física**. Allí podemos ver toda nuestra parte genética.

El Xin Bao informa siempre al Emperador de todo lo que acontece en todo el Reino, **en la parte psíquica**.

En la parte terapéutica, cuando necesitemos acceder al Emperador, es necesario utilizar estas dos vías, el Xin Bao y el San Jiao, para no causar daños al Emperador. Es decir, podemos tratar al Corazón por medio del San Jiao y el Xin Bao.

Si manejamos directamente a un Corazón, es muy complicado hacerlo porque puede causar apegos, y estos lo afectan mucho. El Corazón necesita liberarse de los apegos para poder cumplir el proyecto celeste. El Corazón controla y crea la sangre, y a través de ella, transmite el designio del Espíritu Celeste (El Shen).

Para que el Corazón entre en la Verticalidad (que es su actitud primaria, para la cual fue creado, en la vía del servicio, en la vía del amor, en la vía del dar, del compromiso), debemos aunar tres cosas: pensamiento, sentimiento y acción. Es muy difícil hoy en día hacerlo, pero debemos sincronizar lo que pensamos, con lo que sentimos y con lo que hacemos.

Así pues, la mentira daña al corazón, porque altera el filtrado de los psiquismos de todos los órganos y entrañas.

El corazón tiene nueve (9) resonadores, y el 9 es el máximo de Yang. Comienza en la axila y termina en la punta del quinto dedo o meñique.

El San Jiao tiene un canal profundo que surge desde el ombligo y asciende hacia el pecho. Entonces, cualquier resonador en la vía del Ren Mai también afecta al Corazón y el Fuego. El más utilizado y el más efectivo es el 17 RM, SHAN ZHONG, "Centro de la Sinceridad, o Centro del Pecho", que a su vez es el Punto Maestro Cardio-pulmonar.

INTESTINO DELGADO

El Corazón, el Emperador, el órgano más puro, se encuentra asociado con la entraña más impura: el Intestino Delgado. Así se cumple la ley del Tao en que los opuestos se complementan, y el uno necesita del otro.

La función del Intestino Delgado fisiológicamente es absorber los alimentos, es decir, que se absorba energía Yang a partir de alimentos Yin. Esa energía es aprovechada por el corazón. El corazón utiliza la energía absorbida y purificada por el Intestino Delgado para poder cumplir su misión.

El Intestino Delgado, junto con la Vejiga constituye un canal unitario: el Tae Yang, que es el que más sangre maneja en el organismo. El Intestino Delgado tiene funciones reguladoras de la presión sanguínea del corazón, tiene mucha vascularización para favorecer la absorción de los alimentos, y tiene entonces otra función que es informar al corazón a través de los vasos sanguíneos, y por otra parte, transmitir información al corazón a través de los resonadores LO (que son como "grifos" que abren la energía de los canales, conectando órganos y entrañas, armonizando el TAO del Reino Mutante al que pertenezcan).
Otra función del Intestino Delgado **es elaborar y purificar el Psiquismo del RM del Fuego**, que es el Amor, la Alegría, la Alegría de Vivir.

El Intestino Delgado contiene y frena la plenitud, y hace pasar al organismo los elementos transformados. **Deja pasar lo imprescindible y lo necesario**, para que el Emperador no se ahogue en sus riquezas.

El intestino Delgado DEPURA los contaminantes de la alimentación, tanto física como psíquica, para que no dañen al Emperador. Es decir, SEPARA LO CLARO DE LO TURBIO.

En el Intestino Delgado radica la opción del recuerdo del camino ancestral del hombre, pues un resonador suyo, el 3ID, HOU XI, "La Continuidad del Torrente", es el encargado de abrir el Canal extraordinario de Tu Mai, que lleva la energía primigenia o Yuan Qi.

FUNCIONES DEL CORAZÓN:

1. Pertenece al fuego Imperial.
2. En la organización de los órganos y entrañas representa al Emperador.
3. Es el soberano que transmite las decisiones.

4. El corazón es el que mantiene la vida. Es el centro de la actividad vital del organismo, y el lugar de residencia de lo más puro.
5. Su función principal es el ser la residencia del Espíritu.
6. Es el lugar de manifestación del Shen. En él se reunen los sentimientos de los demás órganos y entrañas.
7. El sentimiento propio del corazón es la Alegría. Cuando esta no se genera aparece tristeza, desamor, falta de ganas de vivir.
8. El corazón mantiene el ritmo de la sangre. Se dice que el corazón controla los vasos sanguíneos.
9. Su color es el rojo cinabrio (es un rojo alquímico, envinado).
10. En la relación micro y macrocosmos está relacionado con el planeta Marte.
11. Dentro de los sentidos le corresponde el Olfato. Si el paciente tiene alterado el olfato, debemos buscar algún daño en el Corazón..
12. El olor asociado es el Quemado.
13. Su sabor es el Amargo, que es el que nutre la esencia de la alegría.
14. La esencia del corazón se refleja en la cara, que debe ser sonrosada y con cierto brillo. También los ojos son expresión del Corazón.
15. El corazón se expresa a través de la **Palabra Sincera**: la máxima expresión del Corazón termina en la boca, en la lengua, a través del VERBO, de la palabra sincera. El sentido del nombre alquímico de los resonadores se utiliza con el VERBO para lograr el cambio que necesitamos en el paciente; por eso es necesario nombrar o cantar el nombre alquímico del resonador, para que la Alquimia tenga su efecto sobre el resonador. Al expresar el nombre alquímico de los resonadores, se está en la vía de nombrar y llamar a Dios.

FISIOPATOLOGÍA DEL REINO MUTANTE DEL FUEGO

Cuando el Fuego altera el Reino Mutante del Fuego, puede suceder:

A- Cuando el Fuego deja de ser armonioso:

Cuando el Fuego se altera, el primer elemento que se altera es el propio Fuego. Es decir, se afecta primero el Corazón.
Si se altera el Corazón, todo el imperio se resiente.
Si se altera el Intestino Delgado: el Corazón se fatiga, deja de ser creativo y se siente constreñido.
Si se altera el Xin Bao o Maestro de Corazón: no administra con cordura lo interno, no canaliza las aspiraciones del pueblo, y no transmite la voluntad del Emperador. Se altera la parte PSÍQUICA.

Si se altera el San Jiao, o Triple Recalentador: El Fuego languidece y el cuerpo se vuelve débil. Se altera la ESTRUCTURA.

B- Si se altera el Fuego, se afecta la Tierra: El Fuego es la madre de la Tierra. Si el Fuego es débil, no nutre a su hijo, la Tierra, no creándose suficiente Tierra, y entonces esta va a ser dominada por el Agua, produciendo exceso de HUMEDAD. Esto trae como consecuencia: alteraciones en el aparato digestivo debidas a mala asimilación y distribución de los alimentos, produciendo a la vez pesadez, flemas, edemas (cuando la Tierra se mezcla con Agua se produce barro, Humedad, y esto acarrea inflamación, edemas, miomas, tumores, etc.), desaliento severo, apatía y dolores articulares y musculares. Las alteraciones en el Fuego del San Jiao afectan al Ser en la parte física. Debemos dar un poco de estímulo al corazón para que produzca buena Tierra, y esta no se una mucho con el Agua, para evitar los edemas, las flemas, la pesadez y los tumores.

C- Si el Fuego es débil, se altera la Tierra y por consiguiente el Metal, se altera la dinámica respiratoria (Pulmón) y la eliminación intestinal (Intestino Grueso), así como también alteraciones en la piel: los síntomas más representativos serán tos (En caos de tos que no se alivia con ningún tratamiento, debemos buscar algún daño en el Corazón), cansancio y somnolencia (cuando el Fuego invade al Metal).

D- Cuando el Fuego afecta el Agua pueden ocurrir dos situaciones:

- Si el Fuego está en Plenitud puede secar el agua, presentándose: fiebres intensas, se desecan los líquidos, y se funden los órganos y entrañas.

- Si el Fuego está en vacío: el Agua puede apagar el Fuego, produciéndose la muerte.

E- Si el Fuego se vuelve contra la Madre, es decir, contra la Madera (El Hígado), ese Fuego se expande por todo el organismo merced al VIENTO, que es la energía celeste del RM Madera. Ese Viento lleva ese Fuego hacia todos los demás Reinos Mutantes, produciendo dolores en todas partes, dolores cambiantes, los que indican que el Fuego se volvió contra la Madera. Dolores erráticos en piel, huesos, articulaciones y músculos indican que el fuego se volvió contra la Madera.

CANAL DEL INTESTINO DELGADO (TAI YANG DE LA MANO)

Arranca del extremo del 5° dedo (Shao Ze) y discurre por la parte posterior de la cara de extensión del mismo y de la mano y alcanza la muñeca, donde emerge en la apófisis estiloides del cubito. Desde aquí, asciende por la parte posterior de la cara de extensión del antebrazo, pasa entre el olécranon y el epicóndilo interno del humero y discurre por la parte posterior de la cara externa del brazo, para salir por la articulación escápulo-humeral.

Recorre la superficie de la escápula, y llega a la 7ª cervical donde se une con Tu Mai en Da Zhui. Desde aquí regresa para alcanzar la parte superior del hombro y penetra en la fosa supraclavicular (Que Pen) y conecta con el Corazón. Desde aquí desciende y pasa por el esófago, atraviesa el diafragma, y alcanza al Estómago, para penetrar en el Intestino Delgado, órgano al que pertenece.

La rama recta del Canal del ID asciende al cuello y pasa por la zona lateral de la mejilla alcanzando el canto externo del ojo y vuelve atrás para penetrar en el oído.

Desde el cuello sale otra rama que asciende por la mejilla, hasta la región infraorbitaria (Quan Liao) y después va a la parte lateral de la nariz, alcanzando el canto interno del ojo, conectando el Canal de la Vejiga, Tai Yang del pie, en Qin Ming (1V).

LOCALIZACION DE LOS PUNTOS DEL CANAL DE INTESTINO DELGADO

1ID: SHAO ZE "Pequeños Vapores Luminosos", ubicado en el ángulo ungüeal externo del dedo meñique. Indicaciones: Asma, cefalea, enfermedades de los ojos, mastitis, deficiencias de la lactancia, fiebre, dolor de cabeza, dolor de garganta, pérdida de conocimiento.

2ID: QIAN GU "Valle Anterior", ubicado recorriendo el dedo meñique por su cara cubital, en el hueco que se forma anterior a la articulación metacarpo-falángica. Indicaciones: Artritismo de las manos, dolor en el brazo, entumecimiento de los dedos, enfermedades febriles, enfermedades de los ojos, tinnitus, inflamación de la garganta, tos, plenitud en el pecho, deficiencias en la lactación.

3ID: HOU XI "Continuidad del Torrente", ubicado con el puño cerrado, en el lado cubital del nudillo del dedo meñique, en el hueco que se forma en el pliegue de flexión, detrás de la cabeza del 5º metacarpiano. Indicaciones: Punto de Apertura del Tu Mai, y Punto de Tonificación de Intestino Delgado, Alteración de la conciencia, dolor y entumecimiento del cuello, tinnitus, sordera, cefalea occipital, lumbago, parálisis de miembros superiores, sudoración nocturna, epilepsia, malaria, rigidez nucal, epistaxis, dolor e inflamación de la garganta, dolor dentario, dolor en los codos y en los hombros, trastornos mentales.

4ID: WAN GU "Hueso de la Muñeca", ubicado en el borde cubital de la muñeca, en el pliegue de flexión, entre la articulación y los tendones, en la parte anterior del hueso. Indicaciones: Alteraciones del ritmo cardíaco, artritis de la muñeca, mano y de los dedos de las manos, cefalea, tinnitus, vómito, colecistitis, dolor en el cuello, espalda y brazo, ictericia.

5ID: YANG GU "Valle del Yang", ubicado en el borde cubital de la muñeca, 1 cun por encima del pliegue de flexión, en la depresión anterior del cúbito, en la parte posterior del hueso. Indicaciones: Trastornos de la vejez, desórdenes mentales, tinnitus, edema del cuello y de la región submaxilar, dolor de cabeza, hombro, brazo y muñeca, sordera, mareos, rigidez de la lengua.

CANAL DE INTESTINO DELGADO –TAI YANG DE LA MANO (19 RESONADORES)

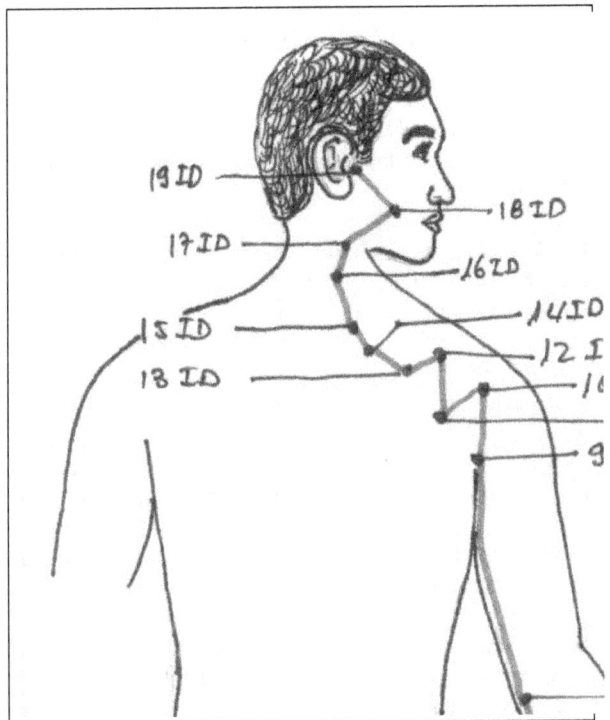

Figura 33.- Puntos del Canal de Intestino Delgado.

6ID: YANG LAO "Ayuda a los Ancianos", ubicado en la cara posterior del antebrazo, a 1 cun por encima de la apófisis estiloides cubital, en un hueco. Indicaciones: Punto Xi o de alarma de Intestino Delgado, Parkinson, senilidad, Alzheimer, falla visual, parálisis de extremidades superiores, dolor en la muñeca, visión borrosa, dolor en el hombro, lumbago.

7ID: ZHI ZHENG "Rama Correcta", ubicado en el borde interno (cubital) del antebrazo, a 5 cun del pliegue de flexión. Indicaciones: Punto LO de Intestino Delgado, Tendinitis del codo, dolor en el codo, brazo y dedos, desórdenes mentales, dolor de cabeza, mareos.

8ID: XIAO HAI "Pequeño Mar", ubicado en el hueco que hay entre la prominencia interna del húmero y el codo. Indicaciones: Codo de tenista, dolor en brazos, codos y dedo meñique, cefalea, dolor nucal, edema de las mejillas, trastornos mentales.

9ID: JIAN ZHEN "Carga Sobre Espaldas Sinceras", ubicado a 1 cun por encima del pliegue posterior de la axila. Indicaciones: Estrés, aumento de la responsabilidad, dolor en el brazo, parálisis de miembros superiores, desórdenes de la articulación del hombro y sus tejidos blandos adyacentes, fiebre, dolor dentario, tinnitus.

10ID: NAO SHU "Puerta de las Escápulas", ubicado a 3,5 cun por encima del pliegue posterior de la axila, en el hueco que hay debajo del hueso (espina escapular). Indicaciones: Dolor y entumecimiento del hombro, la escápula y el brazo, edema de hombro.

11ID: TIAN ZONG "Ancestro Celestial", ubicado a 1 cun por debajo del punto medio de la espina del omoplato. Indicaciones: Neurosis de ansiedad (puntura y moxa indirecta), dolor en el hombro y en la parte postero-lateral del codo y el brazo, dolor en la escápula, inflamación y dolor en la mejilla.

12ID: BING FENG "La Autoridad del Viento", ubicado a 1 cun por encima del punto medio de la espina del omoplato. Indicaciones: Siringomielia, dolor en el hombro, entumecimiento y dolor cuando el brazo está flexionado.

13ID: QU YUAN "Muro Sinuoso", ubicado en el hueco superior del extremo interno de la espina del omoplato. Indicaciones: Dolor de espalda, dolor y contractura de articulación del hombro.

14ID: JIAN WAI SHU "Asentimiento Externo Sobre las Escápulas", ubicado entre la 1ª y 2ª vértebras dorsales, a 3 cun de la línea media. Indicaciones: Nerviosismo, irritabilidad, dolor en la escápula, dolor y rigidez en la espalda, rigidez nucal, dolor en el hombro, dolor en el brazo y en el codo.

15ID: JIAN ZHONG SHU "Transportar para Ofrecer en el Centro de las Escápulas", ubicado entre la 7ª vértebra cervical y la 1ª dorsal, a 2 cun de la línea media. Indicaciones: Dorsalgias, dolor en el hombro, la espalda y el cuello, bronquitis, asma, tos, fiebre, escalofrío, visión borrosa.

16ID: TIAN CHUANG "Ventana Celestial", ubicado detrás del borde posterior del músculo esternocleidomastoideo, a la altura de la 5ª vértebra cervical. Indicaciones: Vértigo, mareos, tinnitus, dolor de garganta, rigidez y entumecimiento del cuello, inflamación de las mejillas, sordera.

17ID: TIAN RONG "Figura Celestial", ubicado detrás del ángulo de la mandíbula, en el borde anterior del músculo esternocleidomastoideo. Indicaciones: Artritis de la articulación témporo-mandibular, amigdalitis, dolor de garganta, neuralgia del trigémino, sordera, tinnitus, edema del cuello, dolor nucal.

18ID: QUAN LIAO "Prominencia de la Mejilla", ubicado en la depresión inferior del borde inferior del pómulo, a la altura del ángulo exterior del ojo. Indicaciones: Aftas bucales, neuralgia del trigémino, parálisis facial, dolor dentario, desviación de la comisura labial y de los ojos, tic de los párpados, edema de la mejilla.

19ID: **TING GONG** "**Palacio del Oído**", ubicado delante del canal auditivo, en un hueco formado entre el cartílago y la articulación de la mandíbula, entre 21TR y 2VB. Indicaciones: Sordera, tinnitus, otalgia, dolor dentario, glaucoma, trastornos mentales.

CANAL DEL CORAZON (SHAO YIN DE LA MANO)

Se origina en el Corazón, el cual se sitúa en el centro del tórax. Sale del Corazón y se esparce por "El Sistema del Corazón" (tejidos que conectan el Corazón con otros Zang Fu y que se sitúa en el mediastino). Atraviesa el diafragma y conecta con el Intestino Delgado. Una de sus ramas sale del "Sistema del Corazón" y asciende directamente por la faringe hasta llegar al "Sistema del Ojo" (Mu Xi, paquete vásculo-nervioso retro-ocular).

Del "Sistema del Corazón" surge también la parte recta del Canal, que asciende al Pulmón y desciende para salir por la axila (Ji Quan). Desde ahí, discurre a lo largo del borde postero-interno del brazo hasta la fosa cubital. Continúa descendiendo por el borde de la cara de flexión del antebrazo, la cara de flexión de la muñeca y penetra en la palma de la mano, continuando por el lado medial del 5° dedo, hasta su extremo (9C, Jing Shi o Shao Chong), uniéndose con el Canal del ID, Tai Yang de la Mano.

LOCALIZACION DE PUNTOS DEL CANAL DEL CORAZON- SHAO YIN DE LA MANO
(9 RESONADORES)

1C: JI QUAN: "**Fuente Suprema**", ubicado en el centro de la axila, donde late la arteria axilar. Indicaciones: Depresión, dolor en el brazo, parálisis de miembros superiores, deficiencia de la lactación, dolor en la región cardiaca, desórdenes de la articulación del hombro y sus tejidos blandos adyacentes, sequedad de la garganta, dolor en el codo..

2C: QING LING "**Fuente u Origen del Color**", ubicado en la cara interna del brazo, a 3 cun por encima del pliegue del codo, por debajo del músculo bíceps. Indicaciones: Daltonismo, dolor en la reja costal y en los hipocondrios, hombros y brazos, cefalea.

3C: SHAO HAI "**Mar Menor**", **QU JIE** "**Alegría de Vivir**", ubicado flexionando el brazo, en el extremo interno del pliegue del codo. Indicaciones: Depresión, autismo, entumecimiento de brazo y mano, temblor en los antebrazos, angina de pecho, desórdenes de la articulación del cúbito y de los tejidos blandos adyacentes.

4C: LING DAO "**Ruta el Espíritu**", ubicado en la cara interna del antebrazo, a 2 cun del pliegue de la muñeca y a 1 cun hacia el lado interno de la línea media. Indicaciones: Autismo, depresión, neurosis, angina de pecho, neuralgia cubital, dolor en las articulaciones, histeria.

5C: TONG LI "Comunicar la Talla de Jade", ubicado en la cara interna del antebrazo, a 1 cun del pliegue de la muñeca y a 1 cun hacia el lado interno de la línea media. Indicaciones: Punto LO de Corazón, miedo escénico, disfonía repentina, afasia, entumecimiento de la lengua, insomnio, palpitaciones, dolor en la muñeca y en el brazo.

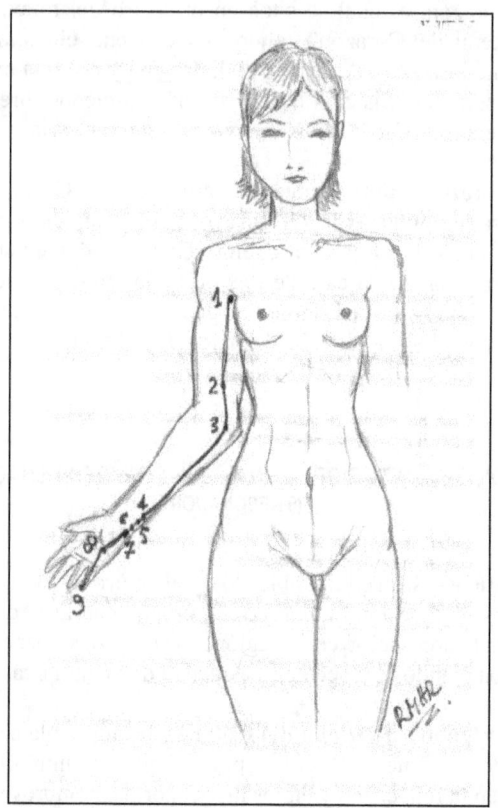

Figura 34.- Puntos del Canal de Corazón.

6C: YIN XI "Límite del Yin", ó SHI GONG "La Piedra Sonora del Templo de Jade", ubicado en la cara ventral del antebrazo, a ½ cun del pliegue de la muñeca y a 1 cun hacia el lado interno de la línea media. Indicaciones: Punto Xi o de Alarma de Corazón: Melancolía, neurastenia, angina de pecho, palpitaciones, calores nocturnos, epistaxis, tristeza, disfonía súbita, acné del adolescente.

7C: SHEN MEN "Puerta del Espíritu", ubicado en el pliegue ventral de la muñeca, y a 1 cun hacia el lado interno de la línea media. Indicaciones: Dolor cardíaco, sensación de calor en las palmas de las manos, trastornos mentales, irritabilidad, alteraciones de la memoria, depresión reactiva, ansiedad, disturbios del sueño, pesadillas, insomnio, palpitaciones, histeria.

8C: SHAO FU "Taller Menor", ó DUI CHONG "Alegría en Conformidad con el Cielo y en Concordancia con los Hombres de una Manera Dulce y Juiciosa", ubicado flexionando los dedos de la mano hasta tocar la palma, en el hueco que se forma entre el meñique y el anular. Indicaciones: Trastornos de relación, palpitaciones, dolor torácico, prurito vulvar, disuria, enuresis, aumento de temperatura en la palma de la mano.

9C: JING SHI "Comenzar la Transmisión", SHAO CHONG "Asalto Menor – Encrucijada Menor", ubicado en el ángulo ungüeal del dedo meñique, en el lado próximo al dedo anular. Indicaciones: Angina de pecho, palpitaciones, infarto de miocardio, apoplejía, coma, dolor torácico, pérdida de conocimiento, trastornos mentales.

CANAL DEL SAN JIAO

San Jiao y Xin Bao son dos vectores de luz, 2 canales de luz que no tienen sustrato anatómico; es decir, no tienen un órgano y una entraña en la parte estructural, pero actúan en el centro de los 5 RM, ubicándose en otra dimensión. Son el eje que se sitúa en medio de los 5 RM y por lo tanto tienen una interrelación grande con todos ellos. En el San Jiao se maneja el sentido del humor en sus fuegos alquímicos. En las personas malgeniadas, histéricas, se debe manejar el San Jiao. Allí se puede realizar la alquimia que llegará al corazón para que se mejore la alegría de vivir, que se manifiesta en los momentos difíciles; ese humor y ese calor que nos van a tener vivos los tres fogones y calderos para que todo funcione bien. A todo malgeniado, hay que manejarle algún punto de San Jiao para facilitar esa mutación.

Por ejemplo, si manejamos Fuego desde el **San Jiao** estamos manejando el Fuego de toda la estructura. Es decir, **toda la parte física**, tratamos el fuego de todos los RM.

El **San Jiao sirve** para manejar **toda la parte estructural** del organismo, mientras el **Xin Bao maneja** toda la **parte Espiritual** del Ser.

SAN en chino significa tres (3), y JIAO significa Fuego. El San Jiao es "El Ministerio del Fuego", a través del misterio del tres. Necesita de una coherencia y simbiosis entre pensamiento, sentimiento (parte espiritual) y acción (parte física), para facilitar el camino de retorno.

El San Jiao, como Ministerio del Fuego tiene tres fogones, 3 calderos. Un caldero es un recipiente, el cual se va a llenar de algo para calentarlo sobre Fuego (Jiao). Cuando se enciende el Fuego, el Agua contenida en el caldero hierve, sale vapor; es decir, es el recipiente sobre el cual se realiza la transformación alquímica. El caldero nos recuerda dónde vamos a hacer la parte más alquímica.
Un fogón es el caldero donde se va a encender algo con Fuego, para que todo funcione bien. Un Jiao y un fogón, igualmente son fuegos.

	CALDERO DE LA FORMA (Terrestre)	CALDERO DE LA FUNCIÓN (Humana)	CALDERO DE LA SUBLIMACIÓN (Celeste)
JIAO SUPERIOR	13 RM	17 RM	YINTANG
JIAO MEDIO	12 RM	12 RM	17 RM
JIAO INFERIOR	10 RM	7 RM	6 RM

Figura 35. Cuadro de los Calderos, los Jiaos y los Soles.

El Jiao es la parte donde el Fuego da la posibilidad de que la energía entre en el camino de la purificación y de la acción. Cada Jiao está dividido en tres (3) Fuegos, y además tenemos 9 soles.

Todo es igual arriba y abajo. Como es arriba es abajo: si arriba hay un cielo, nosotros tenemos también un cielo por dentro. Si hay un sol arriba, nosotros también tenemos soles por dentro. Los 9 soles se encuentran en las ramas profundas del canal de San Jiao.

A través de los Jiaos, los Fogones, los Calderos y los Soles, se mantiene nuestro cuerpo caliente. Cuando la persona come algo frió, esos Jiaos, fogones, calderos y soles tienen que trabajar 3-4 veces más para poder calentar esos alimentos.

Lo anterior corresponde a las ramas secundarias del canal del San Jiao, y el canal principal nace en el ángulo ungueal interno del dedo anular, que tiene comunicación con el canal de Ren Mai, el canal de Estómago y una rama que va al Tu Mai (20TM).

CANAL PRINCIPAL DE SAN JIAO (SHAO YANG DE LA MANO)

Se inicia en el extremo de 4° dedo de la mano y asciende entre el 4° y 5° metacarpianos, por el dorso de la muñeca y del antebrazo, en el espacio entre el cúbito y el radio, por la parte media de la cara de extensión del mismo, del olécranon y del brazo, para llegar al hombro, por detrás del Canal de la VB., llega a la 7ª cervical (Da Zhui) donde conecta con el Tu Mai, y regresa hasta la fosa supraclavicular, y en el centro del tórax en donde contacta con el Maestro de Corazón. Desciende por el diafragma al abdomen, penetrando así en el Jiao Superior, Medio e Inferior (San Jiao), entraña a la que pertenece.

Una rama se origina en el centro del tórax, asciende y sale por la fosa supraclavicular. De aquí sube por el cuello y parte posterior del oído; continua por su parte superior hasta alcanzar el ángulo de la frente (Angulo anterior del pelo), desciende por el borde anterior de implantación del cuero cabelludo, recorre la zona témporo-malar vuelve a ascender, acabando por debajo de la órbita.

Otra rama, sale por la parte posterior del oído (Yi Feng), penetra al interior y sale por delante de este, donde se une en Ting Gong al Canal de ID. (Tai Yang de la Mano), cruzándose con la otra rama en la zona temporal, para alcanzar el extremo ciliar y canto externo del ojo (SJ23- Si Zhu Kong), donde contacta con el Canal de la VB. (Shao Yang del Pie). El San Jiao se reúne en Wei Yang (39 V).

LOCALIZACION DE LOS PUNTOS DEL CANAL DE SANJIAO

1 SJ (1 TR): GUAN CHONG, "Asalto de la Barrera", Se localiza en el lado externo del dedo anular, en el ángulo ungueal. Indicaciones: Coma, tortícolis, cefaleas, enfermedades febriles. Puntura: oblicua 0,1 pulgadas, o puntura hasta sangría, irritabilidad, rigidez en la lengua.

2SJ (2 TR): YE MEN, "Puerta de los Líquidos", localizado entre el 4° y 5° metacarpiano, en la parte anterior de la articulación metacarpo-falángica. Indicaciones: Ascitis, hipertensión, cefalea, conjuntivitis, dolor en el brazo y la mano, malaria, dolor de garganta, sordera, tinnitus, trastornos motores de los dedos de las manos.

3SJ (3TR): ZHONGZHU, "Islote Central", ubicado entre el 4° y 5° metacarpiano, en la parte posterior de la articulación metacarpo-falángica. Indicaciones: Gastritis, inapetencia, mareo, tinnitus, cefalea, dolor de garganta y parálisis de miembros superiores, dolor en el brazo y la mano, trastornos motores de la mano.

4SJ (4TR): YANG CHI, "Estanque de los Yang", ubicado en el pliegue transversal del dorso de la muñeca, entre los tendones del m. extensor propio del meñique y del extensor común digital. Indicaciones: Diabetes (Puntura y Moxa), desórdenes de la articulación de la muñeca y sus tejidos blandos adyacentes, sordera.

5SJ (5TR): WAI GUAN, "Barrera Externa", ubicado a 2 cun por encima del pliegue dorsal de la muñeca, entre el cúbito y el radio. Indicaciones: Punto LO de San Jiao, Punto de apertura del Yang Oe (Une el Yang), ataque de energías perversas, infecciones, parálisis de miembros superiores, dolor toraco-costal, sordera, tinnitus, rigidez nucal, fiebre, escalofríos, afonía, vómito, estreñimiento, acné del adolescente, conjuntivitis, dolor en las manos.

6SJ (6TR): ZHI GOU: "Foso Ramificado", ubicado a 3 cun por encima del pliegue dorsal de la muñeca, entre el cúbito y el radio. Indicaciones: Hombro doloroso, brazo doloroso, dolor toraco-costal, dolor de garganta, fiebre, y parálisis de miembros superiores, tinnitus, sordera.

CANAL DEL SAN JIAO O TRIPLE RECALENTADOR - SHAO YANG DE LA MANO
(23 RESONADORES)

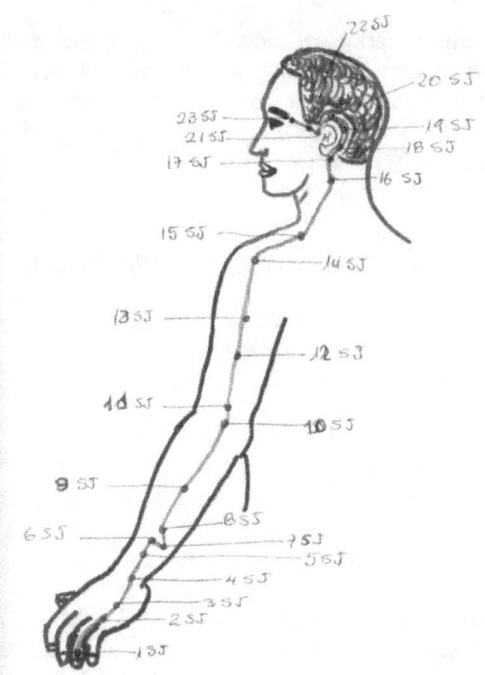

Figura 36.- Puntos del Canal de San Jiao o Triple Recalentador.

7SJ (7TR): HUI ZONG: "Encuentro con los Antepasados", ubicado a 3 cun por encima del pliegue dorsal de la muñeca, en la parte radial del cúbito. Indicaciones: Punto Xi o de alarma de San Jiao, senilidad, Parkinson, dolor en extremidades superiores, epilepsia, sordera.

8SJ (8TR): SAN YANG LUO: "Cruce de los Tres Yang", ubicado a 4 cun por encima del pliegue dorsal de la muñeca, entre el cúbito y el radio. Indicaciones: Parálisis del miembro superior, dolor en el brazo, dolor en el antebrazo, sordera, dolor dentario.

9SJ (9TR): SI DU, "Cuatro Canales", ubicado a 7 cun por encima del pliegue dorsal de la muñeca, entre el cubito y el radio. Indicaciones: Tendinitis, codo de tenista, sordera, dolor dentario, dolor en el antebrazo, inflamación de la garganta, afonía.

10SJ (10TR), TIAN JING, "Pozo Celestial", ubicado en la depresión que se encuentra a 1 cun directamente por encima del olécranon. Indicaciones: Depresión, ansiedad, dolor en la nuca, dolor en el hombro y el brazo, jaquecas, desórdenes de la articulación del codo y sus tejidos blandos adyacentes.

11SJ (11TR): QING LING, "El Color del Espíritu", ó QING LENG YUAN, "Límpido Foso Abismal", ubicado a 2 cun directamente por encima del olécranon. Indicaciones: Alucinaciones, dolor en hombro y brazo, dolor de cabeza.

12SJ (12TR): XIAO LUO: "Rivera Dispersa", ubicado a 5 cun arriba del extremo del codo. Indicaciones: Fibromialgias, cefaleas, rigidez nucal, dolor en el hombro y la espalda, dolor en el brazo, dolor dentario.

13SJ (13TR): NAO HUI, "Reunión del Brazo", ubicado en el punto de unión del borde posterior del m. deltoides y el humero, a 1 cun por debajo del pliegue posterior de la axila. Indicaciones: Hombro congelado, hombro doloroso, dolor y edema de la articulación del omoplato, enfermedades del ojo.

14SJ (14TR): JIAN LIAO, "Hueco de los Hombros", en la depresión que se ubica directamente por debajo del borde postero-inferior del acromion. Indicaciones: Hombro congelado, dolor en el hombro y en los tejidos blandos adyacentes al levantar el brazo.

15SJ (15TR): TIAN LIAO, "Hueso Celeste", ubicado en el ángulo interno y superior del omoplato, en el punto medio entre la punta del acromion y el 14TM. Indicaciones: Delirios de referencia, rigidez nucal, dolor en el cuello, dolor en el hombro y brazo, parálisis motora del brazo, dolor en la espalda.

16SJ (16TR): TIAN YOU, "Ventana Celestial", ubicado en el borde posterior del músculo ECM, a nivel del ángulo de la mandíbula. Indicaciones: Estados paranoides, sordera, rigidez del cuello, dolor de cabeza, visión borrosa, edema facial.

17SJ (17TR): YI FENG, "Pantalla del Viento", ubicado en el punto medio de la línea que une el ángulo de la mandíbula y el borde anterior de la apófisis mastoides. Indicaciones: Parálisis facial, sordera, tinnitus, otitis media, parotiditis, dolor dentario, desviación de la comisura labial, inflamación de las mejillas.

18SJ (18TR): QI MAI (CHI MAI): "Vaso Pulsátil", ubicado en el borde antero-inferior de la apófisis mastoidea, por detrás del pabellón auricular, a la altura del límite de los cabellos, y a nivel del conducto auditivo externo. Indicaciones: Sordera, acúfenos, tinnitus y parálisis facial, convulsiones infantiles, dolor de cabeza.

19SJ: (19TR): LU XI, "Respiración de la Cabeza", ubicado en el borde antero-superior de la apófisis mastoidea, a la altura del límite de los cabellos. Indicaciones: Sordera, tinnitus, otitis media, vómito, convulsiones infantiles, dolor de cabeza.

20SJ (20TR): JIAO SUN, "Dirección Descendente", ubicado con la oreja doblada, en la punta del ápice de la oreja, en el límite de los cabellos. Indicaciones: Otitis externa, dolor dentario, opacidad de la córnea, mastoiditis, Artritismo de la articulación temporo-mandibular, conjuntivitis, tinnitus, rigidez nucal.

21SJ (21TR): ER MEN, "Puerta del Oído", ubicado en la depresión que se encuentra delante de la incisura supra-trágica. Indicaciones: Autismo, sordera sensorial, otitis media.

22SJ (22TR): ER JE LIAO, "Hueso de la Paz", ubicado en la línea media de la patilla, y a nivel del borde superior del arco cigomático. Indicaciones: Agitación psicomotriz (moxa directa), tinnitus, cefalea, trismus, parálisis facial, desviación de la comisura labial, dolor y pesadez de la cabeza, inflamación en el cuello, acné.

23SJ (23TR): SI ZHU KONG, "Los Acordes del Bambú Vacío", ubicado en el extremo externo de la ceja, en una depresión. Indicaciones: Enfermedades de los ojos, cataratas, conjuntivitis, visión borrosa, tic de los párpados, cefalea, dolor dentario, epilepsia, acné.

CANAL DEL XIN BAO O MAESTRO DE CORAZÓN (JUE YIN DE LA MANO).

XIN significa Corazón, y BAO significa Envoltura. Esto hizo que la OMS le llamara para efectos de la Medicina occidental como Canal de Pericardio. En MTCH se le conoce como XIN BAO o MAESTRO DE CORAZÓN. El Xin Bao maneja toda **la parte Espiritual** del paciente, al contrario del San Jiao, que maneja todo lo estructural. El Xin Bao es la expresión de una fuerza de luz que lleva un sentido, una dirección. El sentido de esa fuerza de luz luz lo da El Xin Bao o Maestro de Corazón.

El Xin Bao es el canal energético por el cual se facilita la Comunicación y la Interacción del Ser con el Medio. El Xin Bao es el que facilita la llegada de toda la información de todos los órganos y sistemas al emperador, el corazón, y a la vez, es quien lleva la información a todo el organismo acerca de las decisiones del Emperador, para que todo funcione bien, par que podamos sentir, pensar y actuar en la misma dirección. Es decir, el Xin Bao es el **Guía o Maestro** que lleva al Emperador el conocimiento de la situación total del reino (todo el organismo), "filtrada y editada" de una manera tal que el Emperador no se afecte y pueda tomar las decisiones pertinentes para el buen funcionamiento de todo el organismo.

CANAL DEL XIN BAO –TRAYECTO

Nace en el centro del tórax, el "Centro del pecho": SHAN ZHONG. Saliendo penetra en el pericardio, órgano al que pertenece, según la medicina occidental. Desciende por el diafragma al abdomen conectando así con el Jiao Superior, Jiao Medio (ZHONG WAN) y Jiao Inferior (QI HAI). Es decir, parte del Corazón, luego va a la parte de la forma, y luego va al parte de la esencia. Esa es la dirección hacia donde primeramente se desplaza la luz que emanan los soles.

Una rama de este va por el tórax y sale por las costillas (1MC-Tian Chi), descendiendo por la axila y por la mitad del pliegue de flexión del brazo. Penetra en la fosa cubital del codo, y por el centro del antebrazo, entre los tendones del flexor palmar largo y el flexor radial del carpo, penetrando en la palma de la mano. De aquí pasa por el dedo medio hasta su extremo (9MC-Zhong Chong). Otra rama sale de la palma de la mano en 8MC (Lao Gong) y va por el 4° dedo hasta su extremo (11SJ-Guan Chong) y se une con el Canal San Jiao (Shao Yang de la Mano).

Visto lo anterior, que el MC va hacia lo Estructural y hacia lo Espiritual, a través de él podemos manejar la estructura (SJ) y la parte espiritual (XB). Esto es importante a la hora de tratar al paciente según nuestra intención, pues nos permite saber en qué dirección tenemos que hacer la puntura: descendente, perpendicular o ascendente, según lo que necesitemos manejar.

Como el Xin Bao tiene que ver con el Jiao Superior, *si vamos a manejar el MC* en el 17 de RM (SHAN ZHONG), utilizaremos *puntura descendente*, pues esta parte del canal fluye de arriba hacia abajo; *si queremos manejar el San Jiao*, el 12 RM, el Jiao Medio, utilizaremos *puntura perpendicular*, y *si queremos manejar el Ren Mai* como tal, utilizaremos *puntura ascendente*, puesto que el Ren Mai corre de abajo hacia arriba. Esto porque estaremos trabajando la energía en tres planos diferentes.

LOCALIZACION DE PUNTOS DEL CANAL DE XIN BAO O MAESTRO DE CORAZÓN (YUE YIN DE LA MANO) – 9 RESONADORES

1MC (1XB): TIAN CHI, "Estanque Celeste", ubicado a 1 cun lateral externo a la tetilla, a nivel del 4° espacio intercostal. Indicaciones: Angina de pecho, dolor en el pecho, TBC de nódulos linfáticos, dolor en los hipocondrios, dolor en la axila.

2MC (2XB): TIAN QUAN, "Fuente Celeste", ubicado a 2 cun por debajo del extremo anterior del pliegue axilar, en el centro del m. bíceps braquial. Indicaciones: Depresión (moxa indirecta), dolor en el pecho y en los hipocondrios, tos, dolor en la cara posteromedial del brazo, dolor precordial.

3MC: (3XB): QU ZE, "Vapores Luminosos Sinuosos", ubicado En el lado cubital del tendón del m. bíceps braquial, en el pliegue transversal del codo. Indicaciones: Tendinitis, asma, angina de pecho, fiebre, gastralgia, palpitaciones, dolor en el codo y en el brazo, dolor de estómago, vómito, angustia.

4MC (4XB): "XI MEN", "Puerta del Límite", ubicado a 5 cun por encima del primer pliegue transversal de la muñeca, entre los tendones del m. largo palmar y del m. flexor radial del carpo, entre el cúbito y el radio. Indicaciones: Punto Xi o de alarma de MC, Esquizofrenia, parálisis del miembro superior, taquicardia, angina de pecho, pleuritis, mastitis, neurastenia, epistaxis, trastornos mentales.

CANAL DE XIN BAO – MAESTRO DE CORAZÓN
JUE YIN DE LA MANO (9 RESONADORES)

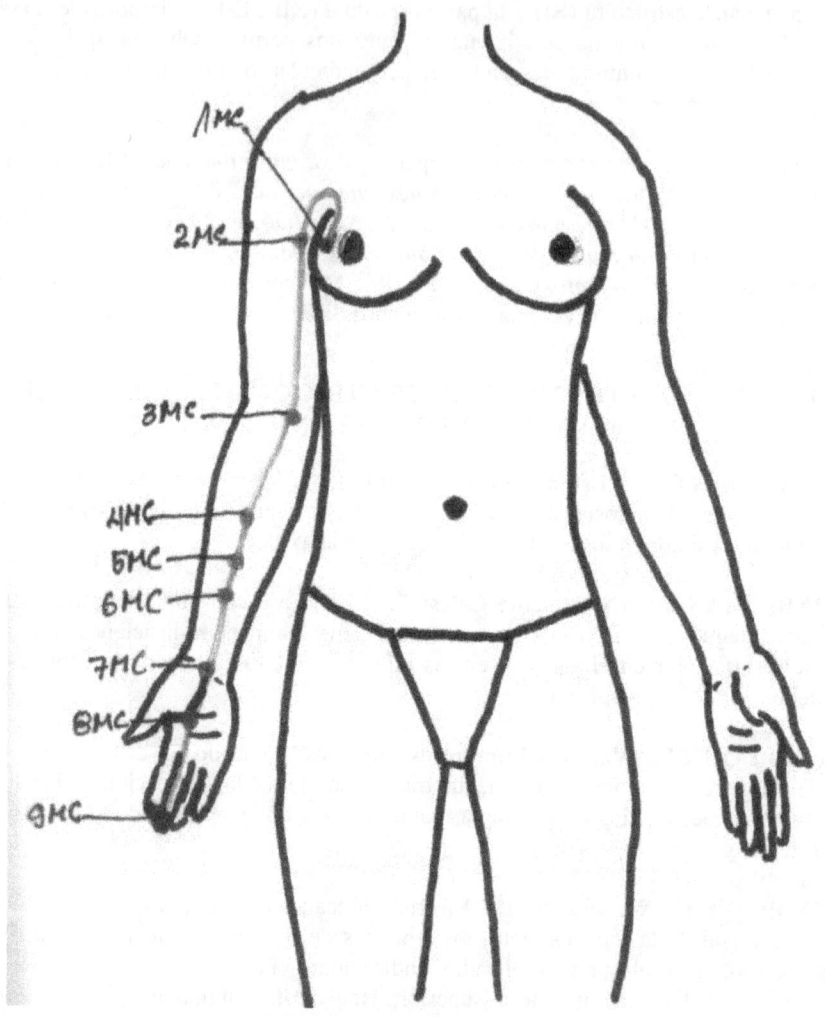

Figura 37.- Puntos del Canal de Maestro de Corazón, o Xin Bao.

5MC (5XB): "JIAN SHI, "El Intermediario, Intuición, Intención", ubicado a 3 cun por encima del primer pliegue transversal de la muñeca, entre el cúbito y el radio. Indicaciones: Enfermedades crónicas, trastornos de la personalidad, esquizofrenia, taquicardias, angina de pecho, malaria, epilepsia, dolor en el brazo, vómito, irritabilidad, trastornos mentales.

6MC: (6XB): NEI GUAN, "Barrera Interna", ubicado a 2 cun por encima del primer pliegue transversal de la muñeca, entre el cúbito y el radio. Indicaciones: Punto LO de MC, enfermedades crónicas, estrés, alteraciones de los sentimientos, insomnio, palpitaciones, histeria, epilepsia, angina de pecho, dolor en el pecho y la región costal, hipo, gastralgia, vómito.

7MC (7XB): DA LING, "Gran Meseta", ó XIN ZHU, "Maestro de Corazón", ubicado en el primer pliegue transversal de la muñeca, entre el cúbito y el radio. Indicaciones: Angina de pecho, hipertensión, palpitaciones, desórdenes de la articulación de la muñeca y sus tejidos blandos adyacentes, insomnio, epilepsia, vómito, trastornos mentales.

8MC (8XB): LAO GONG, "Palacio de las Fatigas, Palacio de la Labor", ubicado en la palma de la mano, en el hueco que se forma entre el 3º y 4º dedos de la mano cuando esta se flexiona totalmente. Indicaciones: Astenia, debilidad general, síndrome de fatiga crónica, epilepsia, estomatitis, infecciones crónicas de la piel de las manos, cansancio, dolor precordial, trastornos mentales.

9MC (9XB): ZHONG CHONG: "Asalto Central", ubicado en el ángulo ungueal radial del tercer dedo de la mano. Indicaciones: Angina de pecho, infarto de miocardio, apoplejía, coma, enfermedades febriles, accidente cerebro-vascular, pérdida de conocimiento, inflamación, dolor y rigidez de la lengua, tinnitus, calor en la palma de la mano.

RESONADORES TIAN

San Jiao y Xin Bao, el sol y la luz que corren intencionadamente siguiendo una dirección, son dos canales funcionales que no tienen una equivalencia física como el riñón, el bazo, etc., luego están en otro plano. Esos dos canales son la conexión del hombre con el macrocosmos. Como microcosmos, el hombre tiene que tener representado en él al macrocosmos; entonces, nace el Ideograma del TIAN, el cual recoge esa intermediación del hombre, esa intermediación entre el cielo, el universo, y la tierra.

El Ideograma de TIAN tiene 3 trazos y su significado es "El Hombre Estelar", "El Hombre Celeste".

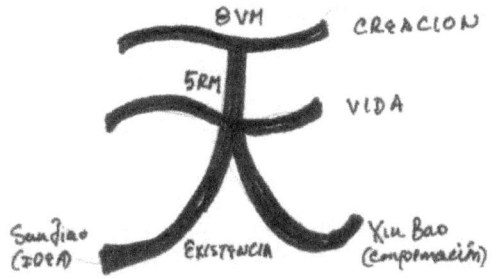

Figura 38. Ideograma del Tian y los niveles de tratamiento.

1. El primer trazo es el trazo celeste:la CREACIÓN), y podemos representarlo con los Ocho Vasos Maravillosos (8VM).
2. El segundo trazo es el trazo Terrestre: la VIDA, representada por los Cinco Reinos Mutantes (5 RM), y
3. El Tercer trazo, corresponde al intermediario, que es el hombre, representado por el San Jiao (IDEA) y el Xin Bao (CONFORMACIÓN).

En resumen, en el principio existe la creación; dentro de ella aparece nuestro planeta, y en él se empieza a gestar el hombre, que termina asentándose en la tierra. El TIAN es la verdadera naturaleza del hombre. En esos resonadores podemos rescatar la memoria del "Hombre Estelar", la cual le dice que su permanencia en este mundo no depende de él, sino de otras fuerzas. Y eso lo obliga a cambiar en muchos aspectos y actitudes de vida a diario.

El hombre enferma cuando se aleja de su designio celeste. Con el TIAN entonces, al traer de nuevo la memoria del Hombre Estelar, podemos abordar cualquier enfermedad, especialmente en las enfermedades crónicas, a través de estos dos vectores que son el SJ y el XB. De esa manera, las cosas comienzan a evolucionar bien.

Los resonadores TIAN que residen en San Jiao (3 resonadores, porque nace del misterio del 3, hay 3 cielos <3 Jiaos> en el SJ) y en el Xin Bao (2 resonadores, porque se origina en la tierra, y el hombre a ese nivel de existencia se comporta en una dualidad). Al trabajar los **resonadores TIAN** estamos **manejando la energía original del paciente**. Son los siguientes resonadores:

10 TR: TIAN JING, "Pozo celestial", ubicado en la depresión que se encuentra a 1 cun por encima del codo. Indicaciones: Punto HO (Mar) de Tierra, en él se actúa fundamentalmente sobre la esencia, pues actúa en el depósito de la misma, y correspondería con el Jiao inferior. Depresión, ansiedad, desórdenes de la articulación del codo y tejidos vecinos.

15 TR: TIAN LIAO, "Hueso Celeste", ubicado en la parte superior del omoplato, en el ángulo interno. Indicaciones: Actúa sobre el Jiao Medio. Delirios de referencia, dolor en el cuello, brazo y dolor del cuello, debilitamiento del brazo. Puntura perpendicular.

16 TR: TIAN YOU, "Ventana Celestial", ubicado en el borde posterior del músculo ECM, a nivel del ángulo de la mandíbula. Indicaciones: Actúa sobre el Jiao Superior. Estados paranoides, mareos, rigidez nucal.

1 MC: TIAN CHI, "Estanque Celestial", ubicado en el 4° espacio intercostal, a 1 cun lateral externo del pezón. Indicaciones: Angor, ansiedad, dolor en la región torácica, TBC o nódulos linfáticos. Puntura: es mejor evitar la puntura, y actuar sobre él con masaje o moxa indirecta. Se puede punturar, pero es más efectiva la moxa indirecta.

2 MC: TIAN QUAN, "Fuente Celeste", ubicado en la cara antero interna del brazo, a 2 cun por debajo del pliegue de la axila, sobre el bíceps. Indicaciones: Depresión (moxa indirecta), dolor precordial, tos, y dolor en la espalda y en la parte medial del brazo. Puntura perpendicularmente 1,0 a 1,5 pulgadas. También se puede manejar con masaje o Moxa indirecta.

Además, hay otros resonadores TIAN en otros canales, los cuales también podemos utilizar, según el caso:

10 V: TIAN ZHU, "Columna Celestial", ubicado en la línea media, a 0,5 cun por encima de la línea posterior del cabello. Indicaciones. Estados confusionales e histeria, cefalea occipital, dolor y rigidez nucal, insomnio, faringitis.

9 VB: TIAN CHONG, "Asalto Celeste", ubicado a 1 ½ cun del ápice de la oreja, y a ½ cun hacia atrás, siguiendo la curva de la oreja. Indicaciones: Estados delirantes, cefaleas, dolor de las encías, epilepsia.

11 ID: TIAN ZONG, "Ancestro Celestial", ubicado a 1 cun por debajo del punto medio de la espina del omoplato. Indicaciones: Neurosis de ansiedad (P y moxa indirecta), dolor en el hombro y en el lado postero-lateral del codo y el brazo.

16 ID: TIAN CHUANG, "Ventana Celestial", ubicado detrás del borde posterior del ECM, a la altura de la 5ª vértebra cervical. Indicaciones: Vértigo, mareos, tinnitus, dolor de garganta, rigidez y dolor en el cuello.

17 ID: TIAN RONG, "Figura Celestial", ubicado Detrás del ángulo mandibular, en el borde anterior del músculo Esternocleidomastoideo (ECM).   Artritismo témporo-mandibular, amigdalitis, dolor de garganta, afasia.

12 E: TIAN GAI, "Cielo Cubierto", ubicado en el centro de la fosa supraclavicular. Indicaciones: Tortícolis, dolor de garganta, Asma, pleuritis, neuralgia costal.

ELEMENTO O REINO MUTANTE DE LA TIERRA

"...Y en el principio creó dios el cielo y la tierra... Todo preparado para la llegada de un especial invitado: ...El binomio Humano... Todo quedó dispuesto: El cielo y la tierra como anfitriones a la espera de la llegada del huésped... La Receptividad de la Tierra como expresión de un habitáculo de residencia en donde todo está al servicio de la humanidad..."

Dentro de la dinámica de los Cinco Reinos Mutantes, la Tierra ocupa el **CENTRO**. Desde la antigüedad, en todas las culturas y en todas las tradiciones, el papel del centro era **no solo un concepto geográfico**, sino que era **una referencia**. También era un **LUGAR** o **PUNTO DE ENCUENTRO**; también era un **LUGAR DE PODER**, por el concepto de que en él se mantenía el **EQUILIBRIO**.

Si es todo eso, también el Centro es un lugar de reconocimiento, y es el ASIENTO DEL RECUERDO. También delimita un territorio: INTERRELACIÓN. Todo esto daría un falso estado de quietud, pero no es así: ese Centro que describe la tradición es un PROPULSOR DE MOVIMIENTO. A partir del Centro, todo lo que llegue allí, y todo lo que se produzca allí se va a expandir por todo el organismo, en todas las direcciones. Dice el So Wen: "...en el Centro confluyen las informaciones que proceden de las cuatro orientaciones, y en él se da el conocimiento de todo lo que ocurre alrededor".

IDEOGRAMA DEL ZHONG (CENTRO)

En el Ideograma del ZHONG, que significa CENTRO, podemos ver los siguientes trazos:

1. La manifestación de la Unicidad.

2. Un trazo con sentido curvo, para que el hombre se dé cuenta de que está inmerso en un espacio curvo (que es el origen de todo el movimiento energético en el universo).

3. En este trazo horizontal se plasma la manifestación del UNO: se plasma la idea del movimiento circular con un sentido.

4. Este último trazo es una referencia celeste, que le da sentido a los 3 trazos anteriores. Los 3 trazos anteriores solos forman un vacío: no tienen ninguna referencia. El 4º trazo proporciona esa referencia.

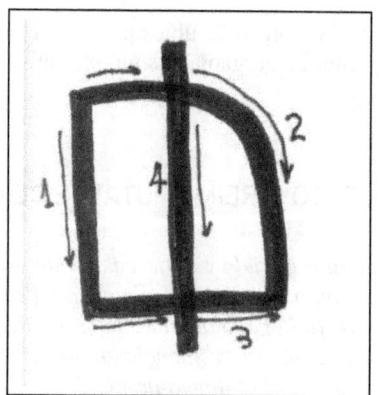

Figura 39.- Ideograma del ZHONG (Centro).

Cuando no tenemos ese 4º trazo nos sentimos desubicados, no le damos sentido a nuestra existencia, y nos sentimos vacíos, sin saber qué hacer. Ese 4º trazo nos da, según la tradición oriental, un sentido para el Centro.

Centrarse es encontrar un sentido a lo que somos, y de ahí, a lo que deseamos, a lo que queremos y a lo que hacemos y realizamos. Se centra cuando ese espacio vacío encuentra un sentido.

Cuando estamos centrados, nuestros pensamientos y sentimientos van en el mismo sentido, y por tanto, nuestras acciones se dirigen en esa misma dirección.

El CENTRO es la referencia básica de para qué está y para qué sirve la Tierra, y así podamos entender lo que fluye de y hacia ella. La tradición oriental en la alta antigüedad no veía a la Tierra como el centro, sino que le asignaban un planeta regente, Saturno, el "Señor de los anillos". Ahora, en la tradición posterior, se reconoce a la Tierra como Punto de Encuentro.

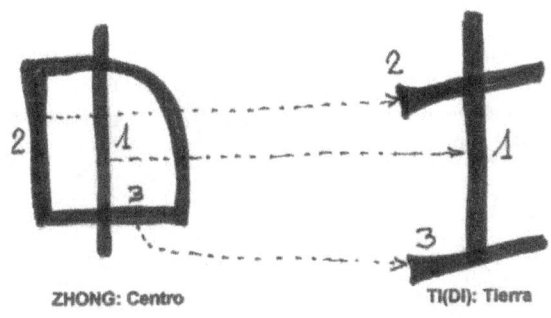

Figura 40.- Ideograma del Zhong y el Ideograma Ti ó Di (Tierra).

En el Ideograma del Ti (se pronuncia Di), que significa Tierra, podemos ver cómo todo parte del Ideograma del Zhong, y podemos encontrar lo siguiente:

1. Un primer trazo, que es una manifestación celeste.
2. Un segundo trazo, que corresponde a la influencia celeste, y que corresponde a la referencia celeste del Zhong, y
3. Una proyección de esa manifestación celeste, es decir, donde podemos materializar esa manifestación.

En el Ideograma de la Tierra, el Ti, no se ve una manifestación de curva sino que coinciden solo los trazos verticales, o sea la referencia celeste. El planeta Tierra tiene bien claro cual es su sentido, sabe exactamente para donde va, y cual es su función en el universo, desde siempre. De cara al Cosmos, el planeta Tierra es un lugar donde existe vida. Nosotros, como seres habitantes de este planeta, también tenemos un Centro dentro de nosotros mismos. Para poder centrarnos, también debemos tener una Referencia, y actuar de acuerdo con ella y con ese centro. La Tierra tiene como función llevar todo lo que contiene en su viaje hacia donde tiene qué llegar: es un designio celeste que la Tierra tiene muy claro y cumple perfectamente con su tarea.

El Centro se ha desplazado para pasar a ser un Reino Mutante como consecuencia de la actividad del Fuego celeste, para recordar al hombre su origen celeste y poder seguir cumpliendo su misión. Si antes el equilibrio estaba centrado (en una posición central) que regulaba la acción de los 4 Reinos Mutantes, ahora, por un designio celeste dado para recordar al hombre que es creado a imagen y semejanza del cielo, se desplaza la tierra para ocupar un espacio dentro de los 4 RM y así poder seguir cumpliendo con su misión.

Muchos pacientes llegan a la consulta por haber perdido su referencia celeste; en ellos su centro se "atascó", y no saben qué hacer ni para dónde ir. La MENTIRA nos descentra y nos enferma, y hace que la referencia celeste se pierda (el 4º trazo del Zhong) y se haga cada vez más humana, apareciendo más mentira, egoísmo, celos, envidia, personalismo, manipulación, mercantilismo, avaricia, y demás enfermedades del espíritu, lo cual nos lleva a la aparición posterior de todo tipo de enfermedades orgánicas, emocionales y mentales.

Si perdemos nuestro Centro, si nos convertimos en un barco a la deriva, somos presa fácil de los manipuladores, explotadores, del hombre económico, y terminamos comprando todo lo que nos ofrezcan, haciendo todo lo que nos digan, permitiendo que nos manipulen y permitiendo que nos utilicen para beneficio de otros. Esa es la peor enfermedad que afronta hoy en día la humanidad.
Desde el ZHONG podemos manejar todo el SHEN.

La guía de referencia de origen de la Tierra son las Estrellas. La Madera nos da movimiento. La galaxia está en continuo movimiento. Cuando estamos centrados podemos tener la sensación de movimiento. El Metal hace referencia al tiempo, y nos trae el Recuerdo del tiempo que tiene el universo, etc. El Metal maneja el tiempo, y nos hace ver que todo se da en el universo en Ciclos y Ritmos. El hombre actual, descentrado, no se da cuenta de que hay ciclos y ritmos, y solo lo ve después de mucho tiempo. Ahora, no tenemos una referencia de ciclos y ritmos, y nos centramos solamente en nosotros, sin darnos cuenta de que estamos cumpliendo un ciclo. De no ser así, no le tendríamos tanto miedo a la muerte.

En el Ciclo de los Cinco Reinos Mutantes, al RM de la Tierra le corresponden el Bazo como órgano, y el Estómago como entraña. El Bazo Distribuye la esencia, y el Estómago recibe toda la energía de la Tierra, la procesa y no se queda con nada. La energía del Bazo asciende y la energía del Estómago desciende.

CORRESPONDENCIAS DEL REINO MUTANTE TIERRA

CORRESPONDENCIAS	TIERRA
ORGANO	Bazo
VISCERA	Estómago
COLOR	Amarillo
E. CELESTE	Humedad
SABOR	Dulce/Insípido
ORIENTACION	Centro
E.CICLICA (EQUILIBRIO)	Reflexión
E. CICLICA (DESEQUILIBRIO)	Angustia/Obsesión
TEJIDO	Musculos
ORIFICIO	Boca
ORGANO SENTIDOS	Tacto
SECRECION	Saliva
ACCION	Hiper
NUTRE	Músculos
EMOCION	Cavilación
PLANETA	Saturno
ESTACION	Estío (Verano indio)
CLIMA	Humedad
OLOR	Perfumado
NOTA MUSICAL	Mí
EFECTO	Nutrir
ENERGIA	Estabilizadora

Figura 41.- Cuadro de Correspondencias del Reino Mutante Tierra.

1- El Reino Mutante de la Tierra se corresponde con el Centro. El hombre oriental se orienta así: De cara está el Sur, el Fuego; de
espaldas está el Norte, el Agua; a la derecha, el Oeste, el Metal; a la izquierda está el Este, la Madera, y al Centro está él
mismo, el Hombre Tierra.
2- El planeta regente es Saturno.
3- La estación es el ESTÍO (fin de verano).
4- Su color es el Amarillo (resultado de la acción del Fuego sobre la tierra.
5- Su energía celeste es la HUMEDAD.
6- El sabor es el insípido y/o el dulce. El insípido equilibra el RM Tierra. Es el sabor del cereal.
7- La expansión de la humedad es el Tejido conjuntivo.
8- Su órgano es el Bazo y su entraña es el Estómago.

La función de los resonadores de B y E forma una Unidad Indisoluble, que comprende un Tao perfecto; uno sin el otro no pueden actuar, porque traería inmediatamente problemas muy severos. La energía del B asciende y la energía del E desciende. Cuando llega todo el alimento (Yin), pero que a la vez tiene una energía Yang, y en el estómago se va a producir la transformación del Yang para convertirse en Yin.

El alimento (Yin) llega al Estómago (Yang) y en su transformación se convierte en energía Yang, la cual va a la Tierra y se concretiza en energía Yin. El Bazo distribuye esa energía Yin, y la expande por todo el organismo (Expansión: Yang). Es decir, Bazo y Estómago se funden en un perfecto TAO, en donde no importa si es Yin o Yang, ó si se es Yang y Yin. En síntesis, el Yang (el Estómago) transforma y produce energía, y el Yin (el Bazo) transporta y distribuye esa energía.

Esta es la magia del RM Tierra, y solo se ve en este Reino Mutante: La energía del Estómago (Yang) va hacia la Tierra para que pueda concretizarse, para que forme la estructura (Yin). En este caso, el Estómago Yang se comporta funcionalmente como Yin. La energía del Bazo (Yin) asciende y se distribuye por todos los lados (Yang). En este caso, el Bazo, que es un órgano (Yin), en vez de guardar o almacenar la energía del estómago, lo que hace es distribuirla por toda la economía (Yang). Es decir, el Bazo (Yin) se comporta funcionalmente como Yang.

FUNCIONES DEL REINO MUTANTE TIERRA

FUNCIONES DEL ESTÓMAGO

1- Recibe el Agua y el alimento. Es el mar del agua y del grano.
2- La principal función del Estómago es digerir y transformar el alimento.
3- Lleva hacia abajo el alimento inicialmente digerido. La digestión es el proceso en que B y E colaboran para "subir lo claro y para bajar lo turbio".
4- El Estómago desciende la energía.
5- Es el Calor del Centro la residencia de los tres fuegos alquímicos; por albergar el Agua y el Fuego, en él se posibilitan todas las transformaciones alquímicas con el objeto de darle SENTIDO a la vida. Los 3 Fuegos alquímicos son:

10RM: XIA WAN, "Granero Inferior", ubicado en la línea media anterior, a 2 cun por encima del ombligo, y corresponde al **Píloro**.
12RM: ZHONG WAN, "Granero Central", ubicado a 4 cun por arriba del ombligo, y que corresponde al **Cuerpo** del estómago.
13 RM: SHANG WAN, "Granero Superior", ubicado a 2 cun por debajo de la apófisis xifoides del esternón, que corresponde con el **Cardias**.

FUNCIONES DEL BAZO-PÁNCREAS.

Energéticamente, Bazo y Páncreas son una misma energía, y se representan por el mismo fonema en chino. Por eso, a ese canal también se le puede llamar Bazo-Páncreas (BP). Entonces, también funcionalmente se pueden englobar los tres: Estómago, Bazo y Páncreas. Las funciones del Bazo-Páncreas son:

1- Transporte (distribución) y transformación (digestión): Los nutrientes asimilados son llevados por el Qi del Bazo a todo el cuerpo para nutrir todos los órganos y sistemas. Es decir, para nutrir toda la estructura. Por eso se le llama "el distribuidor del reino".

2- El Páncreas tiene dos funciones: una exocrina (digestión y transformación), y una endocrina (distribución y asimilación).
3- El Bazo asciende la energía.
4- El Bazo distribuye los sabores.
5- El Bazo aflora en los labios.
6- Segrega la Insulina (El páncreas).
7- Promueve la circulación.
8- Rige la carne, la nutre y también nutre los miembros.
9- El Bazo determina la constitución adquirida. El Bazo determina la evolución y crecimiento de la forma, de la estructura. El crecimiento, al igual que el envejecimiento están definidos por la actividad del Bazo. Así mismo, el desarrollo de las actividades mentales, el desarrollo intelectual y la memoria también tienen relación con el buen funcionamiento del Bazo. El excesivo cansancio intelectual puede afectar el Bazo (en disminución de la memoria, podemos masajear el canal de BP).

Si un paciente llega con su tez amarilla, se puede saber que hay un estancamiento de Tierra, es decir, de Estómago y/o Bazo-Páncreas, y se puede comenzar a centrar esa Tierra por medio de los 3 fuegos alquímicos: 10RM, 12RM, o 13RM. Con esto, habremos ya hecho mucho por nuestro paciente.

La fuerza de brazos y piernas depende de una adecuada nutrición por el Bazo. En la medida en que el Bazo está débil, aparece flaccidez, cansancio, astenia, adinamia y laxitud.

FISIOPATOLOGÍA DEL REINO MUTANTE TIERRA

Se da cuando la HUMEDAD, energía celeste del RM Tierra entra en aumento:

1- **Cuando se afecta la energía celeste de la Tierra, se afecta primero el mismo reino**, produciendo: digestiones lentas, pesadez, pesadez del cuerpo, tendencia a la obesidad, articulaciones inflamadas pero no calientes, que mejoran con el reposo y empeoran con el movimiento.

2- **El segundo reino que se afecta es el hijo: El Metal**: cuando esa humedad progresa en su estancamiento, hay una deficiente formación del Metal, lo cual produce: astenia, estreñimiento, flemas, aumento de las mucosidades, expectoración y tos.

3- **Luego se afecta el Agua**: el incremento del estancamiento produce alteraciones en la distribución del Agua, la Tierra domina al Agua y la penetra produciendo: oliguria (disminución en la cantidad de orina), edemas, dolor lumbar, frío, somnolencia, mareos, tinnitus, alteraciones del oído, y nicturia.

4- **Posteriormente se daña la Madera**, puesto que la relación Madera-Tierra se invierte, y la Tierra usurpa la función de la Madera; la Tierra se vuelve contra la Madera porque son 2 centros: la madera es el centro dinámico (allí reside el movimiento), y la tierra es el centro estático. Se produce entonces: boca amarga, calambres, dolores musculares y tendinosos, dolores en el hipocondrio derecho y trastornos digestivos.

5- **Cuando el estancamiento de Humedad persiste mucho tiempo, esta muta y se convierte en Calor.** La Tierra se vuelve contra el Fuego, su madre, y entonces se produce:

taquicardia, cara roja, temblores, insomnio, mareos, y situaciones graves como angina de pecho y/o cualquier otra alteración cardiaca, accidentes cerebro-vasculares, etc.

El horario de comando energético para estos canales es:

Estómago: de 7 a 9 a.m.
Bazo-páncreas: de 9 a 11 a.m.

RESONADORES ZHONG (CENTRO)

Son los que corresponden al Centro. Con ellos se puede trabajar el sentido de **CENTRAR** todo aquello que deseemos centrar. También a través de ellos se puede trabajar el **SHEN**. Se puede con ellos tratar cualquier tipo de patología desde el centro. Son ellos:

29 V: ZHONG SHU, "Transportar para Ofrecer en el Centro de la Columna Vertebral", ubicado a 2 cun lateral a la línea media, entre 3ª y 4ª vértebras sacras. Indicaciones: Regula las funciones Yin y Yang en su "Transportar para ofrecer", vigila que las funciones de la columna vertebral estén equilibradas. Lumbalgias, dolor lumbo-sacro, enteritis, ciática. Puntura: Perpendicularmente 1,0 a 1,5 pulgadas.

33 V: ZHONG LIAO, "Orificio Central", ubicado en el 3er. agujero sacro, aproximadamente a 1 cun de la línea media posterior. Indicaciones: Aplicaciones: Sacralgias, coccigodinias, hemorroides, orquitis, menstruaciones irregulares, disuresis y otras enfermedades urogenitales, lumbago, ciática, neurastenia. Puntura: perpendicularmente 1,0 a 1,5 pulgadas.

15 R: ZHONG ZHU, "Corriente Central", ubicado a 1 cun por debajo del ombligo y 0,5 cun lateral a la línea media anterior. Indicaciones: Aplicaciones: Retención de líquidos, dolor abdominal bajo, constipación, irregularidad menstrual. Puntura perpendicularmente 0,5 a 1,0 pulgadas.

32 VB: ZHONG DU, "Canal Central", ubicado en la línea media externa del muslo, 5 cun superior al pliegue poplíteo, o 2 cun debajo de donde cae el pulpejo del dedo medio, en posición de firme. Indicaciones: Aplicaciones: Atrofia muscular, hemiplejía, ciática. Puntura perpendicularmente 1,5 a 2,5 pulgadas.

4 H: ZHONG FENG, "Sello Central", ubicado en el empeine, a la altura de los maléolos, en el hueco que se forma entre los 2 tendones. Indicaciones: Punto Metal de Hígado, insuficiencia venosa, dolor en el abdomen bajo, retención urinaria, hernia, espermatorrea, dolor en el pene. Para trabajar en la Ruta del Agua, sin importar en qué Reino mutante nos encontremos. Puntura Perpendicularmente 0,3 a 0,5 pulgadas.

6 H : ZHONG DU "Totalidad Central", ubicado a 7 cun del maléolo interno, en el borde de la tibia. Indicaciones: Aplicaciones: Punto Xi o Alarma del hígado, irregularidad menstrual, hernia, dolor en las articulaciones de miembros inferiores. Puntura perpendicularmente 0,5 a 1,5 pulgadas.

3 TR : ZHONG ZHU, "Islote Central", ubicado en la cara dorsal de la mano, en el hueco que se forma detrás de los nudillos, entre el 4° y 5° dedos. Indicaciones: Aplicaciones: Gastritis, inapetencia, mareo, vértigo, tinnitus, cefalea, dolor de garganta, y parálisis de miembros superiores, o de las manos. Puntura perpendicularmente 0,5 a 0,7 pulgadas.

9 MC: ZHONG CHONG, "Asalto Central", ubicado en el ángulo ungüeal externo del dedo medio (lado pulgar). Indicaciones: Aplicaciones: Angina de pecho, infarto, apoplejía, coma, golpe de calor, Enfermedades febriles. Puntura perpendicularmente 0,1 pulgadas, o pinchar hasta hacer sangrado.

1 P: ZHONG FU, "Centro Interior Material", ubicado en el 1er. Espacio intercostal (a 3 cun por encima del pezón) y a 2 cun por fuera de la línea de la tetilla. Indicaciones: Aplicaciones: Depresión, asma, tos, disnea, dolor en el pecho, dolor en hombro y espalda, TBC pulmonar. Puntura 0,5 a 0,7 pulgadas hacia la parte superior y lateral del pecho.

7 TM: ZHONG SHU, "Culminación del Equilibrio", ubicado entre la 10ª y 11ª vértebras dorsales, sobre la línea media posterior. Indicaciones: Aplicaciones: Escoliosis, dolor de espalda, gastralgia, anorexia, alteraciones visuales. Puntura oblicuamente 0,5 a 1,0 pulgadas, ligeramente hacia arriba.

3 RM: ZHONG JI, "El Centro más Elevado", ubicado en la línea media anterior, a 1 cun por encima de la sínfisis púbica. Indicaciones: Aplicaciones: Esterilidad femenina, impotencia sexual, espermatorrea, irregularidad menstrual, leucorrea, inflamación pélvica, Incontinencia o retención urinaria. Puntura perpendicularmente 1,0 a 2,0 pulgadas.

12 RM: ZHONG WAN, "Granero Central", ubicado en la línea media anterior, a 4 cun sobre el ombligo. Indicaciones: Enfermedades congénitas o hereditarias del recién nacido, punto Mo de Estómago y de Entrañas, gastritis, úlcera gástrica, vómito, distensión abdominal, hipo. Manipulación: Masaje, Moxa suave ó Puntura rápida. Puntura perpendicular 1,0 a 2,0 pulgadas.

16 RM: ZHONG TING, "Pabellón Central", ubicado en la línea media anterior, al final del esternón, en la unión con la apófisis xifoides. Indicaciones: Aplicaciones: Asma bronquial (moxa indirecta o directa), tos, regurgitación láctea en infantes, vómito. Puntura oblicuamente 0,3 a 0,5 pulgadas.

Se puede Centrar el organismo a través de los resonadores Zhong y también a través de los canales de Bazo y Estómago. El canal de Estómago tiene 45 resonadores, y el de Bazo-Páncreas tiene 21 resonadores.

MASAJE ENERGÉTICO DE BAZO Y ESTÓMAGO

Se puede hacer masaje energético para centrar, estimulando la energía del paciente con nuestras manos. Primero se hace el ofrecimiento a Dios, haciendo una venia y colocando nuestras manos con los dedos 4° y 5° flexionados (en actitud de humildad y sumisión) sobre la cabeza del paciente, y comenzando a recorrer, sin tocar (a unos 5 a 10 centímetros de la piel) el camino del **canal izquierdo de Estómago** (que se inicia en la cabeza), y seguimos descendiendo por el trayecto del canal hasta llegar a su punto final, en la punta del 2º dedo del pie.

Posteriormente pasamos al **canal izquierdo de Bazo-Páncreas**, que sale del quinto dedo del pie, y ascendemos por el trayecto de su recorrido, hasta culminar en el punto 21B, ubicado en el 6º espacio intercostal, con la línea axilar media.

De allí comenzamos el recorrido por el **canal derecho de Estómago** y nos regresamos por el **canal derecho de Bazo**.

Este recorrido debe hacerse 3 veces, y debe estar acompañado del VERBO, pronunciando el nombre alquímico de algunos resonadores (el nombre alquímico es el nombre del resonador en chino, ejemplo: 36E: ZU SAN LI), en los cuales nos detendremos momentáneamente, y los cuales son:

34 E: LIAN QIU, Cima de la Colina", Punto de alarma de Estómago, ubicado en la línea que une la espina iliaca antero-superior y el borde externo de la rótula, a 2 cun por encima de esta.

36 E: ZU SAN LI, "Divina Indiferencia Terrestre", ubicado a 3 cun por debajo del borde inferior de la rótula, y 1 cun por fuera del borde externo de la tibia. Es Punto tierra de Estómago, Punto tierra de Tierra. Es un punto distribuidor, ayuda a centrar a ya cumplir toda la misión de centrar y distribuir. Concentra y moviliza mucha cantidad de energía, y es purificador de la sangre. Además, una rama del ZU SAN LI llega al cerebro, por lo cual se puede utilizar en afecciones cerebrales. También se utiliza para tratar cualquier patología gastrointestinal, y en las alteraciones emocionales, por ser "Divina Indiferencia Terrestre". Es el Maestro de los miembros inferiores, por lo cual se debe utilizar en el manejo de parálisis e inmovilidad de miembros inferiores. Nota: luego de los 40 años de edad, se debe moxar ZU SAN LI, 9 imposiciones (9 = Máximo de Yang) para mantener la humedad en orden y equilibrio. Este punto es maravilloso, puesto que sirve casi para todo.

40 E: FENG LONG, "Abundancia Generosa", ubicado a 8 cun de la punta de la rótula y a 1 cun de la parte externa de la tibia, en un hueco. Punto LO de Estómago (en él trabajamos todo el canal de Estómago). Es el Maestro de la Flema y de la Humedad. Se utiliza para manejo de tos, flemas, enfermedades respiratorias y digestivas.

4B: GONG SUN, "Ofrenda Universal", ubicado en la cara interna del pie, a 1 cun por detrás de la articulación metatarso-falángica del dedo gordo del pie. Es el Punto LO de Bazo (con él trabajamos todo el canal), es además el Punto de Apertura del Chong Mo, el Mar de todos los canales.

8B: DI JI, "Fuerza Motriz de la Materia Primera", ubicado cara interna de la pierna, a 3 cun por debajo del borde inferior de la cabeza de la tibia, y a 1 cun interno al borde posterior de la tibia. Este es el Punto tierra de Bazo, Punto Tierra de Tierra, especial para Centrar.

21 B: DA BAO, "Gran Envolvente", ubicado en el 6° espacio intercostal con línea media axilar. Allí llega y confluye todo: es "el gran envolvente", todo se reúne en el **Gran Lo de Bazo**. Trae un movimiento muy grande de energía que va a centrar todo. Es el resumen de todo lo que se ha tratado de centrar. Generalmente se trabaja con Moxa, pues su puntura es difícil por su localización.

CANAL DEL ESTOMAGO (YANG MING DEL PIE)

Se origina en la zona para-nasal, hacia arriba contacta con el tronco nasal y lateralmente con el canto interno del ojo (donde conecta con el Canal de Vejiga).

Desciende por la parte externa para-nasal (suborbitaria), penetra en las encías de los dientes del maxilar superior, vuelve a salir rodeando los labios para salir a la comisura bucal, encontrándose con Tu Mai y Ren Mai y va hacia atrás por la parte latero-inferior de la mandíbula (rama horizontal).

Asciende por delante de la oreja y por el reborde anterior del cuero cabelludo, llegando hasta la frente. Desde la mandíbula (rama horizontal) surge una rama que desciende al cuello y continua por la garganta para penetrar en la fosa supraclavicular.

Descendiendo atraviesa el diafragma y penetra en el estomago, órgano al que pertenece y conecta con el bazo. La parte recta del Canal sale de la fosa supraclavicular y desciende pasando por los pechos. Circula por la zona para-umbilical y penetra en Qi Chong (30E) en la parte lateral del bajo vientre.

Desde el estomago sale una rama que pasa por el orificio inferior del mismo y desciende por el abdomen uniéndose a la parte externa del Canal en Qi Chong, continúa descendiendo, alcanzando la rodilla. De aquí continua descendiendo por el borde anterior de la cara externa de la tibia, pasa por el dorso del pie y alcanza el borde lateral del extremo del 2° dedo.

Desde la zona pre-tibial desciende una rama que parte de 3 cun por debajo de la rodilla y penetra en la zona lateral del dedo medio.

Del dorso del pie, surge otra rama de Chong Yang (42E), y va a terminar en el lado interno del extremo del primer dedo, donde se une con el Canal del B. (Tai Yin del pie). El Estomago se reúne en el 36E, Zu San Li.

LOCALIZACION DE LOS PUNTOS DEL CANAL DE ESTOMAGO

1E: CHANG QI, "Recibir, Heredar el Pesar Silenciosamente", ubicado en a 0,7 cun directamente por debajo de la pupila, en el borde infraorbitario. Indicaciones: Conjuntivitis, glaucoma, ardor ocular, miopía, atrofia óptica, ojo rojo, lagrimeo, ceguera nocturna, tic de los párpados, acné.

2E: SI BAI, "Las Cuatro Claridades", ubicado en la línea de las pupilas, por debajo de la prominencia de las mejillas. Indicaciones: Conjuntivitis, retinitis pigmentaria, parálisis facial, contractura del párpado, cefalea, desviaciones de la comisura labial, tic de los párpados, visión borrosa, mareo y vértigo, acné.

3E: JU LIAO, "Gran Oquedad Firme", ubicado directamente por debajo de la pupila y a nivel del borde inferior de las alas de la nariz. Indicaciones: Gingivitis, epistaxis, parálisis facial, dolor dentario, dolor e inflamación de los labios y la boca, desviación de la comisura labial, epistaxis, tic de los párpados, acné.

4E: DI CANG, "Granero Terrestre", ubicado a 0,4 cun lateralmente al ángulo de la boca. Indicaciones: Trastornos de la deglución, neuralgia del trigémino, parálisis facial, salivación excesiva, desviación de la comisura labial, tic de los párpados, acné.

5E: DA YING, "Gran Reencuentro", ubicado a 1,3 cun delante del ángulo de la mandíbula. Indicaciones: Bocio, parotiditis, parálisis facial, dolor dentario, desviación de la comisura labial, inflamación de la mejilla, acné.

6E: JIA CHE, "Vehículo de Dispersión, Vehículo de Masticación", ubicado en la prominencia del músculo masetero, o a 1 cun arriba y hacia delante del ángulo de la mandíbula. Indicaciones: Neuralgia del trigémino, parálisis facial, parotiditis, espasmo del músculo masetero, dolor dentario, desviación de la comisura labial, inflamación de la mejilla, acné.

7E: XIA GUAN, "Barrera Inferior", ubicado a 1 cun anterior al cartílago, a nivel del canal auditivo. Indicaciones: Sordera, otitis, parálisis facial, neuralgia del trigémino, cefalea, artritis y trastornos motores de la articulación temporo-mandibular, dolor dentario.

8E: TOU WEI, "Fibra de la Cima, Ligadura de la Cabeza", ubicado a 3 cun por encima del borde externo de la ceja. Indicaciones: Miopía, dolor ocular, lagrimeo, migraña, dolor de cabeza, tic de los párpados (no moxar).

9E: REN YING, "Acogida Humana", ubicado a nivel del hueso hioides (la nuez), en el borde anterior del m. ECM. Trastornos del tiroides, hipertensión, asma, dolor de garganta, afasia.

10E: SHUI TU, "Agua Surgente", ubicado A 1 cun directamente por debajo de la nuez, en el borde anterior del m. ECM. Indicaciones: Edemas de cualquier origen, dolor de garganta, asma.

11E: QI SHE, "Mansión del Soplo", ubicado en el borde superior de la clavícula, entre la cabeza esternal y clavicular del m. ECM. Indicaciones: Trastornos de la energía, hipertensión, hipotensión, dolor de garganta, disnea, rigidez nucal, asma, hipo.

12E: TIAN GAI, "Cielo Cubierto", ó **QUE PEN, "Palangana Deteriorada"**, ubicado en la fosa supraclavicular, a nivel de la línea media clavicular. Indicaciones: Tortícolis, dolor de garganta, asma, pleuritis, neuralgia costal, dolor en la fosa supraclavicular.

13E: QI HU, "Puerta Interior del Soplo", ubicado en el borde inferior de la clavícula, a 4 cun de la línea media. Indicaciones: Astenia, asma, bronquitis, dolor en el pecho y espalda, hipo, disnea, tos, plenitud en el pecho y en los hipocondrios.

14E: KU FANG, "Casa del Tesoro", ubicado en el 1° espacio intercostal, a 4 cuna de la línea media. Indicaciones: Asma bronquial (moxa indirecta), bronquitis, distensión y dolor en el pecho y en la región de los hipocondrios, tos, eructos.

15E: WU YI, "Mansión Cubierta", ubicado en el 2° espacio intercostal, a 4 cun de la línea media. Indicaciones: Asma bronquial (moxa indirecta), bronquitis, distensión y dolor en el pecho y en la región de los hipocondrios, tos.

16E: YING CHUANG, "Ventana de Recepción", ubicado en el 3° espacio intercostal, a 4 cuna de la línea media. Indicaciones: Asma bronquial, tos, asma, dolor en la región de los hipocondrios, borborigmos, diarrea, mastitis, dolor en el pecho. En este punto solo se indica moxa indirecta (no puntura).

17E: RU ZHONG, "El Centro del Alimento Primero", ubicado en el centro del pezón. Indicaciones: Solo indicado en casos de Mastitis (con Moxa indirecta).

18E: RU GEN, "El Origen del Alimento Primero", ubicado a 1 cun por debajo del pezón, en el 5° espacio intercostal. Indicaciones: Bulimia, mastitis, déficit de la lactación, dolor en el pecho.

19E: BU RONG, "Sin Contenido, Sin Apariencia", ubicado a 2 cun por debajo del extremo del esternón y a 2 cun lateral a la línea media. Indicaciones: Bronquiectasias, neuralgia intercostal, gastritis, anorexia, vómito, distensión abdominal.

20E: CHENG MAN, "Recepción de la Plenitud", ubicado a 2 cun por debajo del extremo del esternón y a 2 cun lateral a la línea media. Indicaciones: Borborigmos, gastritis aguda y crónica, dolor y espasmo de los músculos rectos anteriores, dolor en hipocondrios.

21E: LIANG MEN, "Puerta de la Ventana", ubicado entre el ombligo y el esternón, a 2 cun de la línea media. Indicaciones: Estreñimiento, úlcera gástrica o duodenal, neurosis gástrica borborigmos, distensión abdominal, dolor en hipocondrios.

22E: GUAN MEN, "Puerta de la Barrera", ubicado a 2 cun de la línea media, y a 3 cun por encima del ombligo. Indicaciones: Hernia inguinal, dolor o distensión abdominal, anorexia, borborigmos, diarrea, edema.

23E: TAI YI, "Supremo Movimiento Inicial", ubicado a 2 cun por encima y 2 cun lateral al ombligo. Indicaciones: Inapetencia, náuseas, vómito, gastralgia, hernia, desórdenes mentales, enuresis, epilepsia, angustia.

24E: HUA ROU MEN, "Puerta del Alimento Resbaladizo", ubicado a 1 cun por encima y 2 cun lateral al ombligo. Indicaciones: Sprue, gastritis, náuseas y vómito, desórdenes mentales, epilepsia.

25E: TIAN SHU, "Culminación Celestial", ubicado a 2 cun lateral al ombligo, sobre su horizontal. Indicaciones: Estreñimiento, somatizaciones, neurosis, ulcus péptico, gastritis aguda y crónica, disentería, constipación, borborigmos, parálisis intestinal (íleo), diarrea en bebés y niños, apendicitis, parálisis de músculos abdominales, obstrucción intestinal aguda, menstruaciones irregulares.

26E: WAI LING, "Colina Exterior", ubicado a 1 cun por debajo y 2 cun lateral al ombligo. Indicaciones: Esterilidad femenina y masculina, retención de líquidos, dolor abdominal, menorragia, dismenorrea, hernia umbilical e inguinal.

27E: DA JU, "Gran Coloso", ubicado a 2 cun por debajo y 2 cun lateral al ombligo. Indicaciones: Colon irritable, dolor abdominal, disentería, espermatorrea, cistitis, eyaculación precoz, distensión abdominal, hernia umbilical e inguinal, disuria.

28E: SHUI DAO, "Ruta o Curso del Agua", ubicado a 3 cun por debajo y 2 cun lateral al ombligo. Indicaciones: Nefritis, síndrome nefrótico, cistitis, retención urinaria, dolor y edema testicular, esterilidad, anuria.

29E: GUI LAI, "El Retorno", ubicado a 4 cun por debajo y 2 cun lateral al ombligo, o a 1 cun por arriba del borde superior de la sínfisis púbica y 2 cun por fuera de la línea media. Indicaciones: Náuseas, vómitos, hernia inguinal, epididimitis aguda, enfermedad pélvica inflamatoria, prolapso uterino, amenorrea, menorragia, dolor abdominal, leucorrea.

30E: QI CHONG, "Asalto del Soplo", ubicado a 2 cun de la línea media, sobre el borde superior de la sínfisis púbica. Indicaciones: Debilidades, inapetencia, neurosis gástricas, hernia inguinal, enfermedades urogenitales, dolor abdominal, borborigmos, menstruaciones irregulares, inflamación de genitales externos, esterilidad.

31E: BI GUAN, "Barrera del Muslo", ubicado directamente por debajo de la espina iliaca antero-superior, a nivel del borde inferior del pubis. Indicaciones: Coxalgias, reumatismo, hemiplejia, parálisis de miembros inferiores, sensación de frío en las rodillas, dolor en miembros inferiores, lumbago, dolor abdominal.

32E: FU TU, "Liebre Acostada", ubicado a 6 cun por encima de la rodilla, en el centro de la cara frontal del fémur. Indicaciones: Colitis ulcerosa, dolor y parálisis de miembros inferiores, hemiplejia, sensación de frío en las rodillas, hernia inguinal.

33E: YIN SHI, "El Homenaje Nutricio del Yin", ubicado a 3 cun por encima de la rodilla, en la línea que une la espina ilíaca antero-superior con el borde supero-externo de la rótula. Indicaciones: Trastornos de mala absorción, dolor o parálisis de la articulación de la rodilla y la pierna, distensión abdominal, hernia inguinal, sensación de frío en las rodillas, hernia inguinal, edemas.

34E: LIANG QIU, "Cima de la Colina", ubicado a 2 cun por encima de la rodilla, en la línea que une la espina ilíaca antero-superior con el borde supero-externo de la rótula. Indicaciones: Punto Xi o de Alarma de Estómago, cistitis a repetición, desórdenes de la rodilla y sus tejidos blandos adyacentes, diarrea, gastralgia, mastitis, artrosis de rodilla.

35E: DU BI, "Hocico de Ternera, Movilidad de la Boca", ubicado en el espacio externo interarticular rotuliano. Indicaciones: Artrosis de rodilla, artritis de rodilla.

36E: ZU SAN LI, "Divina Indiferencia Terrestre", ubicado a 3 cun por debajo del borde inferior de la rótula, y 1 cun por fuera del borde tibial. Neurosis, gastritis, depresión, es un punto que sirve para casi todos los problemas orgánicos, emocionales y mentales, estabilización energética, náuseas y vómito, distensión abdominal, constipación, disentería bacilar, enteritis y demás enfermedades del tracto digestivo, y para tonificar cualquier órgano; edemas, estreñimiento, apendicitis, dolor lumbar, dolor en las piernas, debilidad y agotamiento físico y energético.

37E: SHANG JU XU, "Vacío Inmenso Superior", ubicado a 6 cun por debajo del borde inferior de la rótula, por fuera del borde tibial. Indicaciones: Punto He especial de Intestino Grueso, colitis ulcerosa, dolor abdominal, diarrea, apendicitis, parálisis de miembros inferiores, borborigmos, estreñimiento.

38E: TIAO KOU, "Apertura Regular Rítmica", ubicado a 8 cun por debajo del borde inferior de la rótula, por fuera del borde tibial. Indicaciones: Hombro congelado, parálisis o dolor en miembros inferiores, dolor gástrico y/o abdominal, periartritis del hombro.

39E: XIA JU XU, "Vacío Inmenso Inferior", ubicado a 9 cun por debajo del borde inferior de la rótula, por fuera del borde tibial. Indicaciones: Punto He especial de Intestino Delgado, úlcera duodenal, dolor abdominal, parálisis de miembros inferiores, dolor lumbar, dolor de espalda y de hombros, dolor testicular, atrofia muscular de miembros inferiores, tos con flema, dolor de cabeza, asma bronquial, meteorismo.

40E: FENG LONG, "Abundancia Generosa", ubicado a 8 cun por debajo del borde inferior de la rótula, y 1 cun por fuera del borde tibial. Indicaciones: Punto LO de Estómago, Asma bronquial, meteorismo, tos, hipersecreción de esputo, mareo y vértigo, esquizofrenia, epilepsia, parálisis y entumecimiento de miembros inferiores, hemiplejia, dispepsia, atrofia muscular de miembros inferiores, dolor de cabeza, trastornos mentales.

41E: JIE XI, "Comprender el Torrente", ubicado a la altura del maléolo externo, entre los dos tendones del dorso del pie, en la parte superior del empeine. Indicaciones: Tendinitis, esguince del cuello del pie, parálisis de miembros inferiores, desórdenes del tobillo y sus tejidos blandos adyacentes, distensión abdominal, dolor en las articulaciones de los pies, dolor de cabeza, mareo y vértigo, trastornos mentales.

42E: CHONG YANG, "Asalto del Yang", ó **"HUI YUAN, "Reunir el Origen"**, ubicado en la parte superior del empeine, sobre la línea media, a 1,5 cun por debajo de la línea intermaleolar, donde se palpa la arteria. Indicaciones: Neuralgia del trigémino, dolor en el dorso del pie, parálisis de miembros inferiores, dolor dentario, gingivitis, epilepsia, desviación de la comisura labial y de los ojos, edema facial, gastralgia.

CANAL DE ESTÓMAGO – YAN MING DEL PIE
(45 RESONADORES)

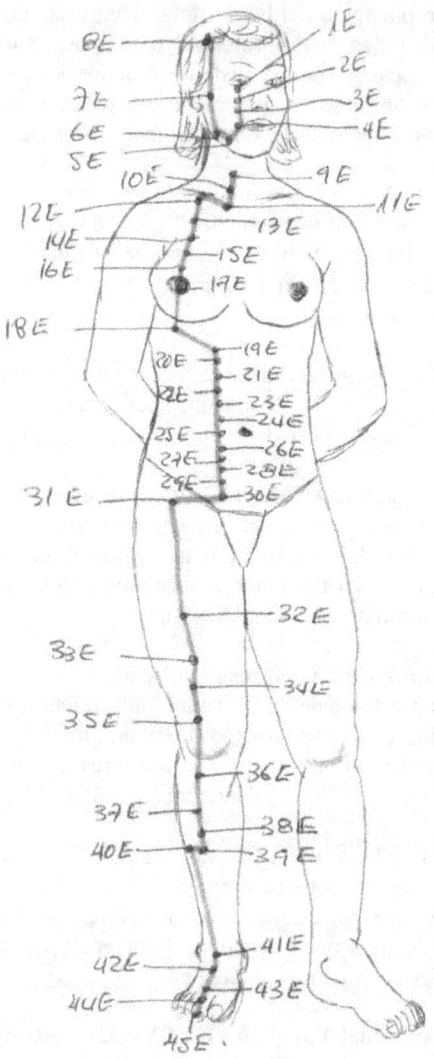

Figura 42.- Puntos del Canal de Estómago.

43E: XIAN GU, "Valle Hundido", ubicado en la parte posterior de la articulación metatarso- falángica del 2º y 3er. dedo del pie, a 1,5 cun del pliegue interdigital.

Indicaciones: Odontalgias, adormecimiento facial, edema, amigdalitis, disentería, borborigmos, dolor abdominal, dolor y edema del dorso del pié.

44E: NEI TING, "Corte Interior", ubicado en la parte posterior de la articulación metatarso- falángica del 2º y 3er. dedo del pie, en el espacio interdigital. Indicaciones: Neuralgias faciales, dolor dentario, cefaleas, amigdalitis, gastralgia.

45E: LI DUI, "Trasvase Austero", ubicado en la raíz del ángulo ungueal del lado externo del 2º dedo del pie. Indicaciones: Obesidad, enfermedades febriles, trastornos del sueño tipo pesadillas, epilepsia, dolor dentario y de garganta, epistaxis, sensación de frío en los pies, distensión abdominal.

CANAL DEL BAZO (TAI YIN DEL PIE)

Se origina en el primer dedo del pie, discurre por la cara inter
na de este, por la línea albirroja (limite entre la cara plantar y dorsal el pie) y asciende circulando por delante del maléolo interno y por la cara interna de la pierna, por detrás del reborde tibial, cruza y se sitúa por delante del Canal del Hígado, y circula por la cara antero-interna de la rodilla y muslo.

Penetra en el abdomen y después en el Bazo, órgano al que pertenece, conectando con el Estómago. Posteriormente asciende atravesando el diafragma, el tórax y circulando a los largo del esófago, alcanza la raíz de la lengua y se esparce por la superficie.

Una rama asciende desde el estomago, atraviesa el diafragma y se vierte en el Corazón, donde contacta con el Canal del Corazón.

LOCALIZACION DE PUNTOS DEL CANAL DE BAZO

1B: YIN BAI, "Vacío Latente", ubicado en el lado interno del dedo gordo del pie, en la parte posterior del ángulo ungueal. Indicaciones: Orzuelo, distensión abdominal, menstruaciones irregulares, insomnio, pesadillas, desórdenes mentales, hemorragia uterina, hipermenorrea, hematuria, hemorroides, rectorragia.

2B: DA DU, "Gran Encuentro", ubicado en el lado interno del dedo gordo del pie, en la parte antero-inferior de la 1ª articulación metatarso-falángica, en la unión de la piel blanca y roja. Indicaciones: Trastornos de la memoria, diabetes, distensión y dolor abdominal, fiebre alta, hipohidrosis, gastralgia, indigestión, vómito, diarrea, estreñimiento.

3B: TAI BAI, "Brillantez Suprema", ubicado en el lado interno del dedo gordo del pie, en la parte postero-inferior de la 1ª articulación metatarso- falángica, en la unión de la piel blanca y roja. Indicaciones: Diabetes, trastornos de la circulación de retorno, distensión abdominal, gastralgia, disentería, constipación, vómito y diarrea, pesadez en el cuerpo, dolor de estómago, borborigmos.

4B: GONG SUN, "Ofrenda Universal", ubicado a 1 cun por delante de la articulación metatarso-falángica del dedo gordo del pié, donde la piel cambia de color. Indicaciones: Punto de Apertura del Chong Mo, Punto LO de Bazo, dolor abdominal, ascitis, cirrosis hepática, gastralgia, dispepsia, vómito, diarrea, menorragia, miomatosis uterina (puntura profunda tonificando 9 veces, dispersando 9 veces y luego retirando en tonificación).

5B: SHANG QIU, Deliberación de la Montaña", ubicado en la depresión antero-inferior del maléolo interno. Indicaciones: Trastornos de la circulación de retorno, gastritis, enteritis, dispepsia, dolor en la articulación del tobillo, distensión abdominal, diarrea, estreñimiento, ictericia.

6B: SAN YIN JIAO, "Cruce de los Tres Yin, Heredar el Decreto del Cielo", ubicado a 3 cun por arriba del maléolo interno, en el borde posterior de la tibia. Indicaciones: Trastornos de la menstruación, hipertensión, emisiones nocturnas, espermatorrea, orquitis, enuresis, polaquiuria, nicturia, retención urinaria, hemiplejia, neurastenia, distensión abdominal, leucorrea, prolapso uterino, insomnio, trastornos motores de miembros inferiores, dolor y parálisis de los pies, acné del adolescente.

7B: LOU GU, "El Goteo del Valle", ubicado a 6 cun por arriba del maléolo interno, y a un cun del borde posterior de la tibia. Indicaciones: Diabetes (moxa indirecta), distensión abdominal, borborigmos, entumecimiento y escalofríos de la pierna y la rodilla.

8B: DI JI, "Fuerza Motriz de la Materia Primera", ubicado a 3 cun por abajo del borde inferior de la cabeza de la tibia, y a un cun de su borde posterior. Indicaciones: Punto Xi o de alarma del Bazo, diabetes, parálisis del miembro inferior, lumbago, distensión abdominal, menorragia, dolor abdominal, edema, disuria, emisiones nocturnas, menstruaciones irregulares.

9B: YIN LING QUAN, "Fuente de la Colina Yin", ubicado en la cara interna de la pierna, por debajo del borde inferior de la cabeza de la tibia. Indicaciones: Controla la circulación sanguínea venosa, su acción se realiza en el interior, edemas, disuria, enuresis, distensión abdominal, emisiones nocturnas, menstruaciones irregulares, disentería, ictericia, incontinencia urinaria, dolor en las rodillas.

10B: XUE HAI, "Mar de la Sangre", ubicado a 2 cun arriba del epicóndilo interno del fémur, en la prominencia del m. vasto interno. Se halla el punto con el muslo tenso. Indicaciones: Anemias, hemorragia uterina disfuncional, menstruaciones irregulares, urticaria, dismenorrea, amenorrea, eczema, dolor en la parte interna del muslo.

11B: JI MEN, "Puerta de la 7ª Mansión Celeste", ubicado a 8 cun por encima del epicóndilo interno del fémur, en la parte donde termina el músculo vasto interno. Se localiza, con el músculo tenso. Indicaciones: Distensión muscular, inflamación de los nódulos linfáticos inguinales, disuria, enuresis, retención urinaria, edema, dolor e inflamación en la ingle.

CANAL DE BAZO-PANCREAS – TAI YIN DEL PIE (21 RESONADORES)

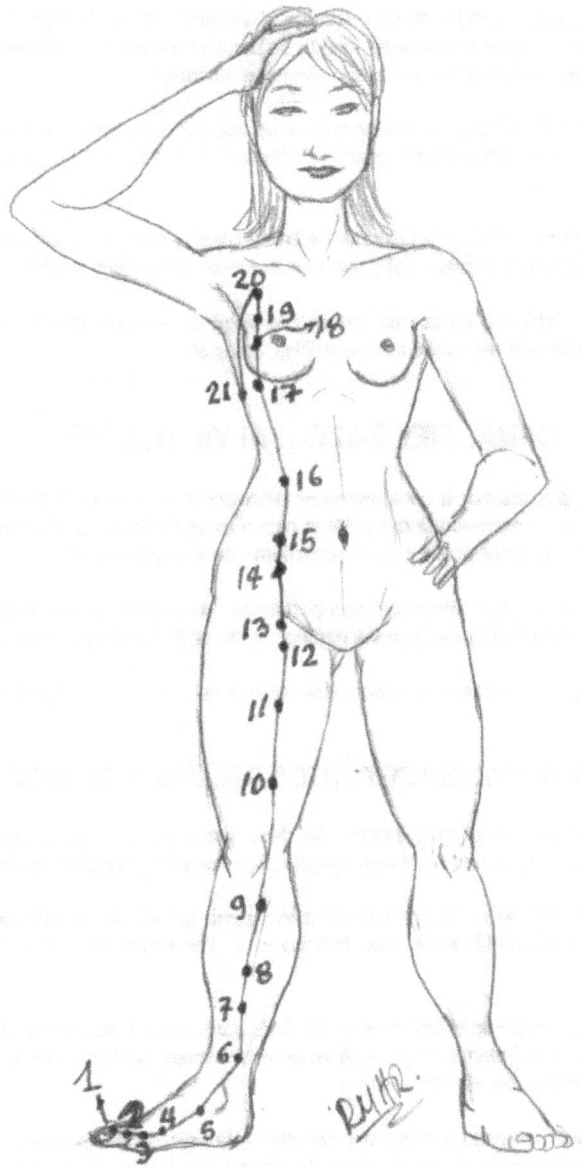

Figura 43.- Puntos del Canal Principal de Bazo-Páncreas.

12 B: CHONG MEN, "Puerta del Asalto", ubicado a 3,5 cun lateralmente a la línea media abdominal, a nivel del borde superior de la sínfisis pubiana. Indicaciones: Cistitis, orquitis, endometritis, metrorragia, leucorrea, hernia inguinal, dolor abdominal, diarrea.

13 B: FU SHE, "Depósito de los Talleres, Casa de los Depósitos", ubicado a 1 cun arriba de la sínfisis púbica, y a 4 cun lateral a la línea media abdominal. Indicaciones: Trastornos de mala absorción, dolor abdominal, hernia inguinal, constipación, apendicitis.

14 B: FU JIE, "Receptáculo Interior del Soplo", ubicado a 1,5 cun por debajo del ombligo, y a 4 cun lateralmente de la línea media abdominal. Indicaciones: Astenia, somatizaciones (moxa indirecta), dolor peri-umbilical, hernia inguinal, diarrea, hernia umbilical dolorosa.

15 B: DA HENG, "Gran Longitud de Este a Oeste", ubicado a nivel del ombligo, a 4 cun lateral a la línea media. Indicaciones: Úlcera duodenal, neoplasia de estómago, dolor abdominal, dispepsia, constipación, parálisis intestinal (íleo), diarrea, parasitosis intestinal.

16 B: FU AI, "Nudo Plegamiento, Dolencia Abdominal", ubicado a 3 cun arriba del ombligo, y a 4 cun lateralmente de la línea media abdominal. Indicaciones: Gastritis, dolor abdominal, dispepsia, constipación, disentería, indigestión.

17 B: SHI DOU, "Alimento de la Caverna", ubicado en el 5º espacio intercostal, a 6 cun lateral a la línea media. Indicaciones: Asma bronquial con flema, dolor y distensión en el pacho y los hipocondrios.

18 B: TIAN XI, "Torrente Celestial", ubicado en el 4º espacio intercostal, a 6 cun lateral a la línea media. Indicaciones: Asma bronquial con flema, dolor torácico, tos, mastitis, deficiencia de la lactación.

19 B: XIONG XIANG, "Región del Pecho", ubicado en el 3º espacio intercostal, a 6 cun lateral a la línea media. Indicaciones: Osteocondritis, dolor en el pecho, costillas e hipocondrios.

20 B: ZHOU RONG, "Florecimiento Completo", ubicado en el 2º espacio intercostal, a 6 cun lateral a la línea media. Indicaciones: Dolor torácico, tos, dolor costal, disfagia, plenitud en el pecho y en los hipocondrios.

21 B: DA BAO, "Gran Envolvente", ubicado en el 6º espacio intercostal, a nivel de la línea media axilar. Indicaciones: Trastornos generales de la energía, insomnio, irritabilidad, dolor en el pecho, costillas e hipocondrios, disnea, dolor general, debilidad de los miembros.

ELEMENTO O REINO MUTANTE METAL

"... Y cuando el hombre contempla la grandeza se hace **sumiso**,
porque se reconoce en su pequeñez
y despierta a **la perseverancia**,
como expresión de una recreación progresiva..."

Su-misión: le hace desarrollar su deber, en la confianza de su proyecto vital: único, insólito, irrepetible, imprescindible y necesario.

Per-se ver-a: ... Y por sí mismo verá.

El Reino Mutante del Metal corresponde a la Culminación del YIN. El Yin llega allí a su máxima potencialidad, y transmuta la energía del Metal para originar la energía del Agua. En el RM del Metal se encuentra como órgano (Yin) el Pulmón, y como entraña (Yang) el Intestino Grueso.

En este RM se producen dos actividades diferentes que lo caracterizan: La ASIMILACIÓN (Celeste) con la respiración, y la ELIMINACIÓN (Terrestre) con la función del Colon. Es decir, el RM Metal es el Regulador de los residuos terrestres y de la alimentación celeste.

Pero la función del Intestino Grueso no solo es eliminar los residuos, sino que también el él reside la posibilidad de la última absorción, de separar lo aprovechable de lo no aprovechable, es decir, es el lugar donde se da la última posibilidad del **arrepentimiento**, puesto que allí se absorbe lo último de alimento y agua que iban a ser desechados.

En el Tao del Metal está encerrada la respiración. Todo el organismo respira a través del Pulmón, haciendo que se movilice toda la energía del organismo de manera adecuada si hay una buena función respiratoria. Por eso al Pulmón se le llama: "El Maestro de la Energía". En el RM Metal se sintetiza todo: allí confluye todo lo que se ha originado en los otros Reinos Mutantes. Es el Maestro que mueve (no en el sentido de expansión de la materia), sino que mueve toda la energética de los Cinco Reinos Mutantes.

Toda esa energía se mueve por medio de la respiración, hace que todo se mueva cuando inspiramos, y además de su propia actividad, recoge la actividad de los otros Reinos Mutantes. Pulmón e Intestino Grueso son los Maestros de la Energía. Les caracteriza la palabra: ACTIVIDAD. Son una unidad inseparable en su función.

El órgano es el Pulmón (Yin), pero hace una función Yang: actividad, expansión de la energía de todos los Reinos Mutantes. La Entraña es el Intestino Grueso (Yang), pero también está concentrando y concentrando, porque exprime hasta la última gota de Agua y aprovecha cualquier residuo. En este sentido, también su actividad es Yin.

La energía que recibe el Pulmón es una energía celeste. Algo que caracteriza al RM Metal es el RECUERDO de lo que el Cielo nos puso a hacer en la Tierra. Sintetiza toda la energía y la información del pasado, del presente y del futuro. Esa energía celeste se origina en el

TIAN, para que el hombre pueda ser el intermediario entre el Cielo y la Tierra. Es una decisión celeste lo que hace que el Pulmón propicie que todos los demás RM puedan existir y funcionar. Su función es imprescindible y necesaria para que todos los demás RM puedan funcionar.

El Intestino Grueso es uno de los súbditos más humildes, que nada posee, que nada contiene. Es la más fiel representación del vacío. En el IG podemos tratar muchas patologías, especialmente de tipo emocional. IG es como "un mendigo digno", que no pide nada, que no se escandaliza por su suciedad, y que sabe que su destino es andar. No espera alcanzar ningún poder, no tiene envidias, no espera nada, pero acepta todo lo que le ocurre con la generosidad de la tierra.

Pulmón e Intestino Grueso en su continuo movimiento de expansión y contracción nos recuerdan el ritmo del universo. Siempre que se trate algo en el canal de Pulmón, debemos tratar también a su acoplado, el Intestino Grueso, y viceversa.

CORRESPONDENCIAS DEL REINO MUTANTE METAL

1- Abanica toda nuestra totalidad, controla la piel, los vellos y los poros. La piel recoge y refleja todos los 5 RM, y en ese sentido la piel puede funcionar como un riñón (RM Agua), excretando sustancias. También puede funcionar como un Hígado (RM Madera), almacenando grandes cantidades de sangre. También puede regular la temperatura corporal con la apertura o cierre de los poros (RM Fuego). Puede también ser receptora de muchas energías que alimentan la estructura (RM Tierra), e incluso a través de la piel se pueden absorber y distribuir algunos medicamentos, y por último, también participa en procesos de respiración cutánea (RM Metal).

2- En los sentidos dirige el Olfato y el Tacto. Si el paciente sufre de anosmia, tiene alterado el RM Metal. El Tacto es el más difícil de los sentidos. Cuando alguien no tiene los otros sentidos, desarrolla más el sentido del tacto. Si el tacto es bueno, hay buen funcionamiento del RM Metal y el Qi del Pulmón está en buen estado.

3- Su secreción es el Moco. Si el Moco está alterado en su color, densidad, cantidad, etc., indica alteración del RM Metal.

4- El Pulmón tiene la responsabilidad de la respiración. La respiración tiene 3 fases, cada una de ellas dependiente de un Jiao: Inferior, Medio y Superior: Inspiración (depende de H, R), la pausa (depende del B, E), y la espiración (depende de C y P).

5- El Intestino Grueso es el que da la capacidad de estatismo y quietud, en la medida en que elimina el alimento que no es utilizable por el hombre, y por ser la última opción del organismo para retener agua.

6- Toda la energía proveniente de los 5 RM se recibe y se reparte por todo el organismo a través del RM Metal. Así pues, el Metal controla y rige la Piel: Piel seca, piel con grasa en exceso, o piel con brotes, indican una alteración en el RM Metal. La Piel nos da información sobre el estado del RM Metal.

7- La orientación del RM Metal es el OESTE, por donde se pone el sol, como culminación del Yin.

8- La estación es el Otoño, la época en que se caen las hojas y las semillas caen a la tierra para comenzar otro ciclo de germinación. El Metal es un Reino que necesita Quietud y Recogimiento para que haya una adecuada culminación del Yin y luego pueda iniciarse otro Tao con la expansión (Yang).

9- La energía celeste es la SEQUEDAD: Vacuidad es el equivalente de la sequedad. Lo que está en vacío tiene como finalidad el ser llenado por algo, es el receptáculo adecuado para la energía de todo el organismo y la energía del Cielo. Esto está dado por la función del pulmón: Vacío, lleno, vacío, lleno, etc. El Pulmón debe ser desocupado, entrar en vacío para poder iniciar luego otro ciclo de llenado, con la inspiración. Hay dos funciones del organismo que son ajenas al hombre: una de ellas es el oído: escuchamos todo, queramos o no, y siempre escucharemos la voz de Dios; la otra es la respiración: respiramos queriendo o no queriendo hacerlo: ese alimento celeste lo recibimos queriendo o no.

10- Su color es el Blanco: porque en el Blanco se sintetizan todos los demás colores. Esto es lo que ocurre en el RM Metal: la síntesis de todas las cosas y de todas las energías.

11- Su planeta regente es Venus: tiene muchos vientos, lo cual ocurre también en el Pulmón, donde hay bastante movimiento de vientos. Venus almacena varias corriente turbulentas de viento, al igual que el Pulmón.

12- Su sabor es el Picante: al comer picante se estimula el Calor: esa energía del calor entra al Pulmón, y este la expande por todo el organismo. El Picante tonifica al Pulmón: Pulmón capta el calor producido por el picante y, como maestro de la energía, lo expande por todo el organismo. Sabemos que una pequeña cantidad del sabor nutre al órgano, y una cantidad excesiva lo daña.

13- Su energía cíclica es el Recuerdo: Como en la respiración hay una parte celeste, esta nos recuerda con cada inspiración lo que vinimos a hacer aquí; allí está la información de todo lo pasado, lo presente y lo futuro. Es el Recuerdo instintivo universal impreso en todas nuestras células. No es el recuerdo momentáneo sino el recuerdo permanente de lo que somos y de lo que tenemos que ser, de lo que tenemos qué hacer y de hacia dónde debemos ir. Por eso, su fuerza y su dinámica supera y excede nuestros dominios, nuestra voluntad. Hay gente que queda sumida en el pasado. El Recuerdo no es quedarse en el pasado; es ser **pro-activos**, para poder salir y volar desde nuestras cenizas, como el ave fénix. Con base en esto, tenemos que tener **Fe**, Optimismo y Visión futurista, para alzar el vuelo y emprender nuevas aventuras de todo tipo y así no estancarnos. No vivir en el pasado sino aprender de él.

14- La Voz también se regulariza con el RM Metal: Voz clara y sonora indica buen funcionamiento del RM Metal; ronquera, disfonía, etc., indican alteración en el RM Metal, de tipo Frío o Viento.

CORRESPONDENCIAS	METAL
ORGANO	Pulmón
VISCERA	Intestino Grueso
COLOR	Blanco
E. CELESTE	Resequedad
SABOR	Picante
ORIENTACION	Oeste
E.CICLICA (EQUILIBRIO)	Recuerdo
E. CICLICA (DESEQUILIBRIO)	Melancolía
TEJIDO	Piel
ORIFICIO	Naríz
ORGANO SENTIDOS	Olfato
SECRECION	Esputo
ACCION	Toser
NUTRE	Vellos
EMOCION	Tristeza
PLANETA	Venus
ESTACION	Otoño
CLIMA	Sequedad
OLOR	Acre
NOTA MUSICAL	Sol
EFECTO	Replegar
ENERGIA	Contráctil

Figura 44.- Cuadro de las correspondencias del Reino Mutante del Metal.

FUNCIONES DEL REINO MUTANTE DEL METAL

1- Pulmón es el Maestro de la Energía: controla todo el Qi, y sangre y energía dependen de la función del Pulmón.
2- Pulmón controla la vía de los líquidos.
3- Pulmón se proyecta en la Piel y en los Vellos.
4- En el Pulmón está el Alma Sensitiva.
5- Tiene su apertura exterior en la nariz (olfato).
6- Su manifestación externa también se da en el cabello.
7- Determina la voz.
8- Pulmón y Riñón tienen relaciones de inter generación.
9- Se comunica con su entraña asociada, el Intestino Grueso.
10- Asimila el Agua y los nutrientes (Intestino Grueso).

FISIOPATOLOGÍA DEL REINO MUTANTE DEL METAL

El Metal es la madre del Agua.
El Metal controla la Madera.
El Fuego controla el Metal; el Fuego derrite el Metal.
La Tierra es la madre del Metal. Tierra origina Metal.
En base a lo anterior, podemos explicar la fisiopatología del RM Metal, así:

Cuando hay deficiencia en el RM Metal, se produce: Falta de oxigenación en el organismo, asma bronquial, bronquitis.

Cuando el Pulmón está deficiente, no produce suficiente Agua: Los líquidos y la sangre se estancan, y aparecen los siguientes síntomas: orinas concentradas y muy amarillas, trastornos del ritmo respiratorio, nicturia, congestión pelviana, leucorreas mucosas blanquecinas vaginales.

El siguiente RM que se altera es la Madera. Allí podemos tener 2 tipos de alteraciones, ya sea por deficiencia del Agua (Agua genera Madera), caso en el cual disminuye la expansión de las energías hereditarias provenientes del Agua, o por falta de control del Metal hacia la Madera (Metal controla Madera), y en este caso se produce una hiperactividad de la Madera, que a nivel psíquico se traduce en ira, rabia, impulsividad y violencia; posteriormente se altera el tránsito intestinal, ocasionando diarrea, estreñimiento, etc., delgadez, exceso del apetito, poliuria, y pulso rápido y lento.

Luego, en el RM Fuego, se encuentra la situación de que hay Fuego sin Aire (Viento), entonces no se aviva ese Fuego, y aparece: taquicardia, bradicardia, trastornos congestivos del sistema cardio-respiratorio con alteraciones del ritmo cardíaco y respiratorio, edema e hipertensión pulmonar.

Posteriormente, en el RM Tierra se altera la Humedad, la cual se estanca y aparecen síntomas como: flema en los pulmones, asma bronquial, expectoración abundante, puede llegar a producir tumores, y en la piel aparecen granos, acné, etc. Todo esto porque el Pulmón no moviliza la energía ni la sangre, y la Tierra tampoco puede entonces hacer la distribución, es decir, B y E no reparten. Cuando la Humedad está equilibrada, maneja las articulaciones; cuando se altera, aparecen cuadros de artritis inflamatoria, con articulaciones dolorosas sin calor o frío (Metal). Cuando las articulaciones además del dolor tienen calor o frío, obedece a una alteración del RM Fuego.

CANAL DE INTESTINO GRUESO (YANG MING DE LA MANO)

Se origina en el extremo del dedo índice. Asciende a lo largo de la cara radial del 2º dedo y pasa por el espacio inter-óseo entre el 1º y 2º metacarpianos.

Penetra en la depresión entre los tendones extensores y siguiendo la cara antero-externa del antebrazo.

Alcanza la cara externa del codo. Asciende a lo largo de la cara antero-externa del brazo hasta...

la parte más alta del hombro a lo largo del borde anterior del acromion, va hasta la 7ª cervical y desciende a la fosa supraclavicular, para conectar con el pulmón.

Atraviesa el diafragma y penetra en el intestino grueso desde donde desciende para llegar al E37.

De la fosa supraclavicular, asciende por el cuello y mandíbula penetrando por la arcada dentaria inferior, rodea la boca, bifurcándose por los labios, cruzándose en Ren Zhong, para ascender a ambos lados de las aletas nasales, donde se une con el Canal del E (Yang Ming del pie).

LOCALIZACION DE PUNTOS DEL CANAL DE INTESTINO GRUESO

1IG: SHANG YANG, "Deliberar el Yang", ó "JUE YANG, "Separación del Yang", ubicado en la raíz del ángulo ungueal, en el lado radial del dedo índice. Indicaciones: Faringo-amigdalitis (sangría), enfermedades febriles sin sudor, coma, apoplejía, inflamación de la región submaxilar (sangría), sordera, dolor dentario, dolor de garganta (sangría).

2IG: ER JIAN, ""Segundo Intervalo", ubicado en la parte anterior de la articulación metacarpo-falángica del segundo metacarpiano en el lado radial. Indicaciones: Gingivitis, piorrea, epistaxis, dolor dentario, dolor de garganta, hombro y espalda, parálisis facial, enfermedades febriles, visión borrosa.

3IG: SAN JIAN, "Tercer Intervalo", ubicado en la parte posterior de la articulación metacarpo-falángica del segundo metacarpiano, en el lado radial. Indicaciones: Estomatitis, aftas bucales, dolor ocular, cefalea , dolor de garganta, neuralgia del trigémino, dolor y entumecimiento de los dedos y el dorso de la mano, calor en el cuerpo, borborigmos, plenitud en el pecho.

4IG: HE GU, "Fondo del Valle", ó HU KOU, "Boca del Tigre", ubicado entre las uniones del primero y segundo metacarpiano y el borde de membrana interdigital del pulgar e índice. Indicaciones: Debilidad de la energía, odontalgias, neuralgias faciales, cefaleas, migraña, dolor dentario, amigdalitis, rinitis, faringitis, dolor ocular, parálisis facial, dolor y parálisis de miembros superiores, artritis de la mandíbula, sudoración excesiva e hipohidrosis, fiebre y escalofrío, epistaxis, edema facial, desviación de la comisura labial del mismo lado, dolor abdominal, constipación, amenorrea.

5IG: YANG XI, "Torrente del Yang", ubicado flexionado el brazo, con la palma hacia el pecho, entre los dos tendones de la muñeca (en la depresión que hay entre el tendón del m. extensor largo del pulgar y el del m. extensor corto del pulgar). Indicaciones: Orquitis, epididimitis, cefalea, dolor ocular, mareo, tinnitus, dolor dentario, dolor en la muñeca y la mano, dispepsia en niños e infantes, sordera, dolor de garganta.

6IG: PIAN LI, "Pasaje Plegado", ubicado a 3 cun por encima del pliegue de la muñeca, en el lado externo del radio. Indicaciones: Punto LO de IG, neuralgia braquial, amigdalitis, parálisis facial, dolor en el antebrazo y en la mano, epistaxis, edema, ojo rojo, dolor de garganta.

7IG: WEN LIU, "Calor Errante", ubicado a 5 cun por encima del pliegue de la muñeca, en el lado externo del radio. Indicaciones: Punto Xi o de alarma de IG: Dolores por frío, estomatitis, parotiditis, glositis, dolor del hombro y el brazo, dolor de cabeza, edema facial, acné, borborigmos, dolor abdominal.

8IG: XIA LIAN, "Ángulo Descendente", ubicado a 4 cun por debajo del pliegue de flexión del codo, en el lado radial del antebrazo. Indicaciones: Codo de tenista, dolor en el codo y brazo, dolor abdominal, mastitis, dolor de cabeza, vértigo, mareo, dolor ocular, indigestión.

9IG: SHANG LIAN, "Ángulo Ascendente", ubicado a 3 cun por debajo del pliegue de flexión del codo, en el lado radial del antebrazo. Indicaciones: Tendinitis, dolor del miembro superior, borborigmos, dolor abdominal, dolor de cabeza, dolor de espalda, entumecimiento de manos y brazos, hemiplejia.

10IG: SHOU SAN LI, "Divina Indiferencia Celeste", ubicado a 2 cun por debajo del pliegue de flexión del codo, en el lado radial del antebrazo. Indicaciones: Regulación de la energía, junto con Zu San Li (36E), dolor en el codo y el brazo, temblor, hemiplejia, dolor dentario, inflamación de la mejilla, trastornos motores de miembros superiores, dolor de espalda, dolor lumbar, dolor abdominal, diarrea.

11IG: QU CHI, "Estanque Sinuoso", ubicado, con el codo flexionado, en el pliegue transversal del codo, al lado interno del radio. Indicaciones: Punto de Tonificación de IG. Junto con ZU SAN LI, forman los KOANES DE OTOÑO E INVIERNO, que se usan para regular la energía, dolor en el hombro, brazo y codo, parálisis de miembros superiores, fiebre, hipertensión, corea, eczemas, neurodermatitis, desórdenes de la articulación cubital y sus tejidos blandos adyacentes, dolor abdominal, vómito, diarrea, dolor de garganta, dolor dentario, dolor ocular, ojo rojo, urticaria.

12IG: ZHOU LIAO, "Hueco o Hueso del Codo", ubicado A 1 cun por encima del epicóndilo externo del humero, en el borde externo. Indicaciones: Estreñimiento, diarrea, dolor, contractura y adormecimiento en el codo y el brazo.

13IG: SHOU WU LI, "Las Cinco Direcciones del Brazo", ubicado a 3 cun por arriba del epicóndilo externo del humero, en el borde interno. Indicaciones: Diarrea, peritonitis, neumonía, dolor en codo y brazo, TBC de los nódulos linfáticos cervicales.

14IG: BI NAO, "Músculo del Brazo", ubicado en la cara externa del brazo, a 7 cun arriba del extremo del pliegue de flexión del codo, en el borde del húmero, en un hueco, o debajo del músculo deltoides, donde se cruza con el húmero. Indicaciones: Braquialgias, dolor y dificultad para el movimiento del codo, desórdenes del hombro y sus tejidos adyacentes.

15IG: JIAN YU, "Asentimiento del Hombro", ubicado en el hombro, en la depresión por debajo del acromion. Indicaciones: Hombro doloroso, braquialgias, dolor y dificultad para el movimiento del codo, dolor dentario, rubéola.

16IG, "JU GU, "Armadura Grande", ubicado en la depresión entre el extremo acromial de la clavícula y la espina escapular. Indicaciones: Dorsalgias (moxa indirecta), dolor en el hombro, brazo y antebrazo.

CANAL DE INTESTINO GRUESO – YANG MING DE LA MANO
(20 RESONADORES)

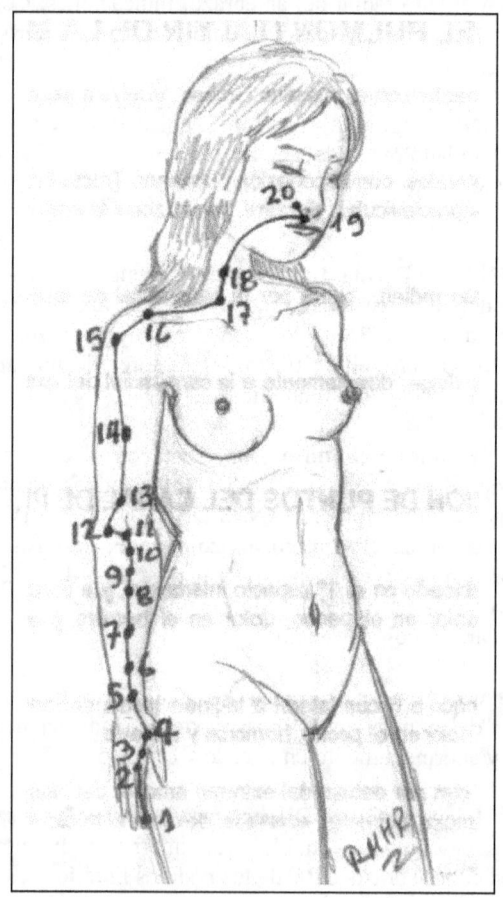

Figura 45.- Puntos del Canal Principal de Intestino Grueso.

17IG: "TIAN DING, "Cielo Supremo, Ofrenda del Alimento Celestial, Vaso Celestial", ubicado a 3 cun lateral a la nuez, y a 1 cun por debajo del borde anterior del músculo esternocleidomastoideo. Indicaciones: Tiroiditis de Hashimoto, dolor de garganta, amigdalitis, TBC de nódulos cervicales, afonía aguda, bocio.

18IG: FU TU, "Sostener la Precipitación", ubicado en el centro del m. ECM a nivel del hueso hioides. Indicaciones: Hipotiroidismo, tos, dolor de garganta, hipersecreción de esputo, asma, bocio.

19IG: KOU HE LIAO, "Hueco o Hueso de los Cereales", ubicado a 0,5 cun lateralmente a 26TM, por debajo del borde interno de las alas de la nariz. Indicaciones: Anosmia, epistaxis, obstrucción nasal, parálisis facial, desviación de la comisura labial.

20IG: YING XIANG, "Recepción de los Perfumes", ubicado en el surco naso-labial, a nivel del punto medio del borde externo de las alas de la nariz. Indicaciones: Anosmia, ocena, rinitis, sinusitis, parálisis facial, ascaridiasis del conducto biliar, desviación de la comisura labial, prurito en la cara.

CANAL DEL PULMON (TAI YIN DE LA MANO)

Se origina en el Jiao Medio, desciende para conectar con el Intestino Grueso. Vuelve a ascender subiendo por el orificio superior del Estomago y atraviesa el Diafragma.

Penetra en el Pulmón, relacionándose por colaterales con la conexión pulmonar: Tracto bronquial extra pulmonar, laringe y faringe. Cruza transversalmente y sale por la fosa supraclavicular, discurre por la zona lateral interna del hombro y del brazo, codo y antebrazo.

Penetra en la región Cun Kou (donde se toma el pulso radial), sigue por la cara radial de la eminencia tenar y dedo pulgar hasta su extremo.

Una rama sale del Canal en P7 (Lie Que) y se dirige directamente a la cara radial del extremo del 2º dedo donde conecta con el Canal del Intestino Grueso.

LOCALIZACION DE PUNTOS DEL CANAL DE PULMON

1P: ZHONG FU, "Centro Interior Material", ubicado en el 1º espacio intercostal, y a 6 cun por fuera de la línea media del pecho. Indicaciones: Depresión, asma, tos, disnea, dolor en el pecho, dolor en el hombro y en la espalda, TBC pulmonar, y demás enfermedades pulmonares y torácicas, rinitis, sinusitis, tos, anorexia.

2P: "YUN MEN, "Puerta de las Nubes", ubicado a 6 cun lateral a la línea media del pecho, en el borde inferior de la clavícula. Indicaciones: Melancolía, insomnio, tos, asma, dolor en el pecho, hombros, brazo y espalda, disnea, rinitis, edemas.

CANAL DE PULMON – TAI YIN DE LA MANO
(11 RESONADORES)

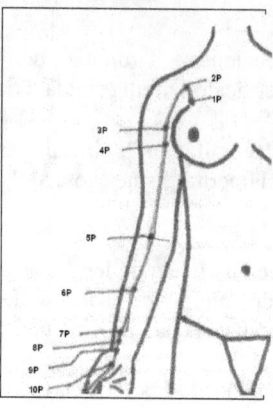

Figura 46.- Puntos del Canal Principal de Pulmón.

3P: TIAN FU, "Palacio Celeste", ubicado a 3 cun por debajo del extremo anterior del pliegue axilar; en el surco radial del músculo bíceps braquial. Indicaciones: Crisis asmática (moxa indirecta), epistaxis, dolor en el tercio medio del brazo, tos, dienta, angina de pecho.

4P: XIA BAI, "Claridad Noble", ubicado a 4 cun por debajo del extremo anterior del pliegue axilar. Indicaciones: Broncopatías crónicas, tos, hipo-ventilación, dolor en el pecho, y en la parte media del brazo, taquicardia, mareos, vómito.

5P: CHI ZE, "Estanque de Vapores Luminosos", ubicado en el pliegue del codo, por fuera del tendón del bíceps, con el brazo ligeramente flexionado. Indicaciones: Tos, asma, hemoptisis, y dolor en codo y brazo, bronquitis, resfriados, tristeza, melancolía.

6P: "KONG ZUI, "Comunicación con lo Superior", ubicado en la mitad de la línea que une el pliegue del codo y el pliegue de la muñeca, sobre el radio. Indicaciones: Punto Xi o

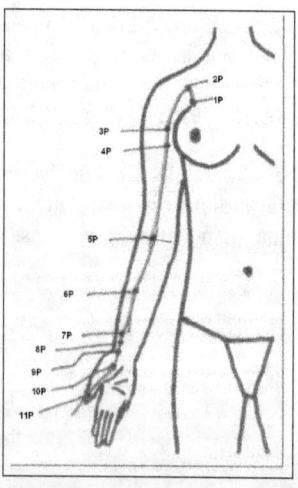

de Alarma de Pulmón, astenia, histeria, tos, asma, hemoptisis, amigdalitis, parálisis motora del codo y el brazo, dolor de garganta, cansancio físico, astenia y adinamia.

7P: "LIE QUE, "Desfiladero Supremo", ó **TONG XUAN, "Joven Misterioso"**, ubicado, yendo desde la muñeca al codo, al descender desde la apófisis estiloides del radio, en un hueco. Indicaciones: Punto LO de Pulmón, hernia hiatal, cefalea, rigidez nucal, tos, asma, parálisis facial, rinitis, dolor de garganta, acné.

8P: JING QU, "Canal de la Transmisión, Sendero de la Transmisión", ubicado en el lado interno de la apófisis estiloides del radio, a nivel de la prominencia mas alta, donde late la arteria radial. Indicaciones: Bronquitis aguda, tos, asma, dolor en el pecho, dolor de garganta, dolor en la muñeca y en la mano.

9P: TAI YUAN, "El Abismo de la Mansión Celeste", ubicado en el pliegue de flexión de la muñeca más próximo a la palma de la mano. Indicaciones: Arteritis, asma, dolor en el pecho, espalda y hombro, dolor de cabeza, hipertensión arterial, insomnio.

10P: YU JI, "El Rincón del Pescado, El Espacio del Ser", ubicado en la eminencia tenar, en un hueco, en el borde del hueso metacarpiano. Indicaciones: Síndrome del túnel carpiano, tos, asma, bronquitis, hemoptisis, dolor de garganta, fiebre, hipertensión arterial.

11P: "SHAO SHANG, "Mercader Menor, Mansión Celeste Renacida, Sinceridad", ubicado en el ángulo ungueal del lado radial del primer dedo de la mano. Indicaciones: Amigdalitis, estados febriles, coma, falla respiratoria, epilepsia, tos, dolor de garganta (sangría).

CANAL DEL TU MAI – VASO GOBERNADOR

El canal del TU MAI, es uno de los dos canales principales que discurren por la línea media del cuerpo (el otro es el Ren Mai). Corre por la parte medial, por la columna vertebral, asciende a la cabeza y termina en la boca en el 28TM, **VEHICULIZA LA ENERGÍA ESENCIAL O PRIMIGENIA, LA YUAN QI**. Al actuar sobre la energía Yuan estamos haciendo que la estructura se ponga al servicio del plan que el cielo tiene para nosotros, que el sujeto se reencuentre con esa decisión que el cielo tiene para él; es decir, para que el Sser recupere el sentido de unicidad.

Se utiliza cuando queremos o debemos estimular la energía que se origina del soplo. Vehiculiza la energía celeste, es decir, la energía de la creación: es nuestra energía original, que proviene del soplo. Es la primera energía que se origina, y en el plano de las tres energías (celeste, humana y terrestre) corresponde a **la energía celeste**, por tanto, pertenece al cielo anterior, y encierra la decisión de lo celeste y el camino que cada cual debe recorrer, según el mandato del cielo, y que le va a permitir al SER estar en armonía con la naturaleza, para conseguir el equilibrio con todo el universo.

El canal principal de Tu Mai se origina en los riñones, alcanza el aparato genito-urinario y luego surge del centro del periné, conectando con el 1RM (Hui Yin), y circula por la parte posterior, a lo largo de la columna vertebral hasta 16TM (Feng Fu) en la nuca, y penetra en el cerebro, aflorando nuevamente en 17 TM (Nao Hu), asciende al vértex al 20TM (Bai Hui), y desciende por la linea media de la frente, al dorso de la nariz y al labio superior, donde termina en 28TM (Yin Jiao).

LOCALIZACIÓN DE LOS PUNTOS DEL TU MAI

Los puntos del Canal Tu Mai que se hallan en la región de la espalda y en la región lumbo-sacra se localizan por debajo de la apófisis espinosa entre cada dos apófisis a excepción de la segunda, cuarta, octava, duodécima dorsales y tercera lumbar.

1TM: CHANG QIANG, "Crecimiento de la Fuerza Longeva", ubicado entre el extremo del cóccix y el ano. Indicaciones: Hemorroides, prolapso rectal, diarrea, eyaculación precoz (moxa indirecta). Punto de origen del vaso LO de TM, dolor lumbar y de espalda.

2TM: YAO SHU, "Transporte Estratégico", ubicado en la línea media posterior, en el hiato sacro. Indicaciones: Dolor en la región sacro-lumbar, irregularidades menstruales, espermatorrea, impotencia, coccigodinias, diarrea.

3TM: YAO YANG GUAN, "Barrera del Yang", ubicado en la línea media posterior, entre 4ª y 5ª vértebras lumbares. Indicaciones: Lumbago, espermatorrea, impotencia, sacralgias.

4TM: MING MEN, "Puerta del Destino, Puerta de la Vida", ubicado en la línea media posterior, entre 2ª y 3ª vértebras lumbares. Indicaciones: Depresión endógena (moxa indirecta), lumbago, rigidez de la espalda, espermatorrea, impotencia, leucorrea.

5TM: XUAN SHU, "Pilar Suspendido", ubicado en la línea media, entre 1ª y 2ª vértebras lumbares. Usos: Lumbalgias, dolor de espalda, dispepsia, enteritis, diarrea, impotencia sexual, leucorrea.

6TM: JI ZHONG, "En el Centro de la Columna", ubicado en la línea media, entre 11ª y 12ª vértebras dorsales. Indicaciones: Epilepsia, hemorroides con sangrado, escoliosis, rigidez de la columna, diarrea, ictericia, hemorroides, epilepsia, prolapso rectal en niños.

7TM: ZHONG SHU, "Culminación del Equilibrio", ubicado en la línea media posterior, entre 10ª y 11ª vértebras dorsales. Indicaciones: Síndrome de Parkinson, dolor de espalda, gastralgia, anorexia, falla visual, lumbago, sensación de plenitud abdominal.

8TM: JIN SUO, "Fuerza contraída", ubicado en la línea media posterior, entre 9ª y 10ª vértebras dorsales. Indicaciones: Dolor de espalda, gastralgia, neurastenia, epilepsia, histeria, hernia discal, dolor de estómago.

CANAL DE TU MAI – VASO GOBERNADOR (28 RESONADORES)

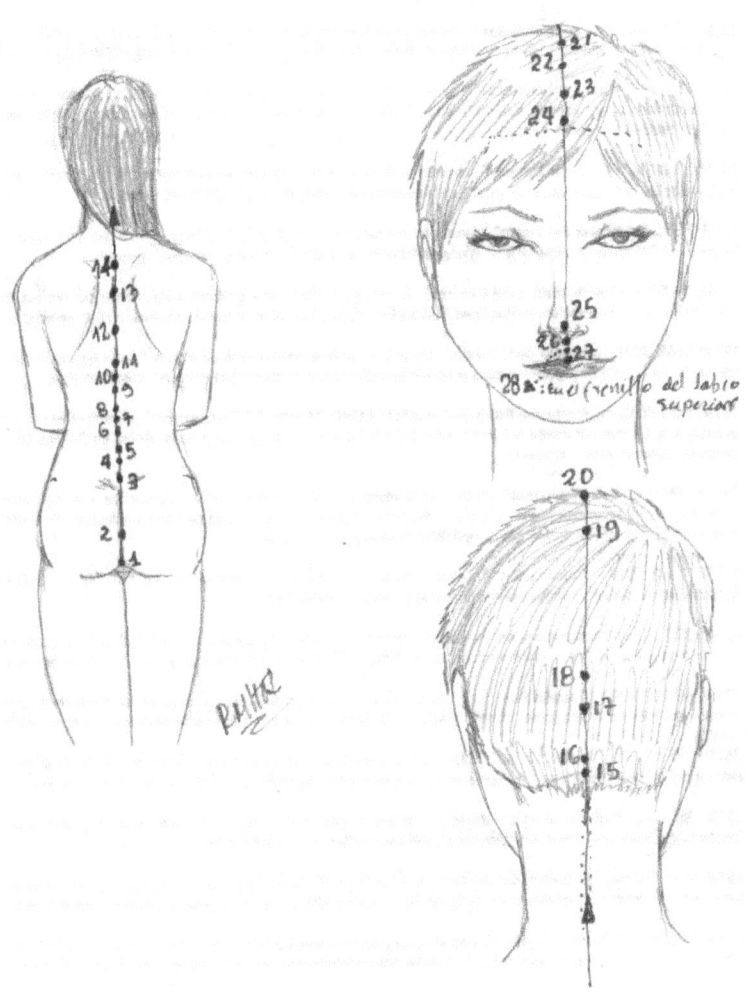

Figura 47.- Puntos del Canal del Tu Mai, o Vaso Gobernador.

9TM: ZHI YANG, "Llegada del Yang", ubicado en la línea media posterior, entre 7ª y 8ª vértebras dorsales. Indicaciones: Tos, disnea, asma, ictericia, gastralgia, dolor en el pecho y espalda, rigidez de la columna vertebral, dolor y pesadez de miembros inferiores, astenia, estrés.

10TM: LING TAI, "Terraza del Espíritu", ubicado en la línea media posterior, entre 6ª y 7ª vértebras dorsales. Indicaciones: Pérdida de identidad, asma, bronquitis, tos, lumbago y dolor de espalda, gastralgia.

11TM: SHEN DAO, "Ruta Divina", ubicado en la línea media posterior, entre 5ª y 6ª vértebras dorsales. Indicaciones: Delirios de referencia, mala memoria, amnesia, ansiedad, palpitaciones, rigidez de la espalda, tos.

12TM: SHEN ZHU, "Existencia Sostenida", ubicado en la línea media posterior, entre 3ª y 4ª vértebras dorsales. Indicaciones: Depresión senil, amnesia, epilepsia, tos, disnea, palpitaciones, rigidez y dolor en la espalda.

13TM: TAO DAO, "Vía de la Mutación", ubicado en la línea media posterior, entre 1ª y 2ª vértebras dorsales. Indicaciones: Auto-agresión, anorexia nerviosa, cefalea, epilepsia, enfermedades febriles (puntura en dispersión), malaria, rigidez de espalda y de la columna vertebral.

14TM: DA ZHUI, "Gran Protuberancia", ubicada en la línea media posterior, entre la 7ª vértebra cervical (la más prominente) y la 1ª vértebra dorsal. Indicaciones: Estados febriles (puntura en dispersión, y nunca aplicar moxa), cervicalgias, esquizofrenia, asma, epilepsia, malaria, eczemas, apoplejía, dolor y rigidez de cabeza y nuca, tos.

15TM: YA MEN, "Puerta del Mutismo", ubicado en la línea media posterior de la cabeza, a 0,5 cun por encima del límite posterior de los cabellos. Indicaciones: Sordomudez, cefalea posterior, rigidez nucal, trastornos mentales tipo esquizofrenia y neurosis, rigidez de la lengua, epilepsia.

16TM: FENG FU, "Taller del Viento", ubicado en la línea media posterior de la cabeza, a 1 cun por encima del límite posterior de los cabellos. Indicaciones: Hipertensión arterial, escalofrío, cefaleas, rigidez nucal, visión borrosa, dolor e inflamación de la garganta, epistaxis, desórdenes mentales, apoplejía.

17TM: NAO HU, "Puerta Interior del Cerebro", ubicado en la línea media posterior de la cabeza, por encima de la protuberancia del occipital, en una depresión. Indicaciones: Hidrocefalia, rigidez y dolor en el cuello, cefaleas, mareos, vértigo, epilepsia.

18TM: QIAN JIAN: "Intervalo de la Fuerza", ubicado en la línea media de la cabeza, a 1,5 por encima de la depresión que se encuentra por encima de la protuberancia del occipital. Indicaciones: Cefaleas hemicráneas, vómito, vértigo, rigidez nucal, visión borrosa, trastornos mentales.

19TM: HOU DING, "Culminación Posterior", ó **JIAO CHONG, "Asalto del Reencuentro"**, ubicado en la línea media posterior de la cabeza, a 1,5 cun por detrás del borde anterior de la fontanela occipital, ó a 1,5 cun detrás de Bai Hui (20TM). Indicaciones: Cefaleas, mareo y vértigo, acúfenos, epilepsia, trastornos mentales.

20 TM: BAI HUI, "Cien Reuniones", ubicado en la intersección entre la línea media de la cabeza, y la línea imaginaria que une la parte más alta de los pabellones auriculares.

Indicaciones: Manejo de los escapes de Yang (puntura en dispersión), cefaleas, crisis hipertensivas, hipotensión, hemorroides, tinnitus, visión borrosa, apoplejía, epilepsia, esquizofrenia.

21TM: QIAN DING, "Culminación Anterior", ubicado a 1,5 cun por delante de Bai Hui (20TM). Indicaciones: Vértigos, Enfermedad de Meniere, cefalea del vértex, mareo y vértigo, parálisis facial, epilepsia, rinorrea.

22TM: XIN HUI, "Reencuentro en la Cima", ubicado a 3 cun por delante de Bai Hui (20TM). Indicaciones: Cefaleas, especialmente la de Horton, mareos y vértigo, conjuntivitis, obstrucción nasal, epistaxis, y convulsiones en bebés y niños, visión borrosa, cefalea y dolor en los ojos, rinorrea.

23TM: SHANG XING, "Estrella Superior", ubicado en la línea media de la cabeza, a 1 cun por detrás de la línea de implantación anterior del cabello. Indicaciones: Rinitis, sinusitis, obstrucción nasal, epistaxis, enfermedades oculares, dolor ocular, cefaleas, rino-sinusitis crónica, epilepsia.

24TM: SHEN TING, "Palacio Divino", ubicado en la línea media de la cabeza, a 0,5 cun por detrás de la línea de implantación anterior del cabello. Indicaciones: Anosmia, rinitis, rinorrea, cefalea frontal, mareo y vértigo, epilepsia, depresión, ansiedad, insomnio.

25TM: SU LIAO, "Orificio Simple", ubicado en la línea media de la cara, en la punta de la nariz. Indicaciones: Tabaquismo, hipotensión, obstrucción nasal, rinitis, epistaxis, abscesos de la nariz, rosácea, shock. Provoca el vómito en personas bajo el efecto del alcohol.

26TM: REN ZHONG, "El Centro del Hombre", ó SHUI GOU, "Ruta del Agua", ubicado en la línea media de la cara, a nivel del tercio superior del surco naso-labial. Indicaciones: Reanimación, shock, coma, epilepsia, apoplejía cerebral, parálisis facial, desviación de la comisura labial, trismus, lumbago, trastornos mentales.

27TM: DUI DUAN, "Doctrina Conforme con el Cielo y Acorde con los Hombres", ubicado en la línea media de la cara, donde el labio superior cambia de color. Indicaciones: Dislalia, dolor dentario, aftas bucales, hongos en la boca, halitosis, gingivitis, desviación de la comisura labial, trastornos mentales.

28TM: YIN JIAO, "Cruce de las Encías", ubicado en el frenillo del labio superior. Indicaciones: Lumbalgias agudas, dolor e inflamación de las encías, rinorrea, hemorroides, trastornos mentales.

CANAL DEL REN MAI – VASO CONCEPCIÓN

El canal del REN MAI, es el otro canal principal que corre por la línea media, por la cara anterior, desde la región perineal hasta el labio inferior, donde concluye. Moviliza y vehiculiza la **Energía Cromosómica**, o **ZHONG QI**, y es la que le da características propias a la forma. Es la energía que heredamos de nuestros antepasados, de nuestro padre y nuestra madre. En el plano de las 3 energías (celeste, humana y terrestre) pertenece a la **energía terrestre**, y corre por el canal del Ren Mai o Vaso Concepción. Por tanto, pertenece al Cielo posterior, es decir, a la materialización de la energía.

El canal principal de Ren Mai comienza en el interior del abdomen, a nivel de los riñones, alcanza los órganos genito-urinarios y emerge en el periné. Va a la región anterior púbica y asciende a lo largo del abdomen pasando por Guan Yuan (4RM), y los otros puntos del meridiano hasta la garganta. Continúa ascendiendo y rodea los labios, pasa a través de las mejillas y penetra en la región infraorbitaria, donde termina.

LOCALIZACIÓN DE LOS PUNTOS DEL CANAL REN MAI

1RM: HUI YIN, "Reencontrar al Yin", ubicado en la línea media del cuerpo, en el punto medio del periné. Indicaciones: Hemorroides, uretritis, disuria, orquitis, prostatitis, espermatorrea, dolor en el pene, irregularidad menstrual, prolapso uterino.

2RM: QU GU, "Estructura Sinuosa", ubicado en la línea media anterior, en el borde superior de la sínfisis púbica. Indicaciones: Disuria (moxa indirecta), espermatorrea, impotencia, menstruaciones irregulares, leucorreas, menorragia, enfermedad pélvica inflamatoria, incontinencia urinaria, enuresis.

3RM: ZHONG JI, "El Centro más Elevado", ubicado en la línea media anterior, a 1 cun por encima del borde superior de la sínfisis púbica. Indicaciones: Esterilidad femenina, impotencia sexual, espermatorrea, menstruaciones irregulares, leucorreas, menorragia, enfermedad pélvica inflamatoria, incontinencia urinaria, enuresis, retención urinaria, prolapso uterino, hernias. Se utiliza también para manejo energético de la avaricia.

4RM: GUAN YUAN, "Barrera de la Fuente", ubicado en la línea media anterior, a 2 cun por encima del borde superior de la sínfisis púbica. Indicaciones: Esterilidad masculina y femenina, amenorrea, menstruaciones irregulares, leucorrea, diarrea, enuresis, espermatorrea, impotencia. También este punto se utiliza para tonificar la energía general.

5RM: SHI MEN, "Puerta de la Piedra Sonora", ubicado en la línea media anterior, a 2 cun por debajo del ombligo. Indicaciones: Miomatosis uterina, amenorrea, menstruaciones irregulares, disuria, retención urinaria, leucorreas, edemas, hernias, distensión abdominal.

6RM: QI HAI, "Mar del Soplo", ubicado en la línea media, a 1,5 cun por debajo del ombligo. Indicaciones: distensión abdominal, dolor abdominal, oligoastenospermia, espermatorrea, menstruaciones irregulares, hemorragia uterina disfuncional, prolapso uterino, enuresis, hernias, neurastenia.

7RM: YIN JIAO, "Cruce de los Yin", ubicado en la línea media, a 1 cun por debajo del ombligo. Indicaciones: Dismenorrea (moxa indirecta), menstruaciones irregulares, endometritis, uretritis, dolores post-parto, prurito vulvar, hernias, plenitud y edema abdominal, leucorrea.

8RM: SHEN QUE, "Puerta del Palacio emocional, del Ánimo, del Espíritu", ó **QI HE, "Fusión con el Soplo"**, ubicado en la línea media, en el ombligo. Indicaciones: Shock, reanimación (Moxa directa: el paciente se recupera para la vida), depresiones endógenas severas, estados emocionales muy alterados, dolor abdominal, diarrea.

CANAL DE REN MAI – VASO CONCEPCIÓN (24 RESONADORES)

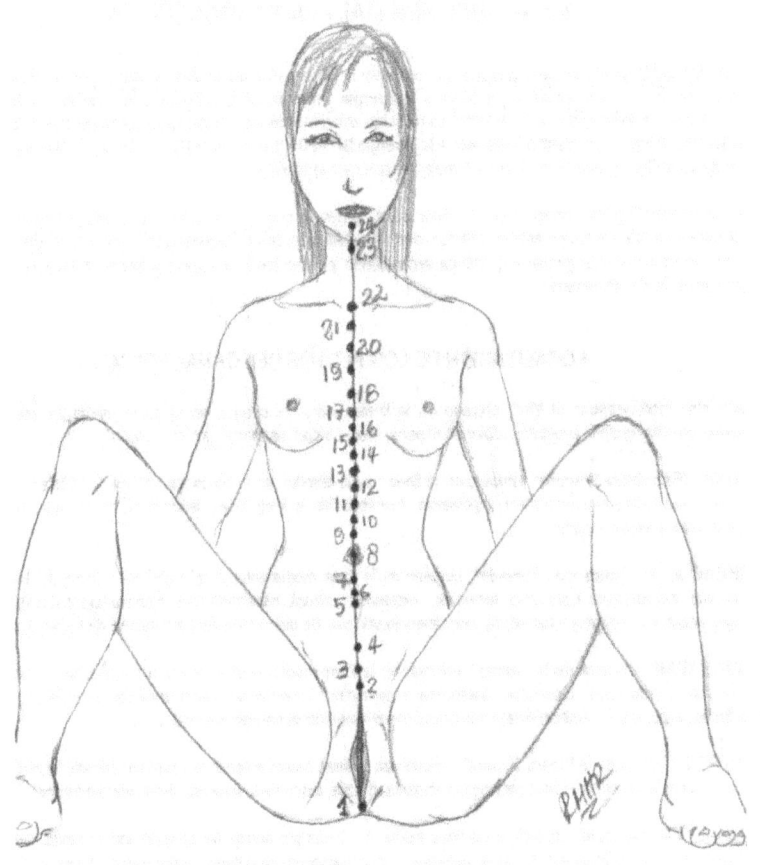

Figura 48.- Puntos del Canal Principal de Ren Mai o Vaso Concepción.

9RM: SHUI FEN, "División de las Aguas", ubicado a 1 cun por encima del ombligo, sobre la línea media. Indicaciones: Ascitis, obesidad, edema, borborigmos, regurgitación ácida, vómito, diarrea, disuria, retención urinaria.

10RM: XIA WAN, "Granero inferior", ubicado a 2 cun por encima del ombligo, sobre la línea media. Indicaciones: Energéticamente se corresponde con el píloro. Enfermedades del píloro, regurgitación, borborigmos, vómito, dolor abdominal, gastralgia, dispepsia, gastroptosis, enteritis, síndrome de mala absorción.

11RM: JIAN LI, "Medida Establecida", ubicado a 3 cun por encima del ombligo, sobre la línea media. Indicaciones: Hipo, dolor de estómago, distensión abdominal, borborigmos, vómitos, dispepsia, anorexia, edemas, peritonitis.

12RM: ZHONG WAN, "Granero Central", ubicado a 4 cun por encima del ombligo, sobre la línea media (En el punto medio entre ombligo y esternón). Indicaciones: Energéticamente corresponde al fondo gástrico. Se utiliza para centrar el paciente, es el punto Mo de estómago y entrañas, dolor de estómago, borborigmos, vómitos, gastritis, úlcera gástrica, gastroptosis, dispepsias, distensión abdominal.

13RM: SHANG WAN, "Granero Superior", ubicado a 5 cun por encima del ombligo, sobre la línea media, o a 3 cun por debajo del esternón. Indicaciones: Energéticamente corresponde al cardias: reflujo gastro-esofágico, gastroenteritis aguda, dolor de estómago, gastritis, úlcera gástrica, vómitos, distensión abdominal, hipo.

14RM: JU QUE, "La Gran Puerta del Palacio de los Sentimientos", ubicado a 6 cun por encima del ombligo, sobre la línea media, o a 2 cun por debajo del esternón. Indicaciones: Dolor precordial, palpitaciones, eructos, reflujo gastro esofágico, gastralgia, vómitos. Enfermedades mentales tales como: tristeza, ansiedad, psicosis maníaco-depresiva.

15RM: JIU WEI, "Reunirse en el Comienzo", ubicado a 7 cun por encima del ombligo, sobre la línea media, o a 1 cun por debajo del esternón, o en la punta de la apófisis xifoides del esternón. Punto de origen del vaso LO de RM. Indicaciones: Esquizofrenia paranoide, desórdenes mentales, epilepsia, hipo, gastralgia, regurgitación ácida, vómito, dolor en la región cardiaca.

16RM: ZHONG TING, "Pabellón Central", ubicado en la unión del esternón con la apófisis xifoides, sobre la línea media. Indicaciones: Asma bronquial (moxa indirecta o directa), tos, distensión y plenitud en el pecho, regurgitación láctea de los niños, regurgitación ácida, vómitos.

17RM: SHAN ZHONG, "Centro de la Sinceridad", XIONG TANG, "Palacio o Centro del Pecho", ubicado en el 4º espacio intercostal, sobre la línea media del esternón. Indicaciones: Maneja toda la función cardio-pulmonar de los pacientes, bronquitis, asma (moxa directa o indirecta), reanimación cardiaca (moxa directa), angina de pecho, hipo.

18RM: YU TANG, "Palacio, Reunión o Sala del Jade", ubicado en el 3° espacio intercostal, sobre la línea media del esternón. Indicaciones: Ansiedad, bronquitis, asma, pleuritis, dolor en el pecho, tos, vómitos.

19RM: ZI GONG, "Palacio del Púrpura", ubicado en el 2° espacio intercostal, sobre la línea media del esternón. Indicaciones: Tristeza, insomnio, dolor de garganta, dolor en el pecho, asma bronquial, bronquitis, tos, TBC pulmonar, pleuritis.

20RM: HUA GAI, "Cobertura de Esplendor", ubicado en el 1° espacio intercostal, sobre la línea media del esternón. Indicaciones: Laringitis con estridor laríngeo, faringitis, tos y asma, dolor toráxico.

21RM: XUAN JI, "Perla de la Estrella", ubicado a 1 cun por debajo del 22RM (Tian Tu), ó por debajo de la inserción de las clavículas en el esternón, y por encima de las primeras costillas. Indicaciones: Edema de la glotis, dolor y edema de la garganta, tos y asma, y dolor toráxico.

22RM: TIAN TU, "Impronta Celeste", ubicado en la línea media, en el centro de la fosa supraesternal, a ½ cun por encima del reborde esternal. Indicaciones: Regurgitación, hernia hiatal, dolor en el pecho, asma bronquial, bronquitis, faringitis, tos, y manejo acupuntural del rencor.

23RM: LIAN QUAN, "Fuente Incorrupta", ubicado en la línea media del cuello, en el punto medio entre el cartílago cricoides y el borde de la mandíbula. Indicaciones: Dislalia, disartria, afasia, dolor y edema sublingual, disfagia, faringitis, laringitis.

24RM: CHENG JIANG, "Recepción de los Líquidos", ubicado en la línea media de la cara, en una depresión en la mitad del surco mentolabial. Indicaciones: Disfasia, parálisis facial, desviación de la comisura labial, inflamación de las encías, edema facial, dolor dentario, salivación excesiva.

LOS VASOS MARAVILLOSOS

El Tu Mai y el Ren Mai se ubican según algunos autores en los Canales Principales, pero en realidad corresponden a los Vasos Maravillosos. Tu Mai y Ren Mai son los únicos canales de los Ocho Vasos Maravillosos que tienen puntos propios. Como ya nos hemos referido a ellos en las hojas anteriores, nos ocuparemos brevemente de los restantes 6 Canales o Vasos Maravillosos, que son los siguientes: Tae Mo, Yang Oe, Yang Keo, Yin Keo, Yin Oe, y Chong Mo.

CANAL DEL TAE MO

Es la primera fuerza de luz que aparece en la creación, y corresponde al Primer Trigrama del Octograma de Fu Shi, al trigrama CHIEN, "La Creatividad del Cielo". También se le conoce como "El Canal de la Cintura", el cual permite que las energías Yang desciendan y las energías Yin asciendan de manera armoniosa. Tiene como Punto de Apertura el **41 VB: ZU LIN QI, "Descenso de las Lágrimas"**. Este canal permite que todos los demás canales energéticos discurran través suyo de manera armoniosa.

CANAL DEL YANG OE - CANAL DE LA UNIÓN DEL YANG

Corresponde al Segundo Trigrama del Octograma de Fu Shi, al Trigrama TUI, "La Calma Del Lago". OE significa unión, y la función del Yang Oe es la de unir el Yang, unir las energías Yang del sujeto. Su resonador de apertura es el **5TR: WAI GUAN, "Barrera Externa"**.

Inicia su recorrido en 63V: JIN MEN, asciende por la cara externa del pierna pasando por 35VB: YANG JIAO, y luego por 29VB: JU LIAO, y de allí sube hasta los hombros en 10ID: NAO SHU. Continúa hacia 15TR: TIAN LIAO y hasta 5TR: WAI GUAN, que es su punto de apertura, y luego asciende a 21VB: JIAN JING. Conecta en profundidad con Tu Mai en 15TM: YA MEN y 16TM: FENG FU; continua por el canal de Vesícula biliar en 20VB: FENG CHI, 19VB: NAO KONG, 18VB: CHENG LING, 17VB: ZHENG YING, 16VB: MU CHANG, 15VB: TOU LIN QI, 14VB: YANG BAI, y 13VB: BEN SHEN. (Tomado del libro "Tratado de Sanación en el Arte del Soplo", del Maestro José Luis Padilla Corral).

CANAL DEL YANG KEO, O DEL EQUILIBRIO DEL YANG

Corresponde al Tercer Trigrama del Octograma de Fu Shi, al Trigrama LI, "La Luminosidad del cielo". El canal del YANG KEO, es el que le da el equilibrio y la agilidad rítmica al Yang de forma flexible y ágil. Aquí nos sumergimos en el Agua, puesto que su Punto de Apertura es el **62V: SHEN MAI, "El Pulso del Inicio"**. Si bien es cierto que todos los canales extraordinarios se originan en el Agua, en el caso del YANG KEO, por pertenecer al vector Yang de la misma (la Vejiga), permite que esta Agua se distribuya adecuadamente por el organismo.

Por tanto, una de las más importantes funciones de este canal es distribuir de forma adecuada el Agua, llevándola a las partes más profundas, a las más altas, a las más bajas, permitiendo que todas las partes del organismo tengan suficiente caudal de Agua, y el intercambio de la misma sea rítmico y constante. El Agua necesita una renovación constante y permanente en los lugares en donde está en el organismo. El Yang Keo, por el mecanismo de equilibrio, flexibilidad y agilidad del Yang, permite esa reposición constante del Agua de manera adecuada y rítmica.

Yang Keo comienza en 62V: SHEN MAI, continua hasta 61V: PU CAN, remonta la cara externa de la pierna para unirse con el canal de la vejiga en 59V. Penetra en el abdomen y se une a 29VB: JU LIAO, asciende hacia la escápula hasta conectarse con 10ID: NAO SHU. Entra en contacto con el San Jiao en 14TR: JIAN LIAO, y con el Intestino Grueso en 16IG: JU GU. A continuación, conecta con el canal de Estómago en 4E: DI CANG, 3E: JU LIAO, y 1E: CHENG QI. Llega al ángulo interno del ojo en 1V: JING MING, pasa a la frente y contornea el cráneo hasta 20VB: FENG CHI. (Tomado del libro "Tratado de Sanación en el Arte del Soplo", del Maestro José Luis Padilla Corral).

CANAL DEL YIN KEO, O DEL EQULIBRIO DEL YIN.

Corresponde al Sexto Trigrama del Octograma de Fu Shi, el Trigrama KAN, "El Abismo del Agua". YIN KEO corresponde al Cielo posterior, al "Abismo del Agua". Si el YANG KEO se encargaba de dar equilibrio, movilidad y agilidad al Yang, en YIN KEO encontramos el equilibrio, la movilidad y la agilidad del YIN, que aunque tiende naturalmente hacia la quietud, lleva en sí mismo también una actividad.

YIN KEO comienza en 2R: RAN GU, continua por el canal de riñón hacia **6R: ZHAO HAI, "Mar Luminoso"**. que es su punto de apertura, y 8R: JIAO XIN, camina por la cara interna de la pierna, penetra en la región pélvica, continúa por la pared interna del abdomen, llega al tórax y se concentra en 12E: QUE PEN. Continúa hacia 9E: REN YING, llega hasta la cara, penetra en el hueso malar y culmina en la comisura interna del ojo, uniéndose al canal de la vejiga. Finalmente, continúa hasta 10V: TIAN ZHU. (Tomado del libro "Tratado de Sanación en el Arte del Soplo", del Maestro José Luis Padilla Corral).

CANAL DEL YIN OE O DE LA UNIÓN DEL YIN

Corresponde al Séptimo Trigrama del Octograma de Fu Shi, el Trigrama KEN, "La Inmovilidad de la Montaña". YIN OE va a realizar la función de regular, de unir lo Yin, para que este no ocupe parcelas aisladas sino todas las que le corresponden, haciendo una unión entre todos los factores Yin. El canal empieza también el la parte Yin (cara interna de la pierna), asciende por la cara interna del muslo y por el abdomen, hace conexiones importantes en el pecho, y termina en la garganta uniéndose con el Ren Mai, así:

Comienza en 9R: ZHU BIN, asciende por la cara interna de la pierna en el canal de riñón, conectando con 13B: FU SHE y 15B: DA HENG. Continúa hasta 16B: FU AI, y 14H: QI MEN. Se une al Ren Mai en 22RM: TIAN TU y 23RM: LIAN QUAN. Su Punto de Apertura es el **6MC: NEI GUAN, "Barrera Interna"**. (Tomado del libro "Tratado de Sanación en el Arte del Soplo", del Maestro José Luis Padilla Corral, de la Escuela Neijing).

CANAL DEL CHONG MO

El canal del CHONG MO parte del último trigrama del Octograma de Fu Shi, "La Receptividad de la Tierra" y, al decir de la tradición china, es "El Mar de Todos los Canales", es como si a partir de él se originaran todos los demás canales.

El Chong Mo vehiculiza la ENERGÍA INTERMEDIARIA, O JING QI, presente tanto en el Cielo anterior como en el Cielo posterior, y va a ser el vehículo que permite el paso y la unión de lo original con lo ancestral. Es un canal circular que permite que la energía celeste descienda y que la energía terrestre ascienda de manera coordinada y armónica.

El Chong Mo vehiculiza la Energía Espiritual Sensible, que corresponde a la sexualidad de la persona en un sentido muy amplio, que no solo abarca la parte física, sino todo lo demás, lo altruista y espiritual. En síntesis, no solo es la Energía Sexual, sino también la energía de sus propios sentidos y la Energía Espiritual que se funde con el Amor. Es la energía que mueve al mundo. En consecuencia, el canal del Chong Mo vehiculiza básicamente este tipo de energía, que no se ciñe al plano de lo genital, sino que abarca toda la dinámica del hombre en el sentido más universal. El punto de apertura del Chong Mo es el punto **4B: GONG SUN**, "Ofrenda Universal".

TRAYECTO DEL CANAL PRINCIPAL DEL CHONG MO:

Este canal tiene una rama principal y tres ramas secundarias:

Comienza en la Energía del Agua, en los riñones, y desciende para emerger en 1RM: HUI YIN, y se divide en dos ramas: una rama posterior que se ramifica por la cara interna de la columna vertebral, y una rama anterior que sigue la vía del Ren Mai hasta 4RM: GUAN YUAN, y desde allí se expande por el canal del riñón hasta 11R: HENG GU, y continúa su camino por el canal del riñón hasta 21R: YOU MEN.

Durante su trayecto abdominal da ramas secundarias a Intestino Delgado, Intestino Grueso y Estómago. Continúa ascendiendo hasta el 27R: SHU FU, envía una rama hasta 23RM: LIAN QUAN, la cual se prolonga hasta contornear los labios.

Ramas Secundarias del canal del CHONG MO:
- Una Rama desde 11R: HENG GU emite un vaso descendente hacia la cara interna del muslo y se reintegra en el canal principal del riñón, hasta su origen.
- Otra rama desciende recorriendo la cara interna del muslo y la pierna, llegando a **4B: GONG SUN,** que es el Punto de Apertura del Canal.
- Otra rama que también parte de 11R: HENG GU conecta con 30E: QI CHONG, desciende por la cara interna del muslo y pierna hasta llegar al maléolo interno y expandirse por el dedo gordo del pie. (Tomado del libro "Tratado de Sanación en el Arte del Soplo", del Maestro José Luis Padilla Corral).

CAPITULO CUARTO

CANALES UNITARIOS, RESONADORES EXTRACANAL Y RESONADORES ESPECIALES

CANALES UNITARIOS

Los canales unitarios movilizan cada uno una de las seis energías celestes. Las energías celestes son: frío, fuego, sequedad, humedad, viento y calor. En los canales unitarios, se unen Yang con Yang y Yin con Yin para movilizar y vehiculizar cada una de las energías celestes.

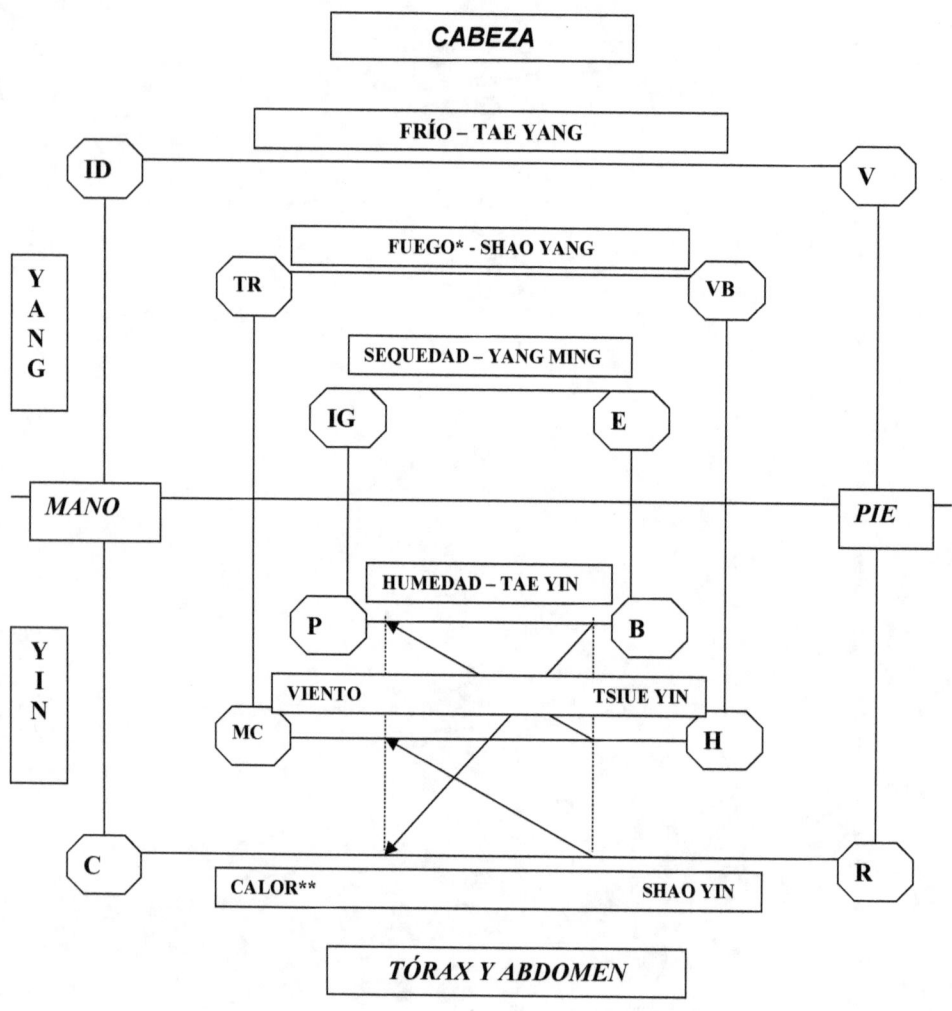

Figura 49. Gráfico de los Canales Unitarios.

* El Fuego es Yang, porque se origina en la parte celeste, y desciende.
** El Calor es Yin, porque se origina en la parte terrestre, y asciende.

Los Cinco Movimientos tiene cada uno un trono, que corresponde a los cinco puntos cardinales, los cuales movilizan la energía celeste que posteriormente origina los 5 órganos y las 5 entrañas.

Para formar los Canales Unitarios se unen 2 canales principales de los cinco reinos mutantes, opuestos y complementarios, (a nivel de funciones), para poder transportar esa energía, esa función que ha llegado a la tierra para cumplir una misión determinada. Todos los canales unitarios se forman por la fusión funcional de 2 canales opuestos y complementarios, ya sea Yang con Yang, o Yin con Yin.

CHIEN y KUN son opuestos y complementarios, celeste y terrestre, 1º y 8º trigramas en el Octograma de Fu Shi: tienen un ritmo energético, se unen entre sí a nivel de funciones y también vehiculizan cada uno de ellos energía de su propio canal.

Los canales unitarios son seis, de los cuales hay 3 Yang y 3 Yin: Tae Yang, Shao Yang, Yang Ming, Tae Yin, Shao Yin y Jue Yin.

TAE significa Supremo, SHAO significa Pequeño, MING significa Claridad y JUE significa Fecundar. Así pues, el significado de los canales unitarios es:

TAE YANG: Supremo Yang.
SHAO YANG: Pequeño Yang.
YANG MING: Claridad del Yang.
TAE YIN: Supremo Yin.
SHAO YIN: Pequeño Yin.
JUE YIN (TSIUE YIN): Fecundidad del Yin.

CANAL UNITARIO TAE YANG (ID-V)

Es de característica Yang. Va desde las manos, desde el canal de Intestino Delgado al canal de Vejiga, y moviliza principalmente energía celeste FRÍO, aunque también vehiculiza energía de Intestino Delgado y de Vejiga.

CANAL UNITARIO SHAO YANG (TR – VB)

Es de característica Yang. Va desde las manos, desde el canal de Triple Recalentador, o San Jiao hasta el canal de Vesícula Biliar, y moviliza principalmente energía celeste FUEGO, aunque también moviliza energía del Triple Recalentador y de la Vesícula Biliar. SJ y VB son dos entrañas maravillosas que movilizan Fuego.

CANAL UNITARIO YANG MING (IG – E)

Es de característica Yang. Va desde las manos, desde el canal de Intestino Grueso hasta el canal de Estómago. Moviliza especialmente energía celeste SEQUEDAD, aunque transporta también energía de los canales de Intestino Grueso y Estómago.

CANAL UNITARIO TAE YIN (P –B)

Es de característica Yin. Va desde el pie, desde el canal de Bazo hasta el canal de Pulmón. Moviliza y vehiculiza especialmente energía celeste HUMEDAD, aunque también moviliza energía de Bazo y de Pulmón.

CANAL UNITARIO TSIUE YIN (JUE YIN) (MC – H)

Es de característica Yin. Moviliza desde los pies energía celeste VIENTO. Va desde el canal de Xin Bao o Maestro de corazón hasta el canal de Hígado. También moviliza energía de Maestro de Corazón y de Hígado.

CANAL UNITARIO SHAO YIN (C – R)

Es de característica Yin. Moviliza desde los pies, principalmente la energía celeste CALOR. Va desde el canal de Riñón hasta el canal de Corazón, y también moviliza energía de Riñón y Corazón.

Ejemplos de lo que sucede cuando hay alteración en los canales unitarios:

Si el B se estanca, va a haber mucha humedad. Si el H se estanca (el H además de la sangre transporta el Alma) va a haber mucho Viento, lo cual desemboca en mucha ira, cólera, rabia, violencia. Si el IG se estanca, va a haber mucha Sequedad, originando Estreñimiento.

Las energías más externas están para protegernos, y las más internas están para generar todo el movimiento de cada una de ellas.

Los canales unitarios Yang llegan y se unen en la cabeza. Los canales unitarios Yin llegan hasta tórax y abdomen. Allí, en tórax y abdomen originan los tesoros, los órganos, la concreción, la materialización, ese movimiento que da luego la posibilidad de la expansión. Es decir, allí se genera el movimiento, es la chispa de la vida donde se origina todo.

UBICACIÓN DE LOS CANALES UNITARIOS EN EL TIAN

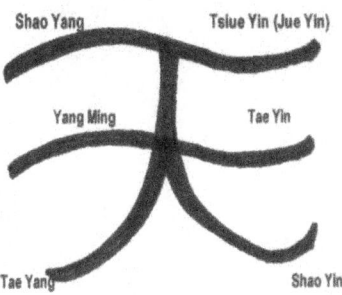

Figura 50.- Ubicación de los Canales Unitarios en el TIAN.

Se ubican un Yang y un Yin en cada uno de los planos: celeste, terrestre y humano. En la parte celeste del Tian ubicamos el Shao Yang y el Tsiue Yin; en la parte del trazo terrestre del Tian encontramos el Yang Ming y el Tae Yin, y en la parte humana, en el Ren, encontramos en su parte celeste del Ren el Tae Yang y en la parte terrestre del Ren el Shao Yin.

Tae Yang y Shao Yin son parte del eje de la vida (Eje Agua-Fuego) a nivel terrestre, es decir, el Fuego Imperial (Calor), y el Shao Yang y el Tsiue Yin son también parte de ese eje en su nivel celeste, es decir, el Fuego Ministerial (Fuego).

MASAJES ENERGÉTICOS DE LOS CANALES UNITARIOS

Se utilizan para movilizar las diferentes energías celestes (6), y de esa manera poder controlar cualquiera de ellas que esté en desequilibrio.

Es muy importante la realización del Masaje a la hora de abordar cualquier enfermedad; este se hará con el mayor respeto, con humildad y sumisión, y con la firme intención de sanar a nuestro paciente.

El ritual que se debe observar en el Masaje es el siguiente: primero es la ofrenda al Cielo, con sumisión y humildad ante Él y ante la Tierra, ofreciendo nuestra intención de sanación; luego una venia de sumisión y humildad ante nuestro paciente, y ya estaremos en disposición de aplicar el masaje como arma terapéutica, siguiendo la dirección de los canales, sin tocar al paciente (a unos 5 centímetros de distancia de su piel), con las manos con flexión de 4° y 5° dedos, hacemos el recorrido del canal, haciéndolo de manera bilateral, alterna, primero en el lado izquierdo y luego el derecho, por tres (3) veces (3 es el número del Misterio, de la Trinidad), así:

MASAJE DEL TAE YIN (B/P) (HUMEDAD):

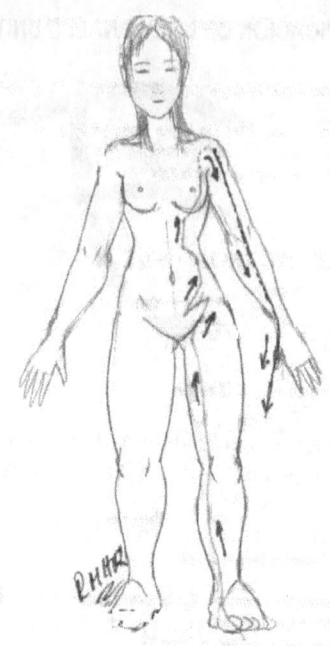

Figura 51.- Masaje del Canal Unitario TAE YIN (Moviliza Humedad)

MASAJE DEL TAE YANG (ID/V) (FRÍO):

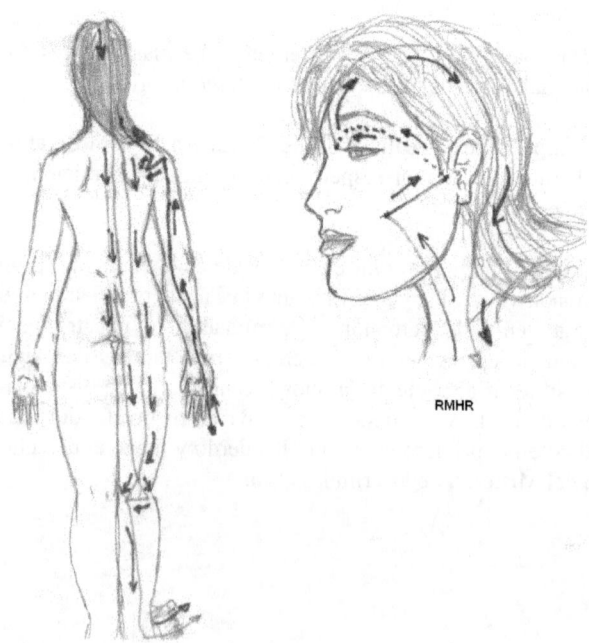

Figura 52.- Masaje del Canal Unitario TAE YANG (Moviliza Frío)

MASAJE DEL SHAO YIN (C/R) (CALOR):

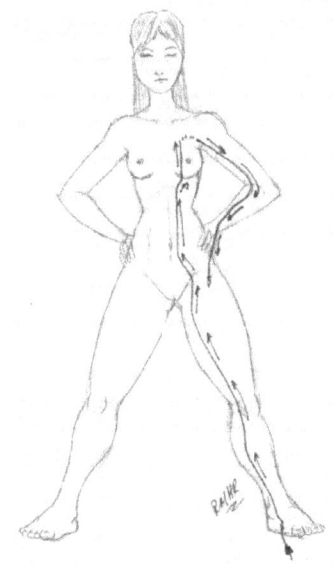

53.- Masaje del Canal Unitario SHAO YIN (Moviliza Calor)

MASAJE DEL SHAO YANG (TR/VB) (FUEGO):

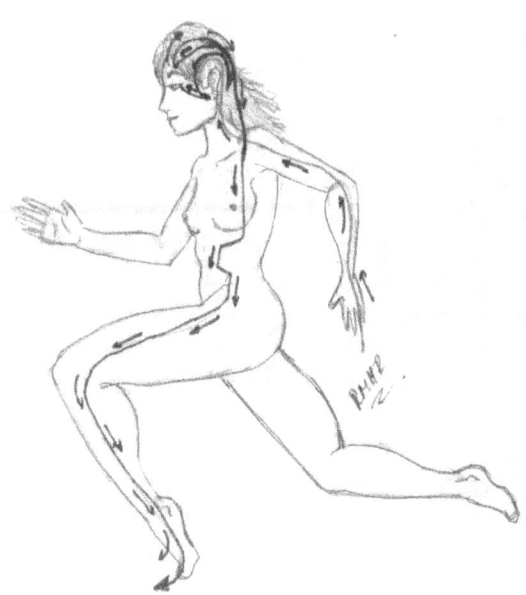

Figura 54.- Masaje del Canal Unitario SHAO YANG (Moviliza Fuego)

MASAJE DEL TSIUE YIN (H/MC) (VIENTO):

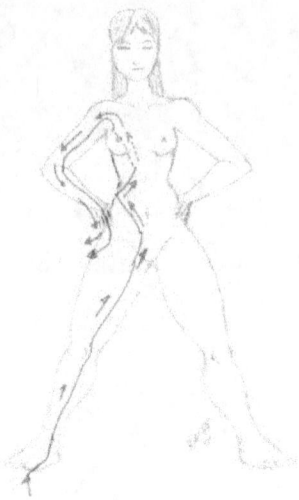

Figura 55.- Masaje del Canal Unitario TSIUE YIN (Moviliza Viento)

MASAJE DEL YANG MING (E/IG) (SEQUEDAD):

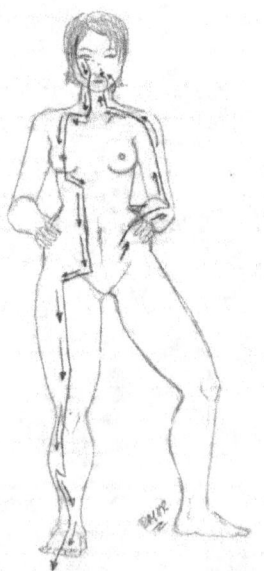

Figura 56.- Masaje del Canal Unitario YANG MING (Moviliza Sequedad)

Para trabajar los **Canales Unitarios**, aparecen los llamados **Resonadores Raíz**, y los **Resonadores Nudo**.

RESONADORES RAÍZ

Los resonadores Raíz son los que originan el movimiento de la energía. Raíz significa origen, son puntos de apertura. En ellos la energía comienza a fluir con poca fuerza. Son el origen del movimiento de las energías celestes. Están ubicados en los extremos de las extremidades, y corresponden también a resonadores Ting-Pozo. Son los lugares donde la energía celeste es mínima.

Si el paciente está muy enfermo, si hay mucha deficiencia de los resonadores Raíz o Ting, se puede estimular la energía haciendo un "pinzamiento" de esos resonadores. Son seis resonadores:

RESONADOR	NOMBRE ALQUÍMICO	TRADUCCIÓN	LOCALIZACIÓN	ORIGEN	ENERGÍA QUE MOVILIZA
44 VB	ZU QIAO YIN	"Vía de Comunicación del Yin"	En el ángulo ungueal externo del 4° dedo del pie	Cielo	Fuego
1 H	DA DUN	"Gran Abundancia"	En el ángulo ungueal externo del dedo gordo del pie.	Cielo	Viento
45 E	LI DUI	"Transvase Austero"	En el ángulo ungueal externo del 2° dedo del pie.	Tierra	Sequedad
1 B	YIN BAI	"Vacío Latente"	En el ángulo ungueal interno del dedo gordo del pie.	Tierra	Humedad
67 V	ZHI YIN	"Llegada del Yin"	En el ángulo ungueal externo del 5° dedo del pie.	Humano	Frío
1 R	YONG QUAN	"Fuente Floreciente de la Tierra"	En la planta del pie, al final de la almohadilla delantera, entre el 1° y 2° dedos del pie.	Humano	Calor

Figura 57. Resonadores Raíz.

RESONADORES NUDO

Son los sitios donde hay más concentración de las energías celestes, con respecto a los canales unitarios. Son los puntos donde fluye más energía celeste Yin y Yang. Si está muy aumentada la energía celeste, se hace Qi Gong pasando casi de largo por los resonadores Nudo. Son Yin y Yang:

RESONADORES NUDO DE CARACTERÍSTICAS YIN:

En el *Tae Yin*, 12 RM, ZHONG WAN, "Granero Central", se trabaja **HUMEDAD**.

En el *Tsiue Yin*, 18 RM, YU TANG, "Palacio del Jade", se trabaja el **VIENTO**.

En el *Shao Yin*, 23 RM, LIAN QUAN, "Fuente Incorrupta", se trabaja **CALOR**.

NOTA: No hay que olvidar que en el RM se trabaja también la energía Zhong Qi.

RESONADORES NUDO DE CARACTERÍSTICAS YANG:

En el *Tae Yang*, en el ángulo interno del ojo, se trabaja **FRÍO**.

En el *Shao Yang*, en el hueco de la oreja, se trabaja **FUEGO**.

En el *Yang Ming*, en el maxilar superior, se trabaja **SEQUEDAD**.

RESONADORES EXTRAORDINARIOS O EXTRACANAL

Son resonadores que están ubicados por fuera del recorrido de los canales o meridianos, pero que están en relación con algunos resonadores conocidos.

Son varios puntos diferentes, los cuales pueden a su vez ser únicos o múltiples, mediales o bilaterales. A continuación se va a describir la denominación, localización, y sus indicaciones básicas. Intentamos compendiar los puntos de acuerdo con diferentes autores:

PUNTOS EXTRAORDINARIOS DE LA CABEZA Y EL CUELLO

YIN TANG: Ubicado en el punto medio entre el borde medial de las cejas. Indicaciones: Enfermedades de la nariz, cefaleas, resfriados, mareo y vértigo. Es el punto de la Clarividencia. También se le conoce como "Sello de la Frente".

TAI YANG: Ubicado a 1 cun por detrás del punto medio de una línea que uniría el borde externo de la ceja con el borde externo del ojo. Indicaciones: neuralgia del trigémino, migraña, enfermedades de los ojos, dolor dentario, parálisis facial.

YU YAO: Ubicado en el punto medio de las cejas, en la línea de las pupilas. Indicaciones: dolor en el arco superciliar, enfermedades de los ojos, cefalea y parálisis facial.

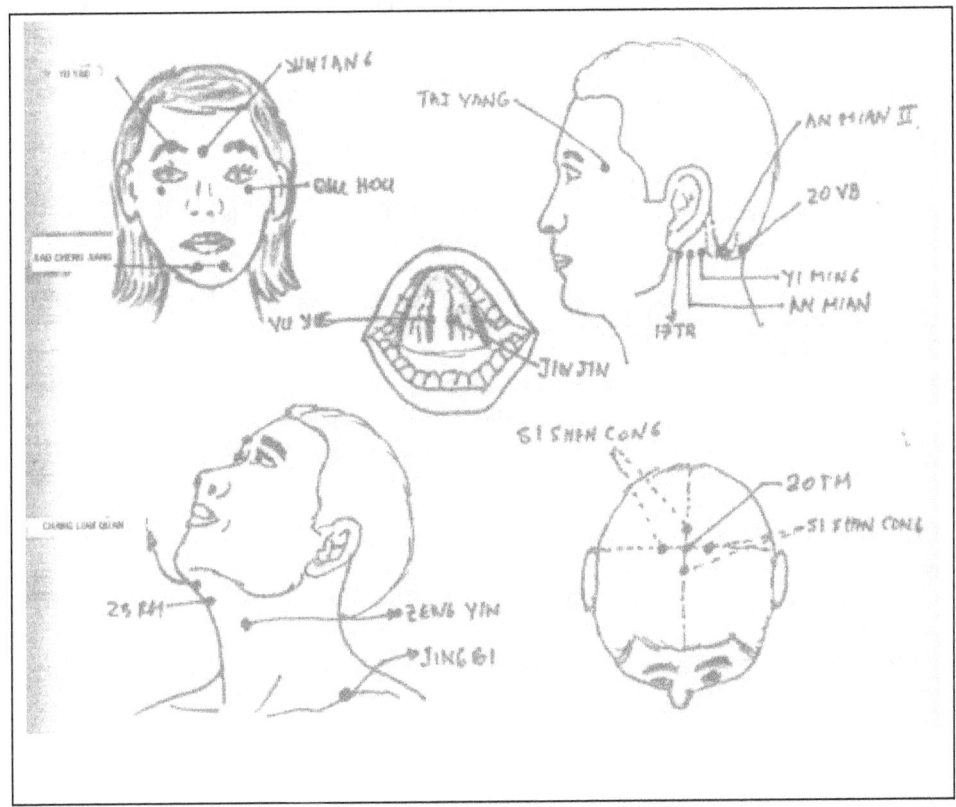

Figura 58.- Puntos Extraordinarios de la cabeza y el cuello

QIU HOU: Ubicado en el punto medio entre la línea de las pupilas y el borde externo del ojo, con el reborde infraorbitario. Indicaciones: Atrofia del nervio óptico, miopía, neuritis, glaucoma y turbidez del humor vítreo.

JIAO CHENG JIANG: Ubicado a 1 cun lateral a 24 RM, es decir, a 1 cun lateral a la línea media de la cara, con el surco supra-mentoniano. Indicaciones: Neuralgia del trigémino, y parálisis facial.

SI SHEN CONG: Son 4 puntos ubicados a 1 cun del 20TM, en las cuatro direcciones. Indicaciones: Cefalea, Mareo y Vértigo, Insomnio, Fatiga, Estrés.

YI MING: Ubicado a 1 cun posterior a Yi Feng (17TR), sobre el borde inferior de la apófisis mastoides. Indicaciones: atrofia del nervio óptico, miopía, cataratas, tinnitus, insomnio y parotiditis.

AN MIAN: Ubicado entre Yi Feng (17TR) y Yi Ming. Indicaciones: insomnio, Esquizofrenia.

AN MIAN II: Entre Yi Ming (Extra 7) y Feng Chi (20VB). Indicaciones: Insomnio.

JIN JIN, YU YE: Con la lengua flexionada hacia arriba, se ubica sobre las venas sublinguales. El punto del lado izquierdo se llama Jin Jin, y el del lado derecho se llama Yu Ye. Está indicado en náuseas, vómito, especialmente en las embarazadas, hinchazón de la lengua, y hongos vaginales. En ellos se puntura hasta sangría.

ZHENG YIN: A los lados del cartílago tiroides, en una depresión. Se puntura hacia arriba y hacia el lado opuesto. Indicaciones: Disfonía, afonía.

ZHANG LIAN QUAN: Ubicado 1 cun por debajo del punto medio de la mandíbula, sobre la línea media, a 1 cun por encima del 23RM (LIAN QUAN). Se localiza este punto con la cabeza inclinada hacia atrás. Indicaciones: Disfonía, afonía, atrofia lingual, sialorrea, amigdalitis crónica, analgesia para amigdalectomía.

JING BI: Con la cabeza girada hacia los lados, el punto se halla en la unión del tercio medial y lateral de la clavícula con el borde anterior de la rama clavicular del músculo esternocleidomastoideo. Se localiza con el paciente en decúbito supino.

PUNTOS EXTRAORDINARIOS DEL TORAX Y EL ABDOMEN:

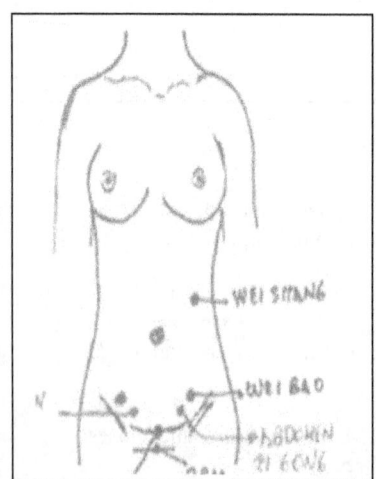

WEI SHANG: a 2 cun por arriba del ombligo, y a 4 cun de la línea media. Indicaciones: Gastroptosis.

WEI BAO: Ubicado a 2 cun por encima del borde superior de la sínfisis púbica, y 4 cun lateral a la línea media anterior. Indicaciones: Prolapso uterino.

ABDOMEN-ZI GONG: Ubicado a 1 cun por encima del borde superior de la sínfisis púbica, y 3 cun lateralmente a la línea media. Indicaciones: Todo tipo de enfermedades ginecológicas.

Figura 59.- Puntos Extraordinarios de Tórax y Abdomen.

PUNTOS EXTRAORDINARIOS DE LA REGIÓN DORSOLUMBAR

DING CHUAN: Ubicado a 0,5 cun lateral al 14 TM (DA ZHUI). Indicaciones: Asma bronquial, tos.

WU MING: En la depresión inferior de la apófisis espinosa de la 2ª vértebra torácica. Se debe preguntar al paciente si hay dolor al localizar el punto. Indicaciones: Manía.

SHI QI ZHUI: Ubicado en la depresión inferior de la apófisis espinosa de la 5ª vértebra lumbar. Usos: Desórdenes de la región lumbo-sacra.

YAO QI: Ubicado a 2 cun por arriba del cóccix. Indicaciones: Epilepsia.

HUATO JIA JI: Ubicados a 0,5 cun de la línea media posterior, en la línea imaginaria que une los extremos de las apófisis transversas de las vértebras, desde la 1ª cervical hasta la 4ª sacra. Indicaciones: para trabajar sobre las energías Hereditarias: Yuan Qi, Zhong Qi y Jing Qi.

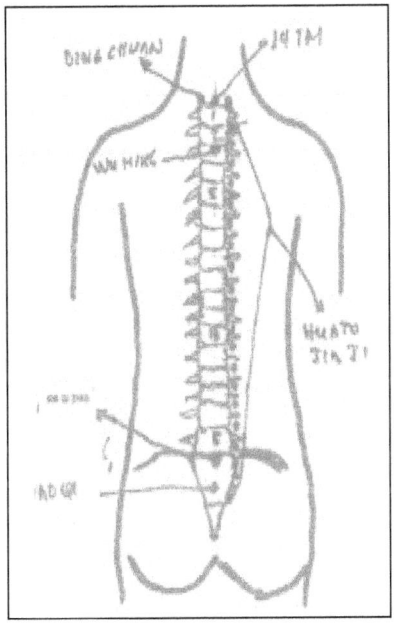

Figura 60.- Puntos Extraordinarios Dorso-lumbares.

NOTA: Otro uso muy importante de los Puntos Huato Jia Ji es para estimular la producción de células madre, además, para tratamiento de enfermedades locales como las mielitis. Su estimulación puede también ser efectiva para algunas enfermedades de órganos internos, especialmente cuando se trabajan en unión con los puntos Iu o Shu dorsales (Moxa desde los Shu dorsales hasta los Huato Jia Ji).

PUNTOS EXTRAORDINARIOS DE LAS EXTREMIDADES SUPERIORES

JIAN ZHONG: Ubicado en los miembros superiores, en la mitad del músculo deltoides, entre los puntos 14 y 15 de IG. Indicaciones: Parálisis del miembro superior.

BI ZHONG: Ubicado en el punto medio que conecta la línea que une el pliegue transverso cubital con el pliegue transverso de la muñeca, en la línea media.

ER BAI: Ubicado a 4 cun arriba del punto medio del pliegue transverso de la muñeca, a los lados del tendón del músculo flexor radial del carpo. Son en total 4 puntos, 2 a la izquierda y 2 a la derecha. Indicaciones: Hemorroides.

ZHONG QUAN: En la muñeca, en una depresión en el lado radial del tendón del músculo extensor común de los dedos. Indicaciones: Desórdenes de la articulación de la muñeca, sensación de asfixia, hemoptisis.

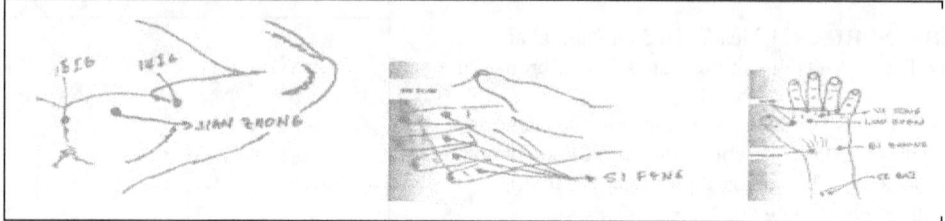

Figura 61.- Puntos Extraordinarios de miembros superiores.

LUO ZHEN: Dos puntos, ubicados en el dorso de la mano, entre el 2° y 3° metacarpiano, 0,5 cun proximal a la articulación metacarpo-falángica. Indicaciones: Rigidez nucal, tortícolis, artritis de las articulaciones de las manos.

YA TONG: En el dorso de la mano, entre 3° y 4ª metacarpiano, 0,5 cun proximal a la articulación metacarpo-falángica. Indicaciones: Dolores dentarios.

BA XIE: En el dorso de la mano, en los pliegues de los espacios interdigitales de los 5 dedos. Son 8 puntos en total. Indicaciones: Desórdenes en la articulación de los dedos, artritis de las manos, entumecimiento de los dedos, cefaleas, dolor en el cuello.

SI FENG: En la superficie palmar de la mano, en el punto medio del pliegue transverso de la articulación inter-falángica proximal de los dedos 2° a 5°. Son ocho puntos en total. Indicaciones: Síndrome de malnutrición en niños, enuresis, llanto nocturno infantil y tos ferina.

SHI XUAN: Ubicados en las puntas de los diez dedos de las manos, a 0,1 cun del borde de las uñas. Indicaciones: Para emergencias como shock, coma, lipotimia, golpe de calor, apoplejía, fiebre, fatiga, etc. Se debe punturar hasta hacer sangría.

PUNTOS EXTRAORDINARIOS DE LOS MIEMBROS INFERIORES

HE DING: Ubicado en el punto medio de la parte superior de la rótula. Indicaciones: Desórdenes en la articulación de la rodilla.

XI YAN: Ubicado a los lados del borde inferior de la rótula. Indicaciones: Desórdenes de la articulación de la rodilla.

LAN WEI: Ubicado a 2 cun por debajo del 36E (ZU SAN LI). Indicaciones: Diagnóstico de apendicitis (este punto se torna doloroso), gastralgias, parálisis y dolor en miembros inferiores, colitis, dolor dentario.

LING HOU: Ubicado en el borde inferior de la cabeza de la tibia. Indicaciones: Ciática, parálisis de miembros inferiores.

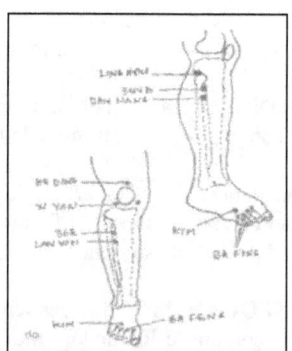

Figura 62.- Puntos Extraordinarios de Ms Is.

DAN NANG: Ubicado a 1 cun por debajo del 34 VB (YANG LIN QUAN). Indicaciones: Enfermedades de la vesícula biliar, parálisis de miembros inferiores.

BA FENG: En el dorso del pie, 0,5 cun posterior al borde del pliegue de los dedos. Son en total ocho puntos. Indicaciones: Enrojecimiento, hinchazón, entumecimiento y dolor en los dedos y en el dorso del pie, dolor de artritis en el pie, cefaleas y dolor dentario.

KIM: Punto extra-canal ubicado en los pies, ubicado a la altura del TAI CHONG (3H), entre 3° y 4° dedos del pie. Es un punto específico para disminuir las transaminasas, hepatitis, cirrosis.

Puntos ASHI: Dentro de una zona dolorosa, es el punto más doloroso. Lo consideramos aquí pues no está ubicado en ningún meridiano energético. Indicaciones: de acuerdo con la zona dolorosa, es útil en el tratamiento del dolor osteo-muscular, contracciones musculares, fatiga, etc.

RESONADORES MO

Regulan todo el canal. Los **Resonadores MO** son una serie de puntos de acupuntura en los cuales podemos actuar **cuando falla la estructura**, la parte Yin. Siempre se trabajan en "llave" con los **resonadores IU o SHU DORSALES**, que son los que **trabajan la función**, la parte Yang.

También a los resonadores del SAN JIAO se les llama resonadores MO, porque si esos calderos funcionan bien, se va a dar la Forma de manera correcta. Son los siguientes puntos, con sus asociados Iu o Shu dorsales respectivos:

CANAL	RESONADOR	NOMBRE ALQUÍMICO	TRADUCCIÓN	ASOCIADO IU O SHU DORSAL
PULMON	1 P	ZHONG FU	"Centro Interior Material"	13 V
RIÑÓN	25 VB	JING MEN	"Puerta de la Capital"	23 V
VEJIGA	3 RM	ZHONG JI	"El Centro más Elevado"	28 V
HÍGADO	14 H	QI MEN	"Puerta del Tiempo"	18V
V. BILIAR	24 VB	SHEN GUAN	"Psiquismo Luminoso"	19V
CORAZÓN	14 RM	JU QUE	"La Gran Puerta del Palacio de los Sentimientos"	15 V
I. DELGADO	4 RM	GUAN YUAN	"Barrera de la Fuente"	27 V
BAZO	13 H	ZHANG MEN	"Puerta de la Manifestación"	20 V
ESTÓMAGO Y ENTRAÑAS	12 RM	ZHONG WAN	"Granero Central" Mo del Jiao Medio: gastro-intestinal y hepato-biliar.	21 V
I. GRUESO	25 E	TIAN SHU	"Culminación Celestial"	25 V
M. DE CORAZÓN O XB	17 RM	SHAN ZHONG	"Centro del Pecho" Mo del Jiao Superior: parte cardio-pulmonar.	14 V
SAN JIAO O TR	7 RM	YIN JIAO	"Cruce de los Yin" Mo del Jiao Inferior: Parte genito-urinaria.	22 V

Figura 63.- Cuadro de los Puntos o Resonadores MO.

RESONADORES LO

Son resonadores que conectan los órganos y las entrañas. Inciden sobre la energética de todo el canal. Son de 2 tipos: longitudinales y transversales. Energizan todo el canal, son como un grifo que **abre la energía del canal** y la hace circular por todo el canal, **tocando todos los resonadores**. Los resonadores LO armonizan el Tao del reino mutante al que pertenezcan. Se trabajan en pares, y *unen órganos y entrañas del mismo reino mutante*.

Los resonadores **LO DE ÓRGANOS** se conectan con los resonadores YUAN de las vísceras, y los resonadores **LO DE LAS ENTRAÑAS** se comunican con los puntos IU (Arroyo), Tierra, de los órganos.

La combinación de los puntos LO con los puntos YUAN nos da muy buenos resultados terapéuticos. Clínicamente, esos dos grupos de puntos pueden usarse por separado o en conjunto, coordinadamente. Esto es lo que más resultado terapéutico produce, la aplicación coordinada de los dos grupos de puntos. Siempre que tratemos con un punto LO debemos también tratar el punto YUAN acoplado para recibir los mejores efectos terapéuticos.

RESONADORES LO DE LOS ORGANOS:

Trabajan en acople y coordinación con los Puntos Yuan:

4R: DA ZHONG, "Gran Campana", Punto **LO de Riñón**, ubicado en la depresión que se forma entre el maléolo interno y el talón de Aquiles, por encima del calcáneo. Su acoplado es el Punto Yuan **64 V, JING GU, "Capital Firme"**, ubicado en el borde externo del pie, justo antes de la protuberancia del 5° metatarsiano.

5 H: LI GOU, "Canal de la Madera", Punto **LO de Hígado**, ubicado a 5 cun del maléolo interno, en el borde posterior de la tibia. Se utiliza con su acoplado, el Punto Yuan **40 VB, QIU XU, "Confluencia de la Colina"**, ubicado anterior e inferior al maléolo externo, en la depresión de la parte lateral del tendón del músculo extensor largo de los dedos.

5 C: TONG LI, "Comunicar la Talla de Jade", Punto **LO de Corazón**, ubicado en lado cubital y ventral del antebrazo, a 1 cun hacia el lado interno de la línea media y a 1 cun hacia arriba del pliegue de flexión de la muñeca. Se utiliza en pareja con su acoplado, el Punto Yuan **4 ID: WAN GU, "Hueso de la Muñeca"**, ubicado en el borde cubital del pliegue de flexión de la muñeca, entre la articulación y los tendones, en la parte anterior del hueso.

4 B: GONG SUN, "Ofrenda Universal", Punto **LO de Bazo**, ubicado en la cara interna del pie, a 1 cun por detrás de la articulación metatarso-falángica del dedo gordo, donde la piel cambia de color. También abre el canal del Chong Mo. Se utiliza en pareja con su acoplado, el Punto Yuan **42 E: CHONG YANG, "Asalto del Yang"**, ubicado en la parte superior del empeine, en la línea media, a 1,5 cun por debajo de la horizontal de los tobillos, en un hueco.

7 P: TONG XUAN, "Joven Misterioso", Punto **LO de Pulmón**, ubicado en el lado pulgar del antebrazo, en la depresión situada por debajo de la apófisis estiloides del radio, aproximadamente a 1,5 cun por arriba del pliegue de flexión de la muñeca. Se utiliza en pareja con su acoplado, el Punto Yuan **4 IG: HE GU, "Fondo del Valle"**, ubicado en el hueco que se forma entre la unión del primero y segundo metacarpianos.

6 MC ó 6 XB: NEI GUAN, "Barrera Interna", Punto **LO de Maestro de Corazón**, ubicado a 2 cun por arriba de la mitad del pliegue de flexión de la muñeca, entre el cúbito y el radio. Se utiliza en pareja con su acoplado, el Punto Yuan **4 SJ: YANG CHI, "Estanque de los Yang"**, ubicado en el dorso de la muñeca, en un hueco formado por la articulación del radio y la muñeca, en la línea de unión entre 4° y 5° dedos.

RESONADORES LO DE LAS ENTRAÑAS:

Trabajan en coordinación y acople con los resonadores SHU ANTIGUOS, específicamente con los Puntos Tierra IU (Arroyo) de los órganos del Reino Mutante al que pertenecen:

58 V: FEI YANG, "Vuelo Flotante", Punto **LO de Vejiga**, ubicado a 1 cun por debajo y 1 cun hacia fuera, de donde se separan los gemelos. Se maneja en pareja con su acoplado, el Punto Tierra (Iu-Arroyo) de Riñón: **3 R: TAI XI, "Torrente supremo"**, ubicado en un hueco en la parte postero-superior del maléolo interno.

37 VB: GUANG MING, "Claridad Radiante", Punto **LO de Vesícula Biliar**, ubicado a 5 cun por encima del maléolo externo, por detrás del peroné. Se trabaja en pareja con su acoplado, el Punto Tierra (Iu-Arroyo) de Hígado: **3H: TAI CHONG, "Intervalo Activo"**, ubicado en el pie, un hueco, entre la articulación del 1° y 2° metatarsianos.

7 ID: ZHI Zheng, "Rama correcta", Punto **LO de Intestino Delgado**, ubicado en el borde cubital del antebrazo, a 5 cun arriba del pliegue de flexión de la muñeca. Se trabaja en pareja con su asociado, el Punto Tierra (Iu-Arroyo) de Corazón: **7 C: SHEN MEN, "Puerta del Espíritu"**, ubicado sobre el pliegue de flexión ventral de la muñeca, a 1 cun interno de la línea media.

40 E: FENG LONG: "Abundancia Generosa", Punto **LO de Estómago**, ubicado en la pierna, a 8 cu por debajo del borde inferior de la rótula y a 1 cun del borde externo de la tibia. Se maneja en pareja con su acoplado, el Punto Tierra (Iu-Arroyo) de Bazo: **3 B: TAI BAI, "Claridad Suprema"**, ubicado en la cara interna del pie, inmediatamente por detrás de la articulación metatarso-falángica del dedo gordo del pie, donde la piel cambia de color.

6 IG: PIAN LI, "Pasaje Plegado", Punto **LO de Intestino Grueso**, ubicado en la cara interna del antebrazo, a 3 cun arriba del extremo del pliegue de flexión de la muñeca. Se utiliza en pareja con su acoplado, el Punto Tierra (Iu-Arroyo) de Pulmón: **9P: TAI YUAN, "El Abismo de la Mansión Celeste"**, ubicado en el pliegue de flexión de la muñeca, sobre la arteria radial.

5TR: WAI GUAN, Barrera Externa", Punto **LO de Triple Recalentador o San Jiao**, ubicado a 2 cun del pliegue dorsal de la muñeca, entre el cúbito y el radio. Se trabaja en pareja con su acoplado, el Punto Tierra (Iu-Arroyo) de Maestro de Corazón, **7 MC: DA LING, "Gran Meseta", ó XIN ZHU, "Maestro de corazón"**, ubicado en la mitad del pliegue de flexión de la muñeca más próximo a la palma de la mano.

RESONADORES LO DE GRUPO

Son resonadores que cuando se manejan afectan todos los canales Yin o todos los canales Yang de los miembros. Es decir, al punturarlos se estimulan todos los puntos Yin o Yang del miembro. Se usan en dolores inespecíficos de los miembros:

5 MC: JIAN SHI: "El Intermediario", ubicado a 3 cun del pliegue de flexión de la muñeca, en la cara ventral del antebrazo, entre el radio y el cúbito. Cuando se puntura afecta **todos los canales YIN de Miembros Superiores.**

8 SJ: SAN YANG LUO, "Cruce de los Tres Yang", ubicado en la cara dorsal del antebrazo, entre el radio y el cúbito, a 4 cun del pliegue de la muñeca. Cuando se puntura afecta **todos los canales YANG de Miembros Superiores.**

6B: SAN YIN JIAO, "Cruce de los Tres Yin", ubicado a 3 cun por encima de la prominencia del maléolo interno, en el borde posterior de la tibia. Cuando se puntura afecta **todos los canales YIN de Miembros Inferiores.**

27 VB: GUANG MING, "Claridad Radiante", ubicado a 5 cun por encima del maléolo externo, por detrás del peroné. Cuando se puntura afecta **todos los canales YANG de Miembros Inferiores.**

RESONADORES MAESTROS O DE INFLUENCIA

Son puntos que se utilizan frecuentemente, relacionados con enfermedades en ciertos tejidos. Por ejemplo, cuando hay enfermedades respiratorias, se utiliza su punto Maestro, el 17 RM; Shan Zhong. Los Puntos Maestros o de influencia y sus tejidos relacionados son los siguientes:

RESONADOR	NOMBRE ALQUÍMICO	UBICACIÓN	TEJIDO RELACIONADO
13 H	ZANG MEN, "Puerta de la Manifestación".	En el extremo libre de la 11ª costilla.	Punto Maestro de los Órganos.
12 RM	ZHONG WAN, "Granero Central".	En el punto medio entre el ombligo y el esternón.	Punto Maestro de las Entrañas.
34 VB	YANG LING QUAN, "Fuente de la Colina Yang".	En la depresión antero inferior de la cabeza del peroné.	Punto Maestro de los Tendones y los Músculos.
17 V	GE SHU, "Transportar Para ofrecer en el Diafragma".	A 1 ½ cun de la línea media, entre 7ª y 8ª v. Dorsales.	Punto Maestro de la Sangre.
39 VB	XUAN ZHONG, "Campana suspendida".	A 3 cun por arriba del maléolo externo, por detrás del peroné.	Punto Maestro de las Médulas y el Cerebro.
9 P	TAI YUAN, "El Abismo de la Mansión Celeste".	Sobre la arteria radial, en el pliegue de flexión ventral de la muñeca.	Punto Maestro de Los Canales.
11 V	DA ZHU, "Lanzadera Grande".	A 1 ½ cun de la línea media, entre 1ª y 2ª v. Dorsales.	Punto Maestro de los Huesos.
17 RM	SHAN ZHONG, "Centro del Pecho".	Sobre el esternón, a la altura del 4º espacio intercostal.	Punto Maestro Cardiorrespiratorio.
9 B	YIN LING QUAN, "Fuente de la Colina Yin".	Cara interna de la pierna, debajo del borde inferior de la cabeza de la tibia.	Punto Maestro de la Circulación Venosa.
40 E	FENG LONG, "Abundancia Generosa"	A 8 cun de la punta de la rótula, y a 1 cun del borde externo de la tibia.	Punto Maestro de las Flemas.

Figura 64. Cuadro de los Puntos Maestros o de Influencia.

RESONADORES XI o de ALARMA

Se utilizan cuando el canal está enfermo o afectado, y estimulan todo el canal. Al estimularlos se pueden tratar enfermedades agudas ocurridas en las áreas alimentadas por los respectivos canales, y en los órganos y entrañas relacionadas con ese mismo canal. Nos dan inmediatamente el estado energético del paciente. Con ellas podemos tener una idea clara del Qi del paciente. Los Resonadores Xi o de Alarma son puntos situados en profundidad, donde el Qi y la Sangre de los Canales penetra, afluye y se concentra.

Después de aplicar la aguja, al despunturar un resonador alarma, se debe sentir en los dedos una sensación de leve "rechazo" a la salida de la aguja. Eso indica que el Qi del paciente es adecuado. Si la aguja sale sin ninguna oposición, podemos decir que el Qi de ese canal está muy disminuido o afectado. Cuando un paciente llega muy enfermo y no sabemos de donde proviene su enfermedad, punturamos todos sus **Puntos de Alarma**. De esa manera podemos saber a qué nivel, o en qué canal energético está la alteración.

Hay 16 Puntos de Alarma, uno para cada Canal Principal, y uno para los Canales Extraordinarios Yin Keo, Yang Keo, Yin Oe y Yang Oe. Se sitúan en las cuatro extremidades y su acción es facilitar la afluencia del Qi y la sangre en el canal correspondiente de manera inmediata, logrando una regulación rápida de dichos canales. En el cuadro 63-A podemos apreciarlos. Son ellos:

CANAL	PUNTO	NOMBRE ALQUIMICO	TRADUCCION	LOCALIZACION E INDICACIONES
RIÑON	5R	SHUI QUAN	"Origen del Agua"	Ubicado en el hueco que hay en la línea de la horizontal del maléolo interno y el talón. Opresión y dolor toraco-cordial, hinchazón e inflamación del calcáneo.
HÍGADO	6 H	ZHONG DU	"Totalidad Central"	Ubicado a 7 cun del maléolo interno, en el borde interno de la tibia. Sangrado menstrual excesivo, dolor herniario, dolor agudo pélvico.
CORAZÓN	6 C	YIN XI	"Límite o Alarma del Yin"	Ubicado en la cara ventral del antebrazo, a ½ cun del pliegue de la muñeca y 1 cun hacia interno de la línea media. Dolor precordial y epigástrico, sangrado de origen respiratorio o digestivo alto sin tos ni vomito, coronariopatías, palpitaciones, sudoración nocturna.
BAZO.	8 B	DI JI	"Fuerza Motriz de la Materia Primera"	Ubicado a 3 cun debajo del borde inferior de la cabeza tibial, y 1 cun por detrás del borde posterior de la tibia. Dismenorrea, distensión y dolor toraco-abdominal, dificultades urinarias.
PULMÓN.	6 P	KONG ZUI	"Comunicación con lo Superior"	Ubicado en el borde interno radial del antebrazo, a 5 cun por debajo del pliegue de flexión del codo. También se puede decir que se ubica a mitad de distancia entre muñeca y codo. Tos con disnea, esputos hemoptóicos, hematemesis, dolor faringeo, hemorroides con sangrado, disneas inflamatorias.

VEJIGA.	63 V	JIN MEN	"Puerta Preciosa"	Ubicado en la depresión que se halla por debajo del borde anterior del maléolo externo. Convulsiones infantiles, epilepsia, hipoacusia.
VESÍCULA BILIAR.	36 VB	WAI QIU	"Colina Externa"	Ubicado 7 cun por arriba del maléolo externo, por delante del peroné. Hemicráneas, cefalea occipital con rigidez de nuca, distensión y dolor toraco-costal.
INTESTINO DELGADO.	6 ID	YANG LAO	"Ayuda a los Ancianos"	Ubicado en la cara posterior del antebrazo, a 1 cun por encima de la apófisis estiloides del cúbito, en un hueco. Disminución de la agudeza visual, abscesos dérmicos.
ESTÓMAGO.	34 E	LIANG QIU	"Cima de la Colina"	Ubicado en entre la espina iliaca antero-superior y el borde externo de la rótula, a 2 cun de esta. Gastralgia aguda, cólico gástrico, distensión y dolor mamario.
INTESTINO GRUESO.	7 IG	WEN LIU	"Calor Errante"	Ubicado en la parte interna del antebrazo, a 5 cun del hueco que se forma en el extremo pulgar del pliegue de flexión. Edema facial, odontalgias, dolor laríngeo, glositis y estomatitis.
XIN BAO (MC).	4MC	XI MEN	"Puerta del Límite"	En la cara interna del brazo, a 5 cun del pliegue de la muñeca, entre el cúbito y el radio. Coronariopatías, palpitaciones, hematemesis, periostitis costal.
SAN JIAO (TR).	7SJ	HUI ZONG	"Encuentro con los Antepasados"	A 3 cun por arriba del pliegue dorsal de la muñeca, entre el cúbito y el radio. Hipoacusias, acúfenos, intercostalgias.
YIN KEO.	8R	JIAO XIN	"Confianza Mutua"	A 2 cun por encima de la prominencia del maléolo interno, en el borde posterior de la tibia. Su función es equilibrar la forma, dar equilibrio al Yin.. Hipermenorrea, orquitis, desarreglos menstruales.
YANG KEO	59V	ZU FU YANG	"Yang del Pie",	Ubicado entre el vértice del maléolo externo y el tendón de Aquiles, a 3 cun por encima. EQUILIBRA el Yang de la persona. Dolor de la extremidad inferior, dolor calcáneo.
YANG OE	35VB	YANG JIAO	"Cruce de los Tres Yang"	Ubicado a 7 cun por arriba del maléolo externo, por detrás del peroné. Su función es UNIR las energías Yang del sujeto. Manía, convulsiones, atrofia muscular del miembro inferior, edema facial.
YIN OE	9R	ZHU BIN	"Homenaje a los Esposos"	Ubicado a 5 cun por arriba del maléolo interno, y a 1 cun por detrás del borde de la tibia. Su función es UNIR el Yin del sujeto en la forma. Psicopatologías, epilepsia, hernias abdominales.

Figura 65.- Cuadro de los Puntos Xi o de Alarma.

PUNTOS DE TONIFICACIÓN

Son resonadores específicos que se utilizan para incrementar la energía de un canal específico. Son ellos:

ORGANO/ ENTRAÑA	PUNTO	NOMBRE ALQUÍMICO	TRADUCCIÓN	UBICACIÓN
Riñón	7 R	FU LIU	"Renovar lo Retenido"	A 2 cun de la prominencia del maléolo interno, en el borde anterior del talón de Aquiles.
Vejiga	67 V	ZHI YIN	"Llegada del Yin"	En el ángulo ungüeal externo del 5º dedo del pie.
Hígado	9 H	YIN BAO	"Envoltura del Yin"	En la cara interna del muslo, 5 cun por encima del pliegue de flexión de la rodilla, detrás del borde posterior del músculo sartorio.
Vesícula Biliar	43 VB	XIA XI	"Defender el Torrente"	Entre el 4º y 5º metatarsianos, en el espacio interdigital, sobre la 1ª falange del 4º dedo del pie.
Corazón	9 C	JING SHI ó SHAO CHONG	"Comenzar la Transmisión", ó "Asalto Menor"	En el ángulo ungüeal interno del 5º dedo de la mano.
Intestino Delgado	3 ID	HOU XI	"Continuidad del Torrente"	Cerrando el puño, sobre el borde cubital de la mano, en el sitio donde termina el pliegue transverso de la palma.
Xin Bao (MC)	9 MC	ZHONG CHONG	"Asalto Central"	En el ángulo ungüeal del dedo medio, hacia el lado pulgar.
San Jiao (TR)	3 TR	ZHONG ZHU	"Islote Central"	En el dorso de la mano, en el hueco que hay detrás de los nudillos del 4º y 5º dedos.
Bazo	2 B	DA DU	"Gran Encuentro"	Delante de la articulación metatarso-falángica del dedo gordo, en la cara interna del pie.
Estómago	41 E	JIE XI	"Comprender el Torrente"	En la parte superior del empeine, a la altura del maléolo externo, entre 2 tendones, en un hueco.
Pulmón	9 P	TAI YUAN	"Abismo de la Mansión Celeste"	En el pliegue de flexión de la muñeca, sobre la arteria radial.
Intestino Grueso	11 IG	QU CHI	"Estanque Sinuoso"	En el lado radial del brazo, al final del pliegue de flexión del codo, estando este en flexión total.

Figura 66.- Cuadro de los Puntos de Tonificación.

PUNTOS DE SEDACIÓN

Son puntos específicos en donde se puede dispersar la energía de un canal. Son ellos:

PUNTO DE SEDACIÓN	RESONADOR	NOMBRE ALQUÍMICO	TRADUCCIÓN	UBICACIÓN
Riñón	1 R	YONG QUAN	"Fuente Floreciente de la Tierra"	En la planta del pie, al final de la almohadilla delantera, entre 1º y 2º dedos.
Vejiga	65 V	SHU GU	"Ligadura Fortificada"	Borde externo del pie, en la depresión situada justo antes de la articulación metatarsofalángica.
Hígado	2 H	XIN JIAN	"Intervalo Activo"	En el espacio interdigital del 1º y 2º dedos, hacia la base del grueso artejo.
Vesícula Biliar	38 VB	YANG FU	"Asistir al Yang"	4 cun arriba del maléolo externo, detrás del peroné.
Corazón	7 C	SHEN MEN	"Puerta del Espíritu"	A 1 cun hacia el lado cubital de la línea media de la cara ventral del antebrazo, sobre el pliegue de flexión de la muñeca.
Intestino Delgado	8 ID	XIAO HAI	"Pequeño Mar"	Con el codo flexionado, entre el olécranon y el epicóndilo medial del húmero.
Xin Bao (MC)	7 MC	DA LING	"Gran Meseta"	En la mitad del primer pliegue de flexión de la muñeca.
San Jiao (TR)	10 TR	TIAN JING	"Pozo Celestial"	En la depresión que se encuentra a 1 cun por encima del extremo del olécranon.
Bazo	5 B	ZHANG QIU	"Deliberación de la Montaña"	En la depresión anteroinferior del maléolo interno.
Estómago	45 E	LI DUI	« Trasvase Austero »	En el ángulo ungueal del 2º dedo del pie, en el lado externo.

Pulmón	5 P	CHI ZE	"Estanque de Vapores Luminosos"	En el pliegue del codo, cara ventral, por fuera del tendón del bíceps (lado radial).
Intestino Grueso	2 IG	ER JIAN	"Segundo Intervalo"	En el lado pulgar del dedo índice, antes de la articulación metacarpo-falángica.

Figura 67.- Cuadro de los Puntos de Sedación.

PUNTOS ORIGEN

Son puntos específicos que están conectados directamente con el órgano del meridiano o canal, y dependiendo del tipo de manipulación que se haga, pueden incrementar o decrecer el nivel de la energía de ese órgano o entraña. Son ellos:

PUNTO ORIGEN	RESONADOR	NOMBRE ALQUÍMICO	TRADUCCIÓN	UBICACIÓN
Riñón	3 R	TAI XI	"Torrente Supremo"	En la parte postero-superior del maléolo interno, donde late la arteria tibial posterior.
Vejiga	64 V	JING GU	"Capital firme"	Borde externo del pie, antes de la protuberancia del 5º metatarsiano.
Hígado	3 H	TAI CHONG	"Asalto Supremo"	En la línea de articulación del 1º y 2º metatarsianos, en una depresión que se forma por delante de ella.
Vesícula Biliar	40 VB	QIU XU	"Confluencia de la Colina"	En la depresión antero-inferior del maléolo externo.
Corazón	7 C	SHEN MEN	"Puerta del Espíritu"	A 1 cun hacia el lado cubital de la línea media, cara ventral del antebrazo, en el pliegue de flexión de la muñeca.
Intestino Delgado	4 ID	WAN GU	"Hueso de la Muñeca"	En el borde cubital de la muñeca, en el pliegue de flexión, entre la articulación y los tendones, en la parte anterior del hueso.
Xin Bao (MC)	7 MC	DA LING	"Gran Meseta"	En la mitad del primer pliegue de flexión de la muñeca.
San Jiao (TR)	4 TR	YANG CHI	"Estanque de los Yang"	Dorso de la muñeca, prolongando una línea imaginaria paralela a 4º y 5º dedos, en un hueco formado por la articulación del radio y la muñeca.

Bazo	3 B	TAI BAI	"Brillantez Suprema"	En el borde interno del pie, justo detrás de la prominencia de la articulación metatarso-falángica del dedo gordo.
Estómago	42 E	CHONG YANG	"Asalto del Yang"	En la parte superior del empeine, en la línea media, a 1,5 cun por debajo de la horizontal del maléolo externo, en un hueco.
Pulmón	9 P	TAI YUAN	"Abismo de la Mansión Celeste"	En el pliegue de flexión de la muñeca, sobre la arteria radial.
Intestino Grueso	4 IG	HE GU	"Fondo del Valle"	Entre el 1º y 2º metacarpianos, en un hueco, en el dorso de la mano.

Figura 68.- Cuadro de los Puntos Origen.

LOS 6 PUNTOS HE O PUNTOS HE INFERIORES
(DE CONFLUENCIA O DESEMBOCADURA INFERIOR)

Puntos donde confluye el Qi de los 6 Fu, es decir, de las 6 Entrañas. Se sitúan en las extremidades inferiores. Son ellos:

PUNTO	NOMBRE ALQUÍMICO	TRADUCCION	APLICACIONES
36E	ZU SAN LI	"Divina Indiferencia terrestre"	Punto He Inferior de Estómago. Dolor gástrico. Dolor de otra naturaleza localizado en el estómago.
37E	SHANG JU XU	"Vacío Inmenso superior"	Punto He Inferior de Intestino Grueso. Diarreas disenteriformes, abscesos intestinales.
39E	XIA JU XU	"Vacío Inmenso Inferior"	Punto He Inferior de Intestino Delgado. Dolor centrado en la zona umbilical.
39V	WEI YANG	"Almacenamiento del Yang"	Punto He Inferior del San Jiao. Dolor sin localización fija o de irradiaciones atípicas.
40V	WEI ZHONG	"Carga Central"	Punto He Inferior de Vejiga. Obstrucción urinaria, dolor centrado en la zona vesical.
34VB	YANG LING QUAN	"Fuente de la Colina Yang"	Punto He Inferior de Vesícula Biliar. Dolor costal con sabor de boca amargo. Dolor centrado en la reja costal.

Figura 69.- Los 6 Puntos He Inferiores

LOS PUNTOS DE CRUCE

Puntos en los que se cruzan varios canales. El Canal al que pertenece este punto se denomina Canal propio. El que se cruza, se denomina Canal de Cruce. Tienen acción reguladora sobre el propio Canal, así como con el que se cruzan y su Zang fu. Se usan para terapia de patologías simultáneas de los Canales a los que pertenecen y de los Canales que con ellos se cruzan. Son ellos:

6B: SAN YINJIAO, "Cruce de los Tres Yin", "Heredar el Secreto del Cielo", Punto de Cruce de los 3 Yin del Pie, R, H, y B.

20TM: BAI HUI, "Cien Reuniones", Punto de Cruce del Tu Mai, Hígado, Vesícula biliar, San Jiao y Vejiga.

20VB: FENG CHI, "Estanque de los Vientos", Punto de Cruce de Vesícula biliar con el Canal de la Unión del Yang (Yang Oe).

14TM: DA ZHUI, "Gran Protuberancia", Punto de Cruce de todos los canales Yang.

12RM: ZHONG WAN, "Granero Central", Punto de Cruce del Ren Mai con el canal de Estómago.

10RM: XIA WAN, "Granero Inferior", Punto de Cruce del Ren Mai con el canal del Bazo.

3RM (ZHONG JI, "El Centro más Elevado") y 4RM (GUAN YUAN, "Barrera de la Fuente"), Punto de Cruce del Ren Mai con los 3 canales Yin de miembros inferiores: Hígado, Riñón y Bazo.

PUNTO DE ACCIÓN REGULADORA GENERAL

Este punto tiene una acción reguladora de todo el organismo, y se puntura según la hora del día y la fecha, teniendo en cuenta la hora solar. Para ello se utilizan las siguientes tablas, siguiendo las instrucciones:

1º) El año se divide por 20. El resto que queda de la división se localiza en la tabla del AÑO. Se busca en la columna de la derecha su numero correspondiente (0, 2, 4, 6, 8.).

2º) El día se divide por 10. El resto que queda de la división se localiza en la tabla del DÍA. Se hace el cruce del día correspondiente con la tabla del MES de la fecha a localizar. Se obtiene otro numero del cuadro (0, 2, 4, 6, 8.).

3º) Se suman los dos valores obtenidos del año y del día.

4º) Al numero obtenido, si es mayor de 10, se le restan 10, si no se deja como está. Se intersecciona en la tabla siguiente según la hora solar. Se obtiene el punto de acción reguladora general.

AÑO					MES	DÍA				
						1	2	3	4	5
						6	7	8	9	10
1	2	3	4	0	I, IV, V.	0	2	4	6	8
5	6	7	8	2	II, VI, VII.	2	4	6	8	0
9	10	11	12	4	VIII.	4	6	8	0	2
13	14	15	16	6	IX, X.	6	8	0	2	4
17	18	19	20	8	III, XI, XII	8	0	2	4	6

	23-1	1-3	3-5	5-7	7-9	9-11	11-13	13-15	15-17	17-19	19-21	21-23
0	59V	2H	8ID	7C 3R	6SJ	1B 5B	5IG	10P 5P	40V	9MC	44VB	4H
2	2ID	3C	43E 40VB	5MC	1IG 5IG	8P	66V 44V	3R	3SJ 41VB	1H	5ID	8C
4	36E	3B 3H	10SJ	11P 8P	60V	2R 10R	41VB	8MC 9P-3H	1ID	4C	44E	9B
6	3IG 4ID	3MC	60V 67V	2R	34VB 43VB	3H	3SJ-3ID 25VB-4SJ	9C	41E	2B	44E	9B
8	1SJ	7R	43VB	8H	3ID	7MC	45E	5B	2IG	5H	65V 42E	1R

Fig. 70.- Gráficos para determinar el Punto de acción reguladora general.

EJEMPLO: Fecha 24 de Febrero de 2.004, a las 18:15 horas. 2004/ 20 = 100   resto 4. El 4 corresponde con el 0 en la columna de la derecha de los años= 0. Día 24/10 = 2   resto: 4. El 4 de la columna de los días se cruza con la fila del mes correspondiente (Febrero=II). Nº de cruce= 8. Se suman los dos valores: 0 + 8 = 8. Como 8 es menor de 10, no se resta nada, se deja igual: 8. Luego, se busca en la fila 8 de la tabla de las horas, y vemos que a las 18:15 horas la intersección corresponde con el Punto 5H, que es el punto de regulación general del paciente a esa hora.

CAPÍTULO QUINTO

ETIOPATOGENIA EN MEDICINA TRADICIONAL CHINA

Los Siete Sentimientos, Las Seis Energías Celestes, Otros Patógenos

ETIOPATOGENIA SEGÚN LA MEDICINA TRADICIONAL CHINA

La enfermedad se origina por un disbalance entre los factores fisiológicos que mantienen la homeostasis. Cuando esta situación se presenta, el organismo se vuelve vulnerable a la acción de patógenos tanto exógenos como endógenos.
Los factores fisiológicos que se alteran son los encargados de mantener la actividad normal del organismo y su capacidad defensiva. Aquí están involucrados varios factores: constitucionales individuales, mentales y emocionales (lo primero que enferma es el espíritu, y por último la parte física), y factores ambientales (ejercicio, nutrición, etc.). Cuando estos factores se encuentran funcionando a plenitud, ningún patógeno podrá producir ninguna agresión.

Los factores patógenos pueden ser exógenos y endógenos:

Patógenos Exógenos: factores climático – ambientales.

Patógenos Endógenos: desequilibrios producidos entre los órganos y entrañas principales.

LOS SIETE SENTIMIENTOS

Según la concepción de la Medicina Tradicional China (MTCH), especialmente en la interpretación del Ideograma del Ling, el Hombre es un espíritu encarnado en una estructura, y lo primero que enferma es el espíritu. Toda enfermedad tiene como base una ruptura en cualquiera de los trazos del Ling. Toda enfermedad se produce primariamente por una alteración en la parte espiritual, y de allí se deriva con el tiempo la aparición de la enfermedad funcional y física. Las alteraciones afectivas pueden afectar la actividad funcional de los órganos y entrañas. Cada Reino mutante maneja una parte del psiquismo de la persona, y cuando esa quinta esencia se altera, aparecen los sentimientos.

Su relación patológica es:

Cuando se altera el psiquismo del Agua (Responsabilidad), aparece el **Miedo**, el cual lesiona al Riñón.

Cuando se altera el psiquismo de la Madera (Decisión), aparecen la **Ira y la Cólera**, las cuales lesionan al Hígado.

Cuando se altera el psiquismo del Fuego (Amor y Alegría), aparece **exceso de amor y alegría, o sobresalto**, los cuales lesionan al corazón.

Cuando se altera el psiquismo de la Tierra (La Reflexión), aparece **Obsesión y Angustia**, las cuales lesionan al Bazo.

Cuando se altera el psiquismo del Metal (Recuerdo), aparece la **Tristeza y Melancolía**, las cuales lesionan al Pulmón.

Esos sentimientos alterados (por exceso o por defecto) pueden lesionar directamente a los cinco órganos a través del Corazón, y a la inversa, como el corazón rige al Shen, si se afecta el Shen esto repercute sobre todos los demás órganos y entrañas.

Por ejemplo, según los ciclos de generación y control de los Cinco Elementos o Reinos mutantes, la alegría lesiona el Corazón, y esto trae como consecuencia una insuficiencia del Qi del Corazón, lo cual hace que el Riñón tenga una relación de **sobredominio** sobre el Corazón (Riñón controla al corazón; el agua apaga el fuego).

Estas alteraciones están estrechamente ligadas con la actividad del Qi y de la sangre: Cuando el Qi y la Sangre de un órgano están en plétora o deficiencia, se manifiestan con síntomas del órgano afectado, de acuerdo con la regla de generación y dominio.

RESPONSABILIDAD > MIEDO

La Responsabilidad es el psiquismo o quinta esencia del Agua. Cuando se altera (por exceso o por defecto) aparece el **Miedo**. Cuando hay exceso de miedo se daña el riñón impidiendo que el Qi ascienda, produciendo un disbalance en el intercambio de Agua y Fuego (deficiencia del jiao Superior).

Al dificultar la circulación del Qi, este desciende al Jiao Inferior, comenzando a presentar síntomas tales como dolores óseos, alteraciones motoras y emisiones seminales espontáneas. También se produce dificultad en la función del Corazón con dispersión del Shen, lo que se traduce en pérdida de conciencia y trastornos psíquicos. La reflexión adecuada concentra el Qi, por lo que **alivia al miedo** que lo hace descender.

DECISIÓN > IRA/CÓLERA

La Decisión es el psiquismo o quinta esencia del RM Madera. Cuando se altera (por exceso o por defecto) se produce **Ira y Cólera**, las cuales puede dañar el Hígado, produciendo una alteración en su nutrición, lo cual bloquea el Qi del hígado, dañando su Sangre y su Qi, originando síntomas tales como: irritabilidad, odios, rencores, egoísmos, envidias, resentimientos, dolor en el reborde costal, plenitud torácica, mareos y enrojecimiento facial. Además, y por un mecanismo de ascenso por contracorriente del Qi y de la sangre, se puede presentar congestión superior y pérdida de la conciencia. Así mismo, se impide el descenso de la energía del Estómago, produciendo vómitos, y se impide el ascenso de la energía del Bazo, causando distensión abdominal y diarrea (La Madera sobredomina la tierra). **La tristeza** (Bei) produce consumo del Qi, lo cual **puede aliviar la cólera**.

ALEGRÍA Y AMOR > EXCESO DE ALEGRÍA O SOBRESALTO

El Amor y la Alegría son el psiquismo o quinta esencia del RM Fuego. Cuando se alteran (por exceso o por defecto) producen **Desamor, Pérdida de ganas de vivir, y/o exceso de alegría y sobresalto**, los cuales pueden dañar el corazón. Un **exceso de Alegría o un Sobresalto**, pueden alterar el Shen, y la persona se vuelve hiperactiva o maniática. Si hay agolpamiento de Qi del corazón, se genera Fuego patógeno, el cuál sobredomina el Metal, afectando al Pulmón. **El Sobresalto** produce una dispersión del Qi. Cuando se presenta en exceso hay una separación entre el Qi y la sangre, es decir, una disociación Yin-Yang.

Entonces, si se lesiona al Corazón y a la Vesícula Biliar se produce pérdida de la conciencia y desórdenes del Qi. Si se lesiona al Hígado, se produce pánico y sustos nocturnos.

El sobresalto produce la dispersión del Qi y la Preocupación lo concentra, es decir, lo alivia.

REFLEXIÓN > PREOCUPACIÓN/OBSESIÓN

La Reflexión es el psiquismo o quinta esencia del RM Metal. Cuando se altera, aparece **Angustia, Preocupación, Obsesiones, Ideas fijas,** que pueden dañar el Bazo. Cuando hay un exceso de reflexión, se dificulta el flujo energético ascendente y descendente, el cual se acumula en el estómago, y se manifiesta con obstrucción alimentaria, aumento de consumo del Qi y de la Sangre, afectando el Shen del corazón. Luego aparece disminución de reflejos mentales y memoria, pérdida de la capacidad motriz en las extremidades, ansiedad y adelgazamiento.

La cólera concentra y hace ascender al Qi, por lo que puede **aliviar el exceso de reflexión**.

RECUERDO > TRISTEZA/MELANCOLÍA

El Recuerdo es el psiquismo del RM Metal. Cuando se altera, aparece Tristeza y Melancolía, las cuales pueden dañar el Pulmón. Cuando está en exceso produce una falta de expansividad del Qi del Pulmón, ocasionando pesadez torácica y respiración superficial, anorexia y suspiros de espiración prolongada, estreñimiento, orina escasa amarillenta y pulso profundo.

La tristeza Es **aliviada por la alegría. La Tristeza** Pertenece al Pulmón. Cuando se presenta en exceso produce abatimiento del Qi y del Shen, con síntomas de opresión del Corazón y del Pulmón, todo debido a obstrucción del Jiao Superior. Se produce entonces dificultad para el flujo de energía Jing Qi por los canales y disminución del flujo de energía Wei por la superficie.

El agolpamiento de Qi en el Pulmón hace que el Metal **sobredomine** a la Madera, ocasionando lesión al Hígado. Entonces, se presenta insuficiencia de Sangre, trayendo como consecuencia una disminución de la irrigación de los tejidos periféricos, con parestesias y atrofias musculares.

LAS SEIS ENERGÍAS CELESTES – LOS SEIS PATÓGENOS EXTERNOS

Cada uno de los Elementos o Reinos Mutantes, al igual que crean y atesoran una parte del psiquismo de la persona, también vehiculizan una energía Celeste. Estas **seis energías celestes** son: Frío (Agua), Viento (Madera), Calor (Fuego), Fuego (Fuego), Humedad (Tierra), y Sequedad (Metal).

Se puede decir que esas energías tienen que ver con cambios climáticos de la naturaleza, y tienen su manifestación principal en algunos meses del año.

Los cambios climáticos y las **6 energías celestes** que ellos producen no pueden afectar al Ser humano si se dan adecuadamente. Cuando hay falta de adaptación en el hombre se pueden tornar patológicas, constituyendo los **Seis Patógenos Externos**, que pueden invadir el organismo en solitario o acompañados.

En el proceso patogénico están mutuamente influenciados, y pueden inter transformarse entre ellos.

En cuanto a los patógenos externos, el camino de penetración en el organismo se da ya sea por invasión a través de la piel, o por la boca y la nariz, originando síndromes de frío externo, de viento externo, de calor externo, de humedad externa, y de sequedad externa. No hay síndrome de Fuego externo.

Vale la pena afirmar que conforme hay patógenos externos, también hay patógenos internos o endógenos, que surgen como consecuencia de desórdenes funcionales de los órganos (Zang) y las Entrañas (Fu). Entonces, podemos también tener Síndromes de Frío endógeno, de Viento endógeno, de fuego endógeno, de humedad endógena, y de sequedad endógena. No existe síndrome de calor endógeno.

FRÍO

Es la energía celeste del RM del Agua. Predomina en el Invierno. Hay varias clases de frío según su origen:

1- Frío exógeno: el de la naturaleza: A su vez se origina de dos formas:
    a. Frío lesivo, que afecta la superficie corporal.
    b. Frío central, que afecta a los órganos y a las entrañas.
2- Frío endógeno: producido por insuficiencia de Yang en el organismo.

El Frío e un patógeno YIN por excelencia, que lesiona fácilmente al YANG. Cuando penetra reprime la energía Wei Qi (de naturaleza Yang, y que corresponde al sistema inmunológico). Cuando afecta Estómago y Bazo lesiona su Yang, ocasionando dolor frío epigástrico, náuseas, vómitos, indigestión y diarrea. Si lesiona Bazo y Riñón lesiona su Yang, provocando frialdad en las extremidades, dolor frío en la región lumbar, edema y ascitis.

Por su naturaleza, el Frío puede causar efectos en diferentes partes del organismo, así:

1- En la sangre, Qi y los líquidos, ocasiona dificultad para la circulación, es coagulante y astringente.
2- En los músculos, causa dolores y contracciones musculares, calambres, dolores y cólicos abdominales.
3- En la piel, contrae los poros, limita la energía Wei Qi (sistema inmunológico), ocasionando aversión al frío, elevación de la temperatura, e impide la circulación del Qi ocasionando cefaleas y dolores corporales.
4- En los miembros, se contraen, disminuye la irrigación, trayendo como consecuencia dificultad para la flexo-extensión.

El Frío puede ocasionar dos tipos de Síndromes: Síndrome de Frío Exógeno, y Síndrome de Frío Endógeno.

Síndrome de Frío Exógeno:

Se da de 2 formas: el síndrome de Viento y Frío, y el Síndrome Bi por frío o Bi doloroso.

1.- Síndrome de Viento y Frío: Origina aversión al frío, fiebre sin sudoración, dolor corporal, cefaleas, y artralgias.

2.- Síndrome Bi por frío o Bi doloroso: Causa artralgias severas y agudas que se alivian con el calor y se agravan con el frío, y falta de movilidad a la flexo-extensión de las articulaciones.

Síndrome de Frío Endógeno:

También llamado Síndrome de Insuficiencia de Yang o Insuficiencia de Qi. Puede presentar todos o algunos los siguientes síntomas: aversión al frío, frialdad de las partes distales, vómitos de líquido claro, orinas claras, heces ligeras de alimentos mal digeridos, dolores con sensación de frío, pusilanimidad y falta de Shen.

En el tratamiento de los síndromes de Frío, está indicado el masaje energético del canal unitario del **TAE YANG** (V-ID), que moviliza la energía celeste del FRÍO.

VIENTO

Es la energía celeste más agresiva, porque moviliza las demás energías celestes. Es la energía celeste del RM de la Madera. Predomina en la estación de la Primavera. Hay 2 tipos de viento: Exógeno (procede de la naturaleza), y Endógeno (se origina en desequilibrios del Hígado).

El Viento es el gran generador de enfermedades. El Frío, la Humedad, la Sequedad y el Calor se escudan en él para invadir el organismo. Es un patógeno Yang y como tal tiene la tendencia afluir hacia arriba, afectando la parte superior (cabeza y cara) de la superficie corporal. Es la energía patógena más poderosa, puesto que puede expandir los demás patógenos por todo el cuerpo.

Según su naturaleza, el viento tiene 3 características:

De apertura y expulsión: produce diaforesis de la piel: sudoración profusa.

Circulante y cambiante: no afecta una zona fija, sino que la ubicación del patógeno cambia.

Origina movimiento: síntomas clínicos con vértigos, temblor y espasmos musculares.

Síndrome de Viento Exógeno:

Se puede presentar de muchas maneras, pues se entremezcla con otras energías patógenas.
El síndrome de afección por Viento tiene como consecuencia calor y aversión al viento, sudoración, pulso superficial y tenso, prurito en la garganta, tos y obstrucción nasal. También se presenta con otros síntomas, según la asociación que tenga con otro patógeno (frío, calor, humedad y sequedad).

Otra presentación es el síndrome Bi de Viento, caracterizado por dolores articulares cambiantes, sin localización fija.

En el síndrome de Viento y Agua se presenta frío y aversión al viento, manifestado por edema superficial de cara o generalizado, asociado a problemas urinarios y una erupción por Viento, con prurito generalizado.

Síndrome de Viento Endógeno:

Se origina por alteraciones en el Hígado, y que se manifiestan en los tendones, los músculos, los ojos y en la mente. Su cuadro clínico se produce por transformación en viento del Yang del hígado, también por génesis de viento por insuficiencia de sangre, y Viento originado por calor externo. Sus síntomas más característicos son: Cefaleas, Vértigo, espasmos musculares, temblores, parestesias, contracturas, hemiplejia y pérdida de la conciencia.

Para el tratamiento de los síndromes de Viento se puede utilizar Masaje energético del Canal unitario de TSIUE YIN (H-MC), que moviliza Viento.

CALOR

Predomina en la estación del Verano. Es fuego terrestre, y su origen es exclusivamente exógeno. No existe calor de verano endógeno. Es un patógeno de tipo Yang, que tiene como síntomas: Fiebre, diaforesis (sudoración profusa), ansiedad, astenia, sequedad en la boca con sensación de sed, y orinas escasas y oscuras.

Su naturaleza es caliente, ascendente y dispersante. A nivel de la piel, produce apertura de la sub-dermis, relajación de los poros, sudoración y consumo de líquidos, lo que se traduce en sed, ansiedad, orinas escasas, insuficiencia de Qi con respiración entrecortada, astenia y alteración del Shen.

Síndrome de Afección por Calor de Verano: Produce la siguiente sintomatología: Fiebre, sudoración, ansiedad, astenia, sequedad en la boca con sed, y orinas escasas y oscuras.

Golpe de Calor de Verano (Insolación): Si su intensidad es baja, produce mareos, dolor opresivo en el tórax, náuseas y vómito. Si su intensidad es alta ocasiona disnea y diaforesis (sudoración profusa), obnubilación y pérdida de la conciencia.

Síndrome de Calor de Verano y Humedad: Es una crisis de calor manifestada con ansiedad, sed y escalofríos, precordialgia, anorexia, náuseas y vómitos, astenia, heces líquidas, y orina escasa y oscura.

Para el tratamiento de todos los síndromes por Calor, podemos utilizar Masaje energético del Canal unitario del SHAO YIN (C-R), que moviliza Calor.

FUEGO

Esta energía celeste de naturaleza Yang está también ligada al Reino Mutante del Fuego. Es fuego celestial puro. Cuando se vuelve patógeno es por consecuencia de un exceso de Yang. Por tanto el Fuego es un patógeno exclusivamente endógeno. Es el Yang de los órganos y las entrañas, y cuando está en exceso consume a los elementos Yin. Se puede producir de dos maneras: por exceso de Yang o por insuficiencia de Yin.

Sus síntomas clásicos son: Fiebre, aversión al calor, sed, sudoración caliente, pulso pleno y vigoroso, y si perturba al Shen (psiquismo) se acompaña de desasosiego, insomnio, hiperactividad y puede llegar hasta la pérdida de la conciencia. Como su naturaleza es de ascenso, puede causar patología en la parte superior del cuerpo, a manera de úlceras bucales y linguales, inflamación y dolor gingival, cefalea, facies roja e inyección conjuntival.

Ese exceso de Fuego consume el Yin y acaba con los líquidos. Además, genera Viento endógeno (cuando el hijo es muy fuerte se vuelve contra la madre) que consume los líquidos y afecta al hígado (Madera es la madre del Fuego). Además, hace que la Sangre se movilice más rápida y violentamente, ocasionando congestión, que se traduce en síntomas como la hemoptisis y epistaxis. Cuando se acantona, produce descomposición y putrefacción, apareciendo las supuraciones.

Síndrome de Fuego Endógeno: Puede darse por dos causas: exceso de Yang, y por insuficiencia de Yin.

Por exceso de Yang: Plétora de Fuego. Se manifiesta con: Aftas bucales, boca amarga, eritema conjuntival, ansiedad, dolor y sequedad de la garganta, expectoración, flemas amarillas, dolor e inflamación gingival, sed de líquidos frescos, estreñimiento y orinas escasas.

Por Insuficiencia de Yin: Vacío de Fuego. Se manifiesta con: Calor molesto en las palmas de las manos y en las plantas de los pies, insomnio, sudoración nocturna, enrojecimiento facial en franjas, sequedad de los ojos y la garganta, vértigo, tinnitus y acúfenos.

Para el tratamiento de los síndromes de Fuego, se puede utilizar el Masaje energético del Canal unitario SHAO YANG, que moviliza Fuego (TR-VB).

HUMEDAD

Es la energía celeste del Reino Mutante Tierra. Es la energía celeste del Bazo. Predomina entre el Verano y el Otoño. Su origen puede ser tanto exógeno como endógeno. Es un patógeno tipo Yin. Obstruye los movimientos del Qi, ocasionando opresión en el pecho y plenitud epigástrica. Puede lesionar el Yang, alterando las funciones Yang del Bazo.

Humedad Exógena: la de la naturaleza, como ocurre al permanecer en contacto con esta (ropa mojada, etc.).

Humedad Endógena: Cuando se disminuye la capacidad de transporte de líquidos por parte del Bazo, ocasiona como consecuencia acúmulo de humedad endógena.

La naturaleza de la Humedad puede ser pesada, turbia, pegajosa y estancada.

- ➤ **Pesada**: impide el ascenso de nutrientes, ocasiona pesadez en la cabeza, a la vez que impide la llegada de nutrientes a los músculos, ocasionando torpeza y dificultad de movimientos. Si la Humedad se acantona en los Canales impide la libre circulación del Qi, ocasionando dolor articular y pesadez de las extremidades.

- ➤ **Turbia**: produce síndromes de suciedad: manchas en la piel del rostro, secreción ocular pustulosa, orina turbia y revuelta, heces líquidas, leucorrea y pus.

- ➤ **Pegajosa y estancada**: se acumula y es muy difícil de eliminar, su tratamiento es difícil y tiene tendencia a la cronicidad.

Síndrome de Humedad Exógena: Se presenta en dos modalidades:

Síndrome de Viento y Humedad: Sus repercusiones son sobre la parte superficial del organismo. Inicia con fiebre que aumenta a partir del mediodía, asociada a pesadez de la cabeza y dificultad para la motilidad corporal.
Síndrome Bi de Humedad: se presenta con dolor y pesadez en las articulaciones, algún grado de rigidez articular y dificultad para la flexo extensión.

Síndrome de Humedad Endógena: Ocurre como consecuencia de alteraciones funcionales del Bazo: No moviliza Agua, los líquidos se estancan y se produce Humedad. Sus síntomas: Edemas e hinchazones, desaparición de la sed, opresión torácica y vómitos.

Para el tratamiento de los síndromes de Humedad se utiliza Masaje energético del Canal unitario TAE YIN (P,B), que moviliza la humedad.

SEQUEDAD

La Sequedad es la energía celeste del Reino Mutante del Metal (P, IG). Predomina en la estación del otoño. Cuando se altera, puede ser de origen exógeno y endógeno. La Sequedad lesiona los líquidos, pues es de naturaleza deshidratante. Lesiona también al Pulmón (el órgano del RM Metal), puesto que la Sequedad entra por la boca y la nariz y llega al Pulmón, causando su deshidratación, comprometiendo la función de difusión y descenso del Pulmón, lo cual se manifiesta con tos, disnea y esputos adherentes.

Síndrome de Sequedad Exógena: Es la de la naturaleza, y penetra por la boca y la nariz. Puede ser de tipo templada o fría:

> **Templada, tipo Sequedad – Calor:** Fiebre, aversión ligera al frío y al viento, cefalea, sudoración ligera, ansiedad, sequedad de la boca, nariz y la garganta, y tos seca.

> **Fría, tipo Sequedad – Frío:** Puede ocasionar aversión al frío, fiebre, cefalea, andihrosis (pérdida de la sudoración), tos seca sin flemas, y sequedad en la boca y la nariz.

Síndrome de Sequedad Endógena: En este caso hay pérdida excesiva de líquidos (vómito, diarrea, hemorragias sanguíneas muy severas o por sudoración excesiva), llevando a insuficiencia de líquidos corporales, ocasionando Sequedad. Lesiona los líquidos y humores corporales. Sus síntomas más frecuentes son: Sequedad de boca y garganta, sequedad y disminución de la elasticidad de piel y cabellos, atrofia muscular, oliguria y estreñimiento.

Para el tratamiento de todos los síndromes de Sequedad, podemos utilizar el Masaje energético del Canal Unitario YANG MING (E-IG) que moviliza Sequedad.

OTROS FACTORES PATÓGENOS

Dentro de los otros factores que pueden causar patología en el organismo se encuentran: Ingesta y fatiga, Flema y Estasis de Sangre.

1. LA INGESTA DE ALIMENTOS:

La ingesta es una de las principales fuentes de Qi. Cuando hay una ingesta excesiva, a veces se lesiona el Bazo y el estómago, trayendo como consecuencia dificultades digestivas tales como disminución del sentido del gusto, astenia, halitosis, repleción, distensión gástrica y regurgitación ácida, entre otras.

Cada Reino mutante tiene asociado un sabor predominante que le favorece o le enferma: En el Agua el salado, en la Madera el agrio/ácido, en el Fuego el amargo, en la Tierra el dulce o insípido, y en el Metal el picante. Cuando hay una dieta no variada puede caerse en la ingesta predominante de un sabor, con preponderancia de uno de los órganos, afectando a los demás (sobredominio y/o contradominio):

- Dieta ácida/agria: Ocasiona Plétora de Qi del Hígado, lo cual lesiona al Bazo.
- Dieta amarga: Exacerba el Fuego, afectando el Metal.
- Dieta dulce/insípida: Produce Exceso de Tierra, que dificulta la movilidad del Qi del Corazón, y afecta al Riñón.
- Dieta picante: Aumenta la Sequedad y altera el Metal, lo cual crea un sobredominio sobre la Madera, afectando la Sangre del Hígado.
- Dieta salada: lesiona el Riñón, ocasionando acumulación de líquidos.
- Dieta de alimentos fríos: Lesiona el Yang del Estómago (contradominio del Agua sobre la Tierra), generando dolores tipo cólico, distensión abdominal y diarrea. No se debe consumir alimentos fríos, porque se incrementa de manera severa el trabajo de los 3 recalentadores o Jiaos, lo cual ocasiona mala digestión y demás problemas digestivos.
- Dieta de alimentos secos: Acumula calor en el aparato digestivo, ocasionando heces secas, estreñimiento y hemorroides.

Para garantizar la buena digestión es necesario tener una buena masticación de cada bocado de alimentos. La saliva producida por esa buena masticación, asegura una buena digestión e hidratación del bolo alimentario. No se debe ingerir líquido con los alimentos, porque altera el metabolismo especialmente de los carbohidratos por disminución de la masticación y salivación, con la consecuente disminución de la enzima ptialina, la cual es la generadora de la digestión de los carbohidratos.

2.- LAS FLEMAS

Las flemas son productos patológicos derivados del agua, los líquidos y la humedad. Pueden ser de 2 tipos: Viscosa y sucia – mucosidad, y Clara y fina – baba. Se originan como consecuencia de disrregulaciones de los órganos implicados en el metabolismo de los líquidos: Bazo, Pulmón y Riñón. La colección de Agua forma flemas claras, finas y babosas, y estas se pueden coagular formando flemas viscosas y sucias, tipo mucosidades.

Flemas Viscosas y Sucias, tipo mucosidad: Obstruyen el paso del Qi y la Sangre, y viajan por los canales, dando sintomatología distante. Se forman por patógenos externos que alteran el Qi de Pulmón, dificultando el esparcimiento de los líquidos, los cuales se coleccionan, se estancan y se coagulan. A consecuencia de ello, el Bazo no puede transportar, no moviliza el agua, y se produce Humedad.

Según su etiología puede ser: viento-flema. Calor-flema, frío flema, y quedad-flema. Los síntomas se presentan así:
- Si hay flema y humedad en Pulmón: Origina tos con esputo abundante.
- Si hay flema en el Corazón: Origina palpitaciones.
- Si hay flema en el Estómago: Origina náuseas y vómito.
- Si hay flema en la cabeza: Se produce mareos y vértigo.
- Si hay flema en el tórax: Origina plenitud torácica.
- Si hay flema en articulaciones: Origina rigidez y adormecimientos.

Flemas Claras y Finas, tipo baba: No se movilizan a otros sitios. Se originan por exceso de Yin por déficit de Yang, lo cual hace que el Agua no se transforma en vapor, no se movilice, y por tanto, forme colecciones en sitios específicos.

Los síntomas son los siguientes, según su localización:
- En la reja toraco costal: produce distensión, dolor, tos y disnea.
- En el Pulmón: Ocasiona tos y ortopnea.
- Bajo el diafragma: Produce sequedad de la boca, distensión abdominal, anorexia y borborigmos.
- En la sub-dermis: Origina edemas.

El tratamiento de la Flema hace tonificando y caldeando el déficit de Yang.

3.- ESTASIS DE SANGRE:

La Sangre, en condiciones normales, circula por los canales, irrigando todo el organismo. La circulación de la Sangre se puede alterar por muchas causas, entre ellas:
1. Insuficiencia de Qi y Yang.
2. Frío exógeno u otro patógeno que obstruya.
3. Las alteraciones internas que producen la cólera y la preocupación.
4. Por extravasación, al quedarse estancada o retenida en los tejidos.

La patología está relacionada con la disminución en la función nutritiva del organismo. Se altera la permeabilidad circulatoria del Qi y de la Sangre, lo cual genera dolor y hemorragias, obstrucción de los canales, plétora de los órganos (Zang), alteraciones en la génesis de la sangre, etc. Se produce dolor muy frecuente y llamativo, debido a la obstrucción. Es de localización fija, punzante, y se agrava con la presión. Se manifiesta clínicamente como masas palpables, y si no se resuelve y se organiza en el interior del organismo, puede producir hemorragias por extravasación de la sangre situada por detrás de la estasis. Según su localización, si es a nivel del corazón producirá dolor y opresión en el tórax, con cianosis labial; si es en el abdomen producirá dolor abdominal con rechazo a la palpación y a la presión, tumoraciones palpables y oscurecimiento bucolabial, heces melénicas, etc.

Fuera de estos otros patógenos, es necesario referirnos brevemente a los Síndromes Bi, que son consecuencia de los seis patógenos externos.

SÍNDROMES BI (DOLOR EN LAS ARTICULACIONES) Y SU TRATAMIENTO

BI significa obstrucción de la circulación del QI (Energía vital) y la Sangre, causada por la debilidad del Qi defensivo (Wei Qi). Se presenta invasión de Frío, Viento y Humedad a los canales y colaterales cuando la persona suda y recibe el viento o se sienta y duerme en lugares húmedos, o al andar o trabajar en el agua.

El Síndrome Bi tiene varios tipos, tales como Bi migratorio en el que el Viento es predominante, Bi doloroso, en el que el Frío es predominante, Bi fijo, en el cual la Humedad es predominante, y el Bi febril en el que el Viento, Frío y Humedad se convierten en Calor.

El principal síntoma del Síndrome Bi es el dolor articular (artralgia), acompañado de dolor y entumecimiento de algunos músculos. En casos crónicos, aparece contractura de las extremidades, e incluso inflamación o deformación articular.

Tratamiento: Para el tratamiento de los síndromes Bi se seleccionan **puntos locales de los canales Yang de la zona afectada** (para relajar los tendones, regular la obstrucción de los canales y colaterales, y regular la circulación del Qi y Xue), combinándolos **con puntos distales** (Resonadores Raíz y Nudo, Pág. 131) para eliminar los factores patógenos, tales como el Viento, el Frío y la Humedad.

El Síndrome Bi Migratorio, se caracteriza por el dolor migratorio de las articulaciones, con limitación de movimientos, dolor errático, aversión al frío, fiebre, lengua con saburra delgada y pegajosa, y pulso superficial y rápido. El Bi migratorio es tratado principalmente con Acupuntura.

El Síndrome Bi doloroso se caracteriza por artralgias que se alivian con calor moderado y se agravan con el frío, sin inflamación local, lengua con saburra blanca y delgada, y pulso profundo y en "cuerda". El Bi doloroso se trata principalmente con Moxibustión, y con Acupuntura como coadyuvante. Para el dolor grave, se usan agujas intradérmicas o moxibustión indirecta con Artemisa vulgaris o con jengibre.

El Síndrome Bi fijo se caracteriza por entumecimiento de la piel y músculos, sensación de pesadez del cuerpo y las extremidades, artralgia con dolor fijo, con ataque provocado por el tiempo lluvioso y nublado, lengua con saburra blanca y pegajosa, y pulso profundo y lento. El Bi fijo es tratado con Acupuntura y Moxibustión. La aguja térmica es también adecuada (Moxa directamente sobre la aguja).

El Síndrome Bi Febril se ve en la fiebre reumática, la artritis reumática, artritis reumatoide y en la gota.se caracteriza por artralgia que no tolera la palpación, e inflamación local en una o varias articulaciones. Los síntomas secundarios son fiebre y sed, lengua con saburra amarilla, y pulso resbaladizo y rápido. Para el tratamiento del Bi febril, se aplica Acupuntura con la manipulación en dispersión (girándola en sentido antihorario).

CAPITULO SEXTO

DIAGNOSTICO EN MEDICINA TRADICIONAL CHINA.

La Tez, la Actitud Corporal, la Lengua, la Saburra Lingual, El Pulso.

DIAGNOSTICO EN MEDICINA TRADICIONAL CHINA

El Diagnóstico en la MTCH busca reunir los elementos que permitan conocer, identificar y saber entender lo que pasa en el paciente, y que nos permiten tener una conciencia clara de lo que ocurre realmente con ese Ser. Para eso hay que poner a su servicio todos nuestros sentidos: escuchar, observar con los sentidos y con el corazón.

Debemos preguntar al paciente lo justo para el diagnóstico; cada pregunta tiene sentido exacto, un objetivo específico, por eso, no debemos ir donde no es necesario con las preguntas. Aquí se conoce el Sanador con experiencia en la vía de la unidad, y no en la vía de la dualidad. Si algún día como sanadores amanecemos duales, debemos recurrir a la oración (donde la gota de agua se une al mar).

El Sanador parte siempre de un principio: Donde se concentra más la energía es en las articulaciones, y es allí donde se presenta mayor estancamiento energético. La mayor concentración de resonadores o puntos de acupuntura está a nivel de la articulaciones: cualquier tratamiento a nivel articular es adecuado. La lección es: "tengo que ser flexible", tener unidad en lo que quiero y a la vez tengo que permeabilizar, sensibilizar y flexibilizar todos mis sentidos y sistemas de percepción, con mucho respeto, humildad y sumisión, para actuar así en ese sentido de la unicidad. El Sanador debe observar con Intuición y Clarividencia; esto le permite ver más allá del síntoma, es decir, más allá de lo que expresa el paciente, sobre el origen, la manifestación y naturaleza de las patologías, además de "ver" su psiquismo, para poder motivar humildemente al paciente para que haga los cambios que debe hacer.
Por tanto, el desarrollo de esa Intuición y de esa Clarividencia son de vital importancia para el Sanador y su diario vivir. La Voluntad de la Providencia es la que va a permitir que el Sanador pueda desarrollar esas capacidades para ponerlas al servicio de sus pacientes.

"Por el color de la tez se llega al diagnóstico… Por el pulso se conoce la naturaleza de la enfermedad". Debemos VER, ESCUCHAR Y PALPAR:

VER: El color de la tez, la actitud corporal, la expresión de los ojos, el aspecto de la lengua.

ESCUCHAR: Lo que el paciente nos venga a consultar y a contar.

PALPAR: Aquí se incluiría toda la exploración del paciente, pero en MTCH nos referimos a la toma del pulso. Para eso también hay que saber escuchar.

Todo lo anterior, sumado a los dos factores importantísimos, como son la INTUICIÓN y la CLARIVIDENCIA.

OBSERVACIÓN DE LA TEZ

El color de la cara manifiesta la alteración patológica de los órganos internos. Allí se conoce el origen de las patologías del paciente.

El Qi y la Sangre de los 12 canales y colaterales se vierten en la cara. 12 canales energéticos pasan por la cara, cada uno con un color que depende del Reino Mutante al que pertenezca. Los diferentes colores reflejan distintas patologías. Debemos observar el color de la tez con Intuición y Clarividencia.

A cada Reino Mutante le corresponde un color, pero el color central, el de la Tierra, es el **amarillo**, el color del Bazo. Este es el que impregna en forma general el contexto del color de la tez. Pero también, el Pulmón es el Maestro de la energía, corresponde al Reino Mutante del Metal, y a el corresponde el color **blanco**. Además, el **rojo** es el color de la sangre y el color que le corresponde a los sentimientos, al Corazón, al Reino Mutante del Fuego. Entonces, la mezcla de estos tres colores da la característica a la tez normal: el **Sonrosado**, color que raramente se ve en los adultos.

El lustre de la cara refleja la insuficiencia o plenitud de la energía Jing Qi, lo cual es importante para diagnosticar el grado de compromiso del paciente según la enfermedad:

La luminosidad y frescura reflejan que las alteraciones patológicas son ligeras, y que el Qi y la Sangre no han comenzado a escasear, y que se trata por tanto, de una enfermedad de fácil manejo y buen pronóstico.

La oscuridad de la tez, mate y seca, indica que la patología es seria y profunda, que hay alteración en la Jing Qi y el pronóstico es poco optimista.

Cada Reino Mutante tiene su propio color, y cuando este se presenta en la tez, refleja las alteraciones en ese mismo reino, así: Negro al Riñón (Agua), Verdoso al Hígado (Madera), Rojo al Corazón (Fuego), Amarillo al Bazo (Tierra), y Blanco al Pulmón (Metal).

En la cara confluyen casi todos los canales energéticos, y ella por sí misma representa y refleja la luz energética del Ser. Para mejorar esa luz de cada rostro existen dos resonadores, que son:

2C: QING LING, "Fuente u Origen del Color", ubicado en la cara interna del brazo, a 3 cun por encima del pliegue del codo, debajo del bíceps, y…

11TR: QING LING, "El Color del Espíritu", ubicado en la cara externa del brazo, a 2 cun por encima del extremo del codo.

En ellos trabajamos simultáneamente, colocando el dedo pulgar en 2C y el dedo índice en 11TR, presionamos en forma pulsante, intermitente, y así trabajamos sobre la luz interior del individuo, la emisión de luz que se ve en el rostro del hombre.

En la cara podemos apreciar y observar todos los reinos mutantes:

El Reino Mutante del Agua se ve en las Orejas: El Riñón.
El Reino Mutante de la Madera se ve en los Ojos y la visión: Hígado.
El Reino Mutante del Fuego se ve en las Mejillas: El Corazón, el color rosado.
El Reino Mutante de la Tierra se ve en los Labios: El Bazo.
El Reino Mutante del Metal se ve en la Nariz: El Pulmón, la respiración.

NOTA: Además, en los OJOS se pueden ver todos los Órganos, así:

Pupila: Riñón.
Iris: Hígado.
Angulo de los ojos: Corazón (expresión de la mirada).
Párpados: Bazo.
Esclerótica: Pulmón.

Se debe observar de manera global, pues estamos en el sentido de la unicidad. Todos los canales fluyen hacia la cara y alimentan los sentidos, la intuición y la clarividencia.

OBSERVACIÓN DE LA ACTITUD CORPORAL

De radical importancia para el diagnostico es conocer el estado actual del SHEN o psiquismo de la persona, para saber la evolución que podría tener la enfermedad y el pronóstico de la misma. Esto lo podemos apreciar desde el mismo momento en que accedemos por primera vez al paciente, cuando este está entrando en nuestro consultorio.

En este aspecto prima la observación de la actitud del cuerpo y la mirada del paciente, la posición de los hombros y la cabeza, y la actitud y posición de las manos. Con la observación de lo anterior podemos descubrir la "coraza caracterológica" del paciente, y que es una expresión externa del psiquismo de la persona.

Por ejemplo, una persona que permanece con los brazos cruzados: es una persona que se cierra ante los demás.

Una persona que cruza mucho las piernas indica que tiene cualquier tipo de bloqueos.

Una persona que "se tapa" la parte del Jiao Inferior (la región abdominal baja y la pelvis), indica que tiene desconfianza, y/o que se protege la zona anteriormente anotada por alguna experiencia negativa que tuvo.

Para desinhibir esos pacientes, podemos tratar la Madera para fomentar la Decisión.

OBSERVACIÓN DE LA LENGUA

La lengua se constituye en uno de los principales pilares para el diagnóstico en MTCH, puesto que allí confluye una gran serie de canales energéticos, y eso va a hacer posible determinar el estado energético del paciente con la exploración de la lengua.

La lengua es un órgano muy vascularizado, y los vasos de su dorso son muy superficiales.

En la lengua se manifiestan el Qi y la Sangre de los canales, el exceso o deficiencia de líquidos y la presencia o ausencia de Shen.

En ella se da **la Manifestación patológica**. Nos habla del estado funcional (plétora o insuficiencia) de los órganos y entrañas. Es el lugar por donde el Corazón se abre al Exterior. Es además el lugar de manifestación del Bazo.

La cualidad de la patología se ve de acuerdo con la saburra que presente esa lengua.

La saburra es el producto de la adecuada o inadecuada actividad del Bazo y el Estómago, en sus funciones de asimilar, filtrar, transportar y distribuir.

En MTCH se observa la lengua en su forma, su movilidad, su tamaño, su aspecto, su color y la saburra para hacer el diagnóstico certero de la enfermedad del paciente.

Para el correcto diagnóstico con la lengua, el médico deberá estudiar la lengua y la saburra del paciente conjuntamente, con buena iluminación, preferiblemente la luz solar, y si se ha de usar luz artificial, conviene que sea lo más blanca posible.

El paciente sacará la lengua en forma natural, exteriorizando la mayor parte posible, y con la punta lingual dirigida hacia abajo y la superficie plana sin contraerla ni retorcerla.

Hay que tener en cuenta que ciertos alimentos, golosinas o medicamentos pueden teñir la saburra, por lo cual se debe recomendar al paciente que no ingiera nada unas horas antes de la observación. Además, se debe interrogar al paciente sobre la ingesta previa, especialmente de café.

Con la Intuición y la Clarividencia podemos reconocer o sospechar la patología del paciente con solo ver la forma en que el paciente saca la lengua, cómo la mueve, su saburra y su color.

La lengua refleja de manera objetiva la plenitud o insuficiencia del Qi y la sangre, la naturaleza del patógeno, la profundidad de la ubicación de la patología, el avance o retroceso del proceso patológico y las transformaciones y pronóstico de la patología.

En el cuerpo lingual se nota la insuficiencia o plétoras de los órganos y las entrañas, y en la saburra se distingue el grado de profundidad del patógeno y la existencia del Qi del Bazo y Estómago.

Anatómicamente, la lengua tiene 3 partes: la raíz, el cuerpo y la punta.

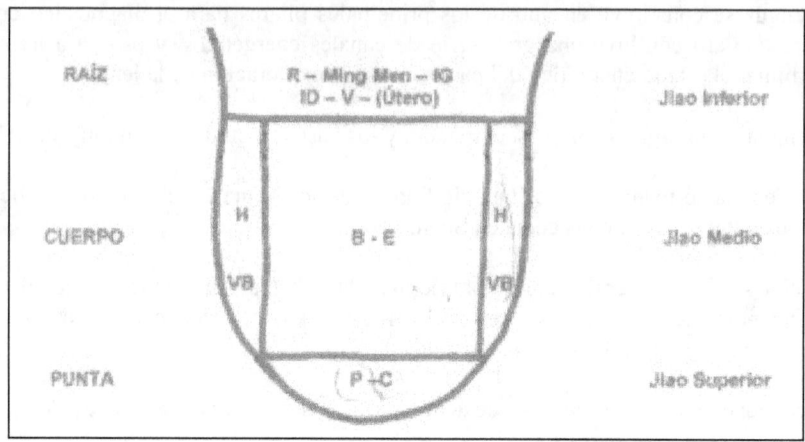

Figura 71.- Gráfico de la Lengua y la ubicación de los canales.

En la raíz, (la parte posterior), encontramos correspondencia con el Jiao Inferior, por tanto, allí podemos diagnosticar Riñón, Vejiga, Ming Men, Intestino Grueso, Intestino Delgado y útero.

En el cuerpo, (la parte media), encontramos correspondencia con el Jiao Medio, y en ella podemos diagnosticar, en el centro Estómago y Bazo, y en los bordes Hígado y Vesícula Biliar.

En la Punta (la parte anterior), encontramos correspondencia con el Jiao Superior, y allí podemos diagnosticar Corazón y Pulmón.

El tamaño de la lengua está dado por la actividad del Bazo principalmente. Si la lengua es muy grande, desproporcionada en su tamaño con relación a la boca, puede haber exceso, deficiencia de energía y/o estancamiento de B y E, es decir, alteración del Bazo. Si hay dificultad para sacarla, también hay estancamiento en RM Tierra.

En la forma de la lengua se puede observar el tiempo de evolución, y podemos obtener la información para saber la gravedad de la afección y con clarividencia podemos también recibir información acerca de algo que va a ocurrir, si no ha ocurrido ya:

Si hay Insuficiencia de Qi: lengua delgada, fláccida y con fisuras. Si hay Plétora o Exceso de Qi: lengua hinchada, áspera, larga y con mucho movimiento.

En cuanto a la movilidad, al sacar la lengua, si esta propulsa demasiado, hay deficiencia de Riñón; si hay propulsión con dolor en la raíz, hay bloqueo de energía de Riñón. Si al sacarla hay temblor, hay patología por deficiencia de Agua, y si - además del temblor - hay hiperactividad, indica aumento del Fuego que está consumiendo el Agua.

Una lengua con surcos profundos en el centro indica debilidad del Bazo. Si es grande y los dientes se marcan a los lados, hay exceso de energía del Bazo. Cuando no sale con facilidad, nos indica que hay algo alterado en el RM Tierra.

Lengua con alteraciones vasculares que dan tintes violáceos en los bordes indica perturbación en Hígado o Vesícula Biliar.

Una lengua con exceso de rojo en la punta indica alteración del Fuego del Yang del Corazón, Maestro de Corazón o Triple Recalentador.

OBSERVACIÓN DE LA SABURRA LINGUAL

El paciente no debe cepillarse la lengua el día del examen. Después de haber visto el color de la lengua y el brillo, seguimos nuestro examen con la observación de la saburra lingual.

La saburra es la secreción que recubre y se manifiesta en la parte ventral de la lengua. Nos indica la naturaleza y el grado de seriedad de los patógenos externos o endógenos. Se forma por el "vaporizado del Qi del Bazo y el Estómago, y en la persona sana solo hay una fina capa, que es de color blanco transparente. Esto indica que el Pulmón está en buenas condiciones, por ser el Maestro de la energía.

Si dejamos de alimentarnos durante algunos días (+/- 4), la saburra se tornará de color blanco, el color del Metal, indicando que el cuerpo se está alimentando de sus reservas. Luego, si comenzamos a alimentarnos, la saburra se tornará blanca y transparente, o ligeramente amarilla (porque ya nos alimentamos de la Tierra: Bazo y Estómago), y ese será su color natural. En síntesis, la característica normal de la saburra es: blanca, transparente y suave.

Debemos observar en ella: su presencia o no, su densidad y su ubicación. En cuanto a las características de la saburra lingual hay que tener en cuenta los siguientes aspectos:

Blanca y suave: es la saburra normal (Pulmón): la saburra normal debe ser blanca, suave y transparente, húmeda y con cierto brillo, indicando que el maestro de la energía está funcionando bien. Su textura normal es fina, adherente y correctamente hidratada

Saburra muy blanca y espesa: indica que hay exceso de Metal, o exceso de Frío.

Saburra blanco-amarillenta o claramente amarillenta: indica una deficiencia de Tierra (B y E), es decir, ataque de Humedad, ya sea por exceso de reflexión o por estancamiento de los líquidos. Lengua amarilla y con saburra muy densa y espesa indican ataque de Humedad.

Lengua de color rojo y sin saburra: indica exceso de Fuego (Yang) que está consumiendo el Yin. Hay ataque de Fuego.

Lengua temblorosa y con tintes violáceos indica ataque de Viento (H y VB).

Saburra seca, muy seca y sin saliva: indica déficit severo de Agua. La Humedad se ha perdido. Hay exceso de Sequedad, es decir, ataque de Sequedad y está afectado el Reino Mutante del Metal (P e IG).

Lengua seca, sin saburra y resquebrajada: indica enfermedades tumorales.

Lengua muy seca, sin saburra y de color rojo intenso: indica estados terminales. Indica un ataque de Sequedad.

Saburra negra: mal pronóstico. Si es en el Jiao Inferior, está afectado el Tan Tien inferior, e indica muy mal pronóstico, en estados terminales.

Saburra negra – amarillenta: pronóstico reservado, pero tiene posibilidades de recuperación. El amarillo indica que la Tierra está comenzando a recuperarse.

EL PULSO

El pulso es el medio más exacto para diagnosticar en la MTCH, pero requiere de una gran experiencia, y muchos años de estudio y práctica clínica.

El pulso es el resultado de la actividad energética de todos los órganos y entrañas, vehiculizada por la sangre. Tenemos pulso porque estamos vivos, y el pulso es un sonido del universo. Es el ritmo de la vida, es como un tambor en el que, al pasar la mano, sentimos que estamos vivos.

El corazón palpita siempre en el sentido del universo, y cuando tomamos el pulso de alguien, estamos tocando el verbo materializado. El Corazón genera en nuestro cuerpo el sonido del pulso. Existe el sonido en todos los rincones del universo, en cada rincón del cuerpo humano, porque el cuerpo humano conduce energía, porque por él viaja el Qi. Rojo, Fuego, Sangre, Carne, Hombre, Vida, Corazón, ese Corazón que recoge ese sonido del universo y nos hace percibir cómo suena nuestro interior.

En nuestra consulta debemos escuchar ese eco del universo que no para de sonar: "…Y el Verbo se hizo Carne…" Cada vez que tomamos un pulso está Dios detrás de él. Mi Tao se une al de ese Ser, el paciente. Es el ritmo de la unicidad que podemos globalizar en ese sonido del pulso, aunque no seamos expertos, por medio de nuestra intuición y clarividencia.

Todo está allí en el pulso: situaciones hereditarias, pasado, presente, futuro, y todo podemos conocerlo; será como algo mágico, como todo lo que nos rodea en el estudio de la MTCH.

El pulso lo representamos por el Ideograma del MO. En el MO está lo inmaterial, lo eterno, y la materialización. Esto significa el pulso, el pasado, el presente y el futuro. Es la materialización de lo eterno. Allí también se da la manifestación de la enfermedad. El sonido es el verbo materializado (... y el verbo se hizo carne...). El pulso no solo da información acerca del estado energético del órgano, sino también de su estado espiritual de ese órgano.

El Absoluto Hacedor todo lo crea, el pasado, el presente, el futuro. Todo está en el pulso, toda la información. Para tomar el pulso a un paciente, nos debemos colocar en una actitud y disposición orante, haciendo una reverencia, inclinándonos por primera vez ante el paciente, y así podemos tomar ya el pulso, el ritmo del universo.

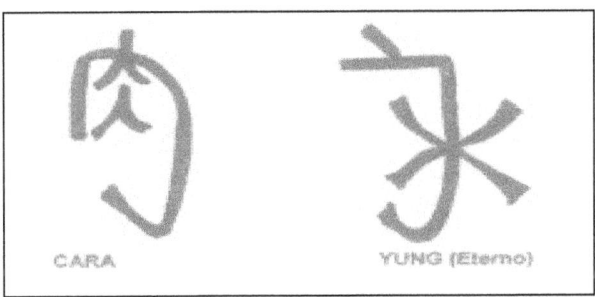

Figura 72.- Ideograma del MO (Pulso)

El primer trazo nos muestra una asistencia celeste (1) que va a llegar a una puerta (2), donde va a recaer en el Agua (lo eterno) (3).

El pulso se divide en tres niveles: cuando tomamos el pulso a un paciente se debe inicialmente determinar cuál es la característica global; luego, con la práctica podemos comenzar a discernir y a identificar los diferentes pulsos de cada canal, y ver si hay vacío, plenitud, estancamiento, etc.

Los tres niveles del pulso son: pulso superficial, intermedio y profundo. El TR y el XB son muy difíciles de captar.

El pulso intermedio nos da la idea de cómo se está realizando el paso del Yin al Yang, de cómo fluye el paso del Yin al Yang. Si hay obstáculos en ese paso, no habrá normalidad, se va la cualidad del pulso.

Con la toma del pulso se busca diagnosticar cómo está el paso del Yin al Yang, y luego, ver la cualidad del pulso, es decir, la sensación que produce un "sonido de lo eterno", un sonido musical.

El pulso chino se toma con los dedos Índice, Medio y Anular. Si al hacerlo **no se siente el pulso**, el paciente estará ante un estado de **vacío energético**. Si hay Vacío, debemos ir inmediatamente a los Puntos Mo: 17RM, 12RM y 6RM.

Si el pulso es fuerte, es porque existe mucha vitalidad.

Hay tres niveles en el pulso, superior (Pulgar), medio (Barrera) e inferior (pie del pulso), cada uno correspondiente a un Jiao, y se toma con dos intensidades de presión: superficial (sin presión) y profundo (con presión):

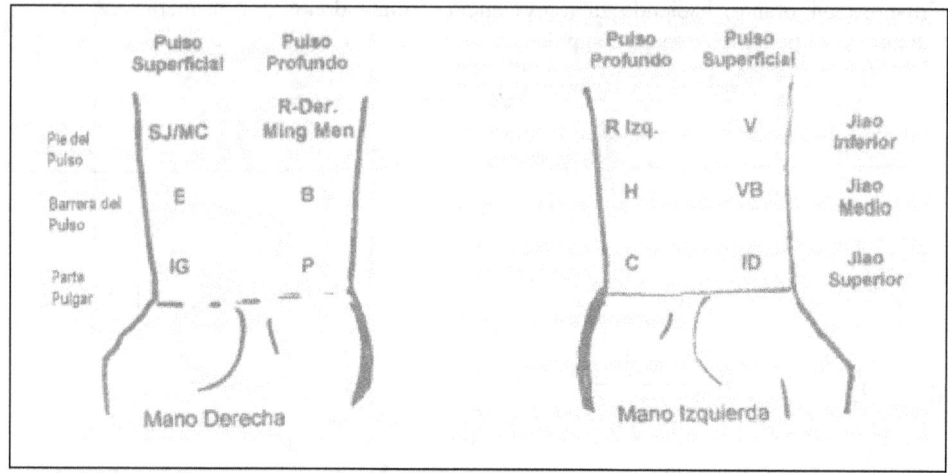

Figura 73.- Gráfico de los pulsos.

El Índice hace referencia al nivel superior, corresponde al Jiao Superior, y es la zona más próxima al pliegue de la muñeca. Corresponde a la parte superior del cuerpo (parte *Pulgar del pulso*), y allí se representa toda la parte cardio-respiratoria, es decir, **Fuego-Metal**: Corazón, Intestino Delgado, Pulmón e Intestino Grueso. Se toma profundo para hacer diagnóstico de Corazón y Pulmón, y superficial para diagnosticar Intestino Delgado e Intestino Grueso.

El dedo Medio se refiere al nivel medio, corresponde al Jiao Medio, y se ubica sobre la apófisis estiloides del radio. Corresponde a la *Barrera del pulso*, y a los Reinos Mutantes **Tierra y Madera**. Allí se representa la parte gastrointestinal y hepato-biliar: Bazo-Páncreas, Estómago, Hígado y Vesícula Biliar. Se toma superficial para diagnosticar Estómago y Vesícula Biliar, y profundo para diagnosticar Bazo e Hígado.

El dedo anular se refiere al nivel inferior, corresponde al Jiao inferior, y se ubica detrás del dedo medio, y corresponde al *Pie del pulso*, al Reino Mutante del **Agua**. Allí se representa la parte genito-urinaria, es decir: Riñón y Vejiga. Se toma superficial para diagnosticar Vejiga y Triple Recalentador, y profundo para diagnosticar Riñón y Maestro de Corazón.

En síntesis, los Yang (entrañas, huecas) se manifiestan en la paredes de la arteria o pulso superficial, y los Yin (órganos, sólidos) se manifiestan en el pulso profundo. Así pues, la distribución de los pulsos de los diferentes órganos y entrañas es como se aprecia en el cuadro siguiente:

PULSO IZQUIERDO		PULSO DERECHO	
SUPERFICIAL	PROFUNDO	SUPERFICIAL	PROFUNDO
Intestino Delgado	Corazón	Intestino Grueso	Pulmón
Vesícula Biliar	Hígado	Estómago	Bazo-Páncreas
Vejiga	Riñón	San Jiao (TR)	Xin Bao (MC)

Figura 74.- Cuadro del Pulso y los Canales energéticos.

Cuando notamos deficiencias en los Jiaos, nos vamos hacia los puntos MO de ese Jiao afectado, hacemos la puntura y se va a estabilizar la energía, trayendo la mejoría del paciente. Es decir, solo con saber medir y entender los pulsos, podemos tratar un paciente, y muchas enfermedades:

MO del Jiao superior: 17RM, SHAN ZHONG, "Centro del Pecho", es el punto MO de toda la energía de la parte **cardiorrespiratoria**.

MO del Jiao Medio: 12RM, "ZHONG WAN, "Granero Central", es el punto MO de toda la parte **gastro-intestinal y Hepato-biliar**.

MO del Jiao Inferior: 6RM, QI HAI, "Mar del Soplo", es el punto MO de toda la parte **genito-urinaria**.

Hay qué recordar que los puntos MO se utilizan cuando falla la FORMA, la ESTRUCTURA. Con los resonadores MO se puede tratar cualquier órgano que esté en **vacío**.

VARIABLES DEL PULSO

En cuanto a su **Consistencia**: Puede ser Tenso o Relajado.

En cuanto a su **Profundidad**: Puede ser Superficial o Profundo.

De acuerdo con la **Edad**, puede ser: Tenso (Juventud), Superficial (Madurez), Relajado (Jubilación), y Profundizado (Vejez).

De acuerdo con la **Estación**: Puede ser Ligeramente tenso (Primavera), amplio y Flexible (Verano), Flotante y algo ligero (Otoño), Profundo y un poco duro (Invierno), y Calmado y elástico (Estío).

Cada Reino Mutante tiene un pulso determinado, relatado por la tradición, y nos orienta a conocer cuál de ellos está predominando o está en déficit.

EL PULSO DEL AGUA

El pulso del AGUA es el pulso del origen. En condiciones normales sería como la caída de una piedra en un estanque: PAC, ... PAC, ... PAC .... Es el pulso del Invierno, de la Infancia. Es una sensación de un golpe concentrado. Solo se palpa en el Jiao Inferior, en el dedo anular, no recorre los tres dedos. Normalmente, se puede palpar en dos situaciones: un niño a punto de nacer, y un recién nacido seguro de sí mismo.

Este pulso es extremadamente difícil de encontrar en un adulto, puesto que el ser va debilitando su energía Agua progresivamente cuando crece, y va mutando hacia los otros reinos mutantes y pierde su característica de pulso del Agua. Cuando se encuentra este pulso en una persona mayor, es signo de mal pronóstico, pues está a punto de transmutar (muerte).

EL PULSO DE LA MADERA

Es un pulso un poco más tenso, como la cuerda de una guitarra, un laúd o un violín. No es tan concentrado, y su sonido sería: PACCNNNN... PACCNNNN ... TANG ... TANG... . Conserva el sonido del Agua, pero es más tenso y seco. Es el pulso de la Primavera, del reino vegetal. La característica de la Madera es la Flexibilidad, y por tanto la característica del sonido es de flexibilidad y firmeza, como la cuerda de los instrumentos musicales, y recorre los tres dedos. Es el pulso de la pubertad.

PULSO DEL FUEGO

El pulso del fuego corresponde a la estación de Verano. Es un sonido del Agua pero muy lejano, es un pulso amplio, lleno y superficial, sin tensión, y es generoso como el desbordamiento de un río. Tiene la fuerza y la expansión de todo lo creativo, por eso es el pulso de la juventud. Se siente cada vez más energía, se encuentra fácilmente en la superficie, y es el pulso de la entrega apasionada (el final del verano).

PULSO DE LA TIERRA

Corresponde con la estación del estío: es un pulso resbaladizo, y corresponde al pulso de un adulto en su edad media, resbaladizo, no áspero, no liso, con cierta humedad. Cuando se hace más resbaladizo, más áspero y más resistente, es decir, más rugoso, indica la aparición de enfermedades de deterioro lento y progresivo: las enfermedades crónicas reumáticas deformantes.

PULSO DEL METAL

Es un pulso flotante, y es el pulso de las personas de edad avanzada. Su estación es el otoño, y su sonido es como el de un corcho flotando en un estanque, o como una ola pequeña al moverse: BLODP... BLODP..., COMO UNA PLUMA MECIDA POR EL VIENTO. En personas de edad avanzada en buen estado de salud es amplio y superficial, con tendencia a escapes de Yang, pues está consumiendo su Fuego. Cuando es muy amplio, muy superficial y muy flotante, indica que hay una patología importante en el paciente. Es uno de los pulsos más difíciles de palpar.

El pulso ideal se da por la interacción de varios factores: el clima, la edad y las estaciones.

REGULACIÓN DEL PULSO

Para regular el pulso cuando vamos de un lugar a otro debemos hacer puntura en los 4 Valles:

4IG: HE GU, "Fondo del Valle", bilateral, ubicado en el hueco situado entre la articulación del 1° y 2° metacarpianos, con Puntura.

3H: TAI CHONG, "Asalto supremo", bilateral, ubicado en el hueco que hay en la articulación del 1° y 2° metatarsianos, sobre el dorso del pie. Lo manejamos con Puntura (preferible) y/o Moxibustión indirecta.

También podemos regular el pulso a través del San Jiao, y entonces utilizamos las Barreras, **5TR WAI GUAN, "Barrera Externa"**, y **6MC: NEI GUAN, "Barrera Interna"**.

También podemos hacer una "despolarización energética del pulso", cuando son muy disímiles en cada brazo, así:

4IG: HE GU, "Fondo del Valle", y **7P: LIE QUE, "Joven Misterioso"**.

Además, si estamos en un clima con Fuego, y nuestro pulso es Agua, debemos manejar los puntos **SHU ANTIGUOS**, por medio de los puntos Agua de Fuego., y así sucesivamente, todas las combinaciones posibles.

Ejemplos:

Si una persona vive en Medellín y viaja a Barranquilla, el pulso es Fuego en B/quilla, entonces voy al resonador Fuego de San Jiao (Fuego): 6TR (ZHI GOU).

Si vivo en Barranquilla y viajo a Bogotá (Pulso Agua), voy al resonador Agua de Fuego: 2TR (YE MEN).

CAPITULO SÉPTIMO
EL SANADOR Y LA INTERMEDIACIÓN

EL SANADOR Y LA INTERMEDIACIÓN

"El Hombre como Ser intermediario es semejante a la Primavera: sabe coger los rigores del Universo y,
sin reproches, llevarlos hacia la calidez del sereno...".

El Arte de Sanar tiene dentro de sí muchos componentes. Un buen sanador debe aprender a amar, aprender a compartir, debe tener un buen conocimiento, debe ser un estudioso de lo que hace, debe enseñarnos a sanarnos y a ser felices.

A través de sus conocimientos, sus estudios y su intuición, el sanador podrá compartir con los demás, para sanarse y sanar a los demás. Desafortunadamente, el chamán, el brujo, el médico o como se les quiera llamar, se fueron convirtiendo cada día más en especialistas, disminuyendo así su capacidad y su arte de sanar. El día de hoy se aumentaron los especialistas y se han disminuido en gran cantidad los intuitivos.

Se debe rescatar **el arte de la contemplación**, para poder entender e intuir al paciente; observarlo y escucharlo, dejando que ese paciente se exprese libremente, con sus palabras, con su tono de voz, con su posición, con su actitud y con su verbo. Esto se debe hacer en **una actitud de respeto**, sin poner el filtro del prejuicio.

La medicina occidental busca siempre "hacerle la guerra" a la enfermedad, cuando la enfermedad es un camino de sanación: Es una alarma que nos indica que nuestro espíritu está alterado. La enfermedad nos enseña con mucho arte lo que debemos cambiar. Es una vía que nos puede facilitar el arte de sanar.

En el arte de sanar no vamos a combatir la enfermedad; si no hay combate, debe existir una clave para que nos ayude a sanar: **Aceptar la enfermedad.** Aceptar que hemos de plegarnos o **volvernos sumisos** hacia la enfermedad, para que podamos interpretar qué es lo que sucede realmente en la persona. **La humanidad hoy en día es el fracaso de un proyecto de amor que la eternidad tenía preparado para nosotros,** y por eso estamos en vía de extinción. El hombre perdió su poder de auto-sanación en la medida en que se apartó de su proyecto divino. Al fracasar, aparece la enfermedad. El hombre antiguo era capaz de entender los signos celestes; ahora no. Cada vez aumenta el número de enfermedades, aumentan los virus y las bacterias, como consecuencia del fracaso de ese acto de amor. La enfermedad está para darle a entender a esa persona que se ha equivocado en su camino y que tiene qué retomarlo.

Para eso, debe surgir un Ser que le diga al hombre por donde debe seguir, por donde debe andar: **El Sanador.**

Como sanadores, debemos tener conciencia de que hemos sigo elegidos. No es un privilegio, es simplemente **un designio**, una misión para la cual hemos sido designados. Debemos trabajar en el sentido de ayudarle al paciente a reencontrar ese proyecto de vida, ese proyecto de amor. Esto debe generar en nosotros **un compromiso**. Ese compromiso debe nacer, no es una imposición, sino que es algo trascendente. Debemos **tomar** conciencia de que hemos sido elegidos, **aceptar** que hemos sido elegidos, y aceptar esa **misión** con **sumisión y humildad.**

La sanación no es Poder, sino Fuerza: una fuerza a través de la cual se va a canalizar la intención para sanarnos y sanar. Debemos entonces **rescatar** la **intuición** y la **clarividencia.**

Desgraciadamente, el médico moderno perdió su referencia, se sintió un dios, perdió su humildad y sumisión, y por eso es el primero que enferma. El sanador debe hacer que se retorne y se retome el proyecto divino.

Si yo acepto mi misión de Sanador y me dejo llevar, si fluyo, puedo en ese momento comenzar a ayudar al paciente, a orientarlo sobre la pérdida de su proyecto de vida, de su proyecto de amor, y de esa manera ayudarle a que se re-encarrile y pueda realizar ese proyecto de amor.

El buen sanador debe ponerle a todo una buena dosis de HUMOR. Si le quitamos a nuestra consulta el Humor, estaremos en la vía de convertir todo en Tumor. Un sanador sin sentido del humor, no es un buen sanador, puesto que le falta una herramienta fundamental.

Un sanador que se precie debe haber pasado por el proceso de la enfermedad, porque esto le deja un marco de referencia más adecuado con respecto a esa enfermedad, llámese miedo, enfermarse, etc., etc.

Un buen sanador debe darle esperanzas a su paciente. Darle esperanzas con una sonrisa, con amor, haciendo que el paciente viva su enfermedad no como un castigo sino como una manera de sanar algo que no funciona bien en su espíritu, en su mente y en su cuerpo.

El buen Sanador debe fundirse con el paciente en un sentimiento de mucho amor hacia él, para poder ofrecerle la esperanza que está necesitando: comprenderlo, escucharle con amor, con buen sentido del humor. Hacer que ese paciente viaje por las vías de la enfermedad hasta llegar al corazón, y entre en la vía del amor, en la vía de la liberación.

Un buen sanador sabrá quitarle el tinte dramático acerca de su enfermedad a los pacientes que llegan a su consulta, con muy buen humor, y por la vía del humor, por la vía del amor, hacerle ver su enfermedad de manera diferente.

Un buen sanador deberá hacerle entender al paciente que lo que está viviendo le va a ayudar a restablecer la fe y de esa manera podrá entrar en el camino de la sanación.

Después de todo lo anterior, el Sanador **DEBE INTERPRETAR LAS SEÑALES DEL CIELO** en base a los signos celestes, que son un vehículo para lograr la sanación del paciente. Debe tener un gran sentido de responsabilidad con lo celeste, es decir, **el buen sanador debe conectarse con lo celeste.**

Para poder interpretar esas señales celestes y ponerlas al servicio del paciente, el buen sanador **debe trascender ante el sufrimiento que tiene su paciente.**

Tenemos una gran responsabilidad con lo celeste para poder cumplir con el proceso de sanación, cualquiera que sea el paciente, gústenos o no, sin juzgarlo, sin prejuzgar, sin discriminar; ese es nuestro deber y responsabilidad, sin importar lo que sea o haya hecho, o haga el paciente: asesino, violador, pederasta, paramilitar, guerrillero, etc., etc.

Si como sanador no veo Belleza en la enfermedad, no podré darle a mi paciente la esperanza de decirle que esa enfermedad es la vía de liberación que le ayudará a sanar. Pero, ¿cómo encontrar belleza en la enfermedad?: hay que buscarle la belleza, puesto que no solo es bello lo ya estipulado, sino que hay que cambiar paradigmas. **Esta es una de las virtudes más grandes del buen Sanador: encontrar la belleza donde no la hay.** Al encontrarla, no habrá cabida para el juicio o el prejuicio.

El buen Sanador no puede ser un hombre común: debe ser el Ser más humilde y más sumiso. Y siempre debe tener la INTENCIÓN de sanar al paciente.

Cuando se adquieren el conocimiento y el estudio, aparecen la **clarividencia** y la **intuición** para dar una respuesta sanadora al paciente, o para descubrir algo más que nos ayude a sanar a nuestro paciente. Debemos salirnos de la lógica y de lo lógico, y dejarnos llevar por nuestra clarividencia (ver claro) y por nuestra intuición, con la intención de sanar. De esa manera, así el paciente no se cure de su enfermedad orgánica, ¡SE ESTÁ SANANDO!

¿Cómo podemos desarrollar la clarividencia?: El buen sanador debe desarrollar el sentido de la clarividencia, porque si no lo hace, fracasará. Para poder interpretar bien los signos y síntomas del paciente, el Sanador primero debe estar él en buena forma, física, emocional, mental y espiritual. Debe tener un respeto absoluto por lo Divino y lo Celeste. Debe amplificar su nivel de conciencia para que, con la fuerza profunda del amor pueda ver más allá de lo aparente. Para lograr entrar en ese estado especial, se debe "descontaminar", haciendo un "Tratamiento de Purificación" que describiré más adelante.

El Sanador no debe esperar nada a cambio, no tiene nada, no posee nada, es el último en la fila. Esto en el sentido de que debemos hacer nuestro trabajo sin pensar en la retribución económica, sin esperar tener el prestigio, sin ostentar y sin ser prepotentes.

Debemos tener un gran sentido de Fe. La Fe es un atributo especial que el cielo les da a los humanos. Si nosotros no tenemos Fe, no podremos impregnar de Fe a nuestros pacientes. Si tenemos Fe, podemos ver claro lo que debemos hacer por nuestro paciente.

"Una gota de fe puede revertir en un momento dado la más penosa enfermedad. Como Sanadores, debemos inyectar esa gota de amor en nuestros pacientes".

EL QI GONG DE LA FE

Este Qi Gong se utiliza para potenciar la Fe en lo celeste (Dios, lo divino, la creación, el Soplo), en lo terrestre y en nosotros mismos.
Cualquier persona lo puede practicar, incluidos los enfermos que no puedan moverse, los cuales repetirán las frases y con su imaginación visualizarán los movimientos.

1.- Se hace el Ofrecimiento al cielo, con una venia y con las manos mirando la palma hacia el cielo, con los dedos 4° y 5° flexionados, en humildad y sumisión, y se comienzan los movimientos corporales, siempre en sentido anti-horario.

2.- Se repite la siguiente frase: **"La fuerza sanadora de la Fe"**, mientras se inicia el movimiento llevando la mano izquierda hasta el codo del brazo derecho, y con el pulgar se toca el punto 3C SHAO HAI, "Mar Menor", o QU JIE, "Alegría de Vivir" (en el extremo interno del pliegue del codo), y con el 2° y 3° dedos se sujeta el brazo.

3.- Se repite la siguiente frase: **"...tiene la naturaleza de la luz,..."**, mientras se dice la frase, bajamos desde 3C por el trayecto del canal de corazón hasta llegar a la punta del dedo meñique, hasta 9C.

4.- Se repite la siguiente frase: **"...y en consecuencia, produce en quien la recibe..."**, mientras las manos se entrelazan y descienden hasta el ombligo.

5.- Se repite la siguiente frase: **"...una alquimia de su Ser..."**, mientras los dedos pulgares unidos oprimen el ombligo (8RM, SHEN QUE, "Fusión con el Soplo"), y cuando de pronuncia " de su Ser", se hacen chocar las manos entrelazadas para producir un ruido.

6.- Se repite la siguiente frase: **"...que le despierta a la obediencia,..."**, mientras las manos se extienden y se echan hacia abajo, a los lados de los muslos.

7.- Se repite la siguiente frase: **"...a la humildad,..."**, mientras las manos se llevan hacia los hombros, mientras curvamos el tronco en señal de humildad.

8.- Se repite la siguiente frase: **"...a la disponibilidad y a la oración,..."**, mientras se ponen los brazos extendidos al frente con las palmas de las manos hacia abajo, y se va después a poner las manos entrelazadas detrás de la cabeza.

9.- Se repite la siguiente frase: **"...y hace de él un Ser solidario,..."**, mientras continuamos con las manos entrelazadas y comenzamos a bajar por la línea media desde la cabeza hasta el ombligo, y al llegar a él, hacemos un golpe con las palmas de las manos entrelazadas.

10.- Se repite la frase siguiente: **"...y una realidad insondable..."**, mientras extendemos los brazos con las manos con la palma hacia arriba en actitud orante.

11.- Se repite la frase siguiente: "**…ante el amor…**", mientras echamos la cabeza hacia atrás y ponemos los puños cerrados sobre el pecho con un pequeño golpe, y el brazo derecho sobre el izquierdo.

12.- Se hace la venia final.

Es ideal hacerlo 9 veces (9 es el máximo de Yang), alternando el paso 2 con la mano izquierda primero al brazo derecho, y luego la derecha hacia el brazo izquierdo, y así sucesivamente.

CUALIDADES DEL SANADOR

El terapeuta está en frente a un proyecto de vida, a un proyecto de perfección, de luz, en donde, por alguna razón no se ha seguido el camino ni el movimiento del TAO. Está en frente a un Ser que se siente fracasado porque la enfermedad lo pone en un punto vulnerable. El Terapeuta debe despertar Credibilidad, confianza y Fe en el paciente.

Todo hombre está hecho y programado para la perfección, y el Sanador debe procurar ese retorno. El sanador debe vivir toda su vida en el sentido de la confianza y de la verdad, y de la sinceridad. Por eso, primero debemos comenzar por conocernos a nosotros mismos.
Las Cualidades del Sanador son:

1.-EL SANADOR DEBE TENER HUMILDAD: Puesto que es un arte superior, sublime, pues se trabaja en los tres planos, el Sanador en MTCH trabaja a otro nivel que no se ve con los ojos, trabaja con del fluir de la energía, a veces trabaja con la aguja, otras con el masaje, otras con la moxa, otras con el Qi gong, puesto no se debe trabajar solo con las agujas. El Sanador debe ver más allá y debe entender que él solo es un intermediario, puesto que es la voluntad del supremo Hacedor quien permite que él actúe.

El Sanador debe tener humildad para entender cuándo alguien debe trasmutar, cuándo alguien tiene que marchar, y poderlo acompañar en ese momento. Debe tener humildad para aceptar cuando ese paciente desea irse y no volver más, y no sentirse fracasado, y así poder continuar con esa fe y humildad.

2.- EL SANADOR DEBE SER UN ARTISTA: Quien llega a la consulta está en ese momento en la vía y el sentido del fracaso, y ese enfermo espera que ese sujeto de bata blanca sea un triunfador y le ayude a sanar.

El enfermo a veces no recuerda su historia del fracaso, y a veces también miente. El arte del Sanador hará que, por medio de sus preguntas, de su percepción, de su intuición y de su clarividencia, por medio de su intención y de su deseo de servir amorosamente a su paciente, pueda descubrir lo que ocurrió, lo que ocurre, y lo que ocurrirá. Esto es todo un ARTE. De esa manera, podremos ayudar al paciente a que descubra el porqué se ha perdido, y le ayudemos a que tome el camino de retorno.

3.- EL SANADOR DEBE SER UN INTERPRETADOR: Debe hacer una interpretación lo más universal posible de lo que pasa con ese Ser a todo nivel, y hacer que no se sienta solo en su fracaso, en su dolor, y en su camino por re-descubrirse.

4.- EL SANADOR DEBE TENER SUMISIÓN: Debe saber que él solo es un intermediario del Creador y que, por mucho que haya estudiado, aún le falta mucho por conocer y entender, y es ahí cuando **esa sumisión lo convierte en un servidor.**

5.- EL SANADOR DEBE SER UN CONOCEDOR: El Sanador es un conocedor de otras historias y todo eso le lleva a tener un conocimiento y una experiencia que le permiten sacar conclusiones valederas, y que sean lo más posiblemente amplificadas.

6.- EL SANADOR DEBE SABER ACTUAR: El conocer le lleva a **Actuar** a través de un tratamiento. Contemplando todas las posibilidades en las que pueda actuar, tendrá en cuenta tres aspectos importantes:

1- Actuar para ayudar al enfermo.
2- Actuar sabiendo que no debe provocar un daño, y que en caso de no poder ayudar remita al paciente a donde otro terapeuta con más experiencia.
3- Actuar de manera que no provoque una nueva enfermedad en al paciente como efecto secundario.

Interpretar la historia de alguien es difícil, porque el paciente cuenta lo que quiere y entonces esto se puede transformar en un agujero negro. Si no es por la fuerza del Creador que nos da la capacidad de ver más allá del síntoma, que nos da la intuición, la clarividencia y el conocimiento, no sabríamos que hacer con el paciente.

El Sanador debe ser todo un verdadero humanista. El enfermo siente muchas veces que el médico tradicional no lo escucha, y acude a nosotros porque necesita verse reflejado en alguien, necesita un espejo, algún artista humilde que lo escuche, y eso alivia sus penas, y lo pone en el camino de la sanación.

"El que solo sabe medicina, ni medicina sabe".

7.- EL SANADOR DEBE CULTIVAR "EL ARTE DE VIVIR". A la hora de hacer un diagnóstico se necesita de mucha intuición, de clarividencia, de visión, de mucha capacidad de interpretar, y sobre todo, de mucho Humor.

La postura del paciente, la expresión de su rostro y de su mirada, el aceptar o no vivir lo que le toca, son indicadores de interpretación para el buen sanador, y si el paciente habla mucho o habla poco, es también una expresión del Shen, que debemos tener en cuenta a la hora del diagnóstico.

Luego, a la hora de poner un tratamiento, manejaremos lo que sabemos bien y pondremos los tratamientos que conocemos. De otra manera, debemos consultar a alguien que sepa más y tenga más experiencia, o remitiremos el paciente, retirándonos para no causar mayor daño:

"Debemos ser eternos aprendices".

El Ser humano es presa de muchas enfermedades a causa de su edad, su forma de vida, la sociedad de consumo, su entorno familiar, la tecnología, el poder (la religión, la economía), la falta de valores, la inconciencia, etc. Esto nos ADULTERA, nos contamina. Una de las mayores causas de enfermedad según la OMS es la contaminación. Hoy en día, todo el mundo está contaminado, incluyendo niños, adultos y ancianos, y también, lógicamente, los sanadores.

Se debe descontaminar a los pacientes en cuerpo, mente y espíritu; pero, para poder hacerlo, el sanador debe primero hacer un tratamiento de purificación, para no contaminar más y para poder ayudar como debe ser a su paciente.

El tratamiento de purificación se hace para descontaminarse, en base a unos resonadores específicos, con el fin de proteger al sanador y a su paciente. Esto puede enseñársele al paciente para que lo haga en su casa, sin que lo controlen, y, al cabo de poco tiempo se dará cuenta que se logran resultados maravillosos, y se llega a la palabra clave: Adaptación.

Contaminación ---------- Purificación ---------- Adaptación ---------- Sanación.

Hay muchos modelos de contaminación ambiental: atmosférica, el agua, el ruido, visual, psíquica, electromagnética, mental, etc.

El 1% del agua del planeta es agua dulce, y de ella, el 25% se encuentra contaminada: la mayoría del agua que tomamos está contaminada. Con esa agua se riegan los cultivos que más tarde ingerimos, y así nos contaminamos con productos radiactivos, plaguicidas, etc. Como en el Agua reside el origen, si está contaminada, se contaminan todos los demás Reinos Mutantes. Esa Agua contamina la alimentación, la respiración, la atmósfera, etc. Todas las enfermedades infecto-contagiosas, las enfermedades inflamatorias y congestivas se originan allí.

Debemos tratar de adaptarnos a lo que hay en el planeta. La sociedad de consumo no va a dejar de contaminar, puesto que está alimentada por el poder, y este busca dominar a cualquier costo; esa sociedad de consumo va a seguir acabando con el planeta.

Además, la mal llamada "revolución industrial" ha traído como consecuencia el rompimiento del camino de la humanidad. Nos ha convertido en esclavos del establecimiento y ha generado una gran cantidad de desechos tóxicos no biodegradables. Además, ha acabado con los arte-sanos y comienza la guerra industrial con máquinas cada vez más complejas y se reemplaza el ARTE por lo ARTIFICIAL. Lo artificial se quedó en nuestra sociedad porque es más económico producirlo, y porque deja más producción y más ganancia. Lo artificial genera muchos desechos que generalmente van a parar al agua, adulterando el universo.

Los sanadores somos arte-sanos, porque sanamos con las manos. Por tanto, lo primero que debemos hacer nosotros es Adaptarnos al ambiente que nos tocó vivir, para enseñarles a nuestros pacientes con propiedad cómo adaptarse ellos también.

TRATAMIENTO DE PURIFICACIÓN

El sanador debe tener una referencia en la parte física, mental y espiritual; primero se debe sanar y purificar él mismo, y luego sí lo podrá hacer con sus pacientes. Primero se debe adaptar el sanador.

En la purificación tenemos siempre en cuenta los tres niveles de la creación: terrestre, humano y celeste, unificando estos tres niveles y buscando respuestas en cada uno de ellos a la necesidad de nuestro paciente.

A nivel terrestre, tenemos la purificación psíquico-anímica, que es fundamental. Tratamiento: **Meditación**.

A nivel humano, tenemos la purificación física, que es importante. Su tratamiento, el **Qi Gong de la Purificación y limpieza de los sentidos**.
A nivel celeste, tenemos la purificación espiritual, que es trascendente. Su tratamiento: la **Oración (meditación trascendental)**.

Si sacamos 5 minutos de nuestro tiempo a diario para cada una de estas tres cosas, es decir, con 15 minutos diarios estaremos totalmente purificados, en cuerpo, mente y espíritu. Esto nos mejora el sentido del humor, nos relaciona mejor con los demás, y nos hace descubrir cada vez más quiénes somos. De esa manera podemos relacionarnos mejor con nuestros pacientes, y podremos enseñarles a purificarse ellos mismos, con excelentes resultados.

PURIFICACIÓN TERRESTRE: LA MEDITACIÓN

La meditación es el fundamento de la purificación a nivel terrestre. Hay varias maneras de meditar. Con ella dejamos de pensar, nos alejamos de los problemas, del estrés. Por medio de ella, al entrar en un estado de vacío, podemos ver quienes somos. Esto es muy importante, porque si nosotros no sabemos quienes somos, menos podremos ayudar a los demás a re-descubrirse.

Ese re-descubrimiento hace que nos comience a cambiar el sentido del humor, y así, nuestro psiquismo comienza a distensionarse y a mejorar. Con la Meditación calmamos la mente, tranquilizamos los sentidos, entramos en un estado de "vacío", caracterizado por la quietud de cuerpo, mente, alma y espíritu, en el cual podemos observarnos tal como somos.

Todos los seres de la naturaleza, antes de realizar una acción entran en un estado de quietud. La quietud meditativa es un estado contemplativo con una clave básica: que a esa quietud se adiciona un poco de estado de vigilia. Estamos relajados, pero no dormidos. Se logra tener quietos los sentidos, y, por medio de la respiración, se entra en un reino o realidad que no conocemos. Nos vamos a otra dimensión de nuestro Ser.

Se debe adoptar una posición en la que nos quede difícil dormirnos (sentado, de pié, etc.). Cuando meditamos estamos amplificando todos nuestros sentidos, aunque permanezcamos quietos, y de esa manera logramos llegar al vacío. Vacío en este caso significa ver sin esperar nada, sin pensar nada, simplemente llegar a un estado de quietud contemplativa. En este estado, las ideas fluyen libremente, los sentidos están más alerta, y se hace la meditación sin esperar nada.

Antes de hacer la meditación, la cual es más efectiva de hacer en la noche, debemos bañarnos el cuerpo completamente, pensando que con el agua nos purificamos. Luego, nos ponemos ropa cómoda, y en seguida nos dedicamos los 5 minutos a meditar.

PURIFICACIÓN HUMANA: QI GONG DE PURIFICACIÓN DE LOS SENTIDOS

Después de purificar la parte terrestre, vamos a purificar la parte humana. Para esto hacemos el Qi Gong de Purificación de los Sentidos:

1.- Hacemos la venia a la creación, con las manos en sumisión y humildad.

2.- Luego, cerramos los puños y llevamos los pulgares de nuestras manos a los ojos, los tocamos y comenzamos a repetir: **"Que mi mirada no sea motivo de venganza"**.

3.- A continuación, con los dedos índice, medio y anular vamos hacia la nariz, el sentido del olfato, y repetimos: **"…Que mi olfato no sea motivo de rencor"**.
4.- En seguida, con los dedos anulares nos dirigimos a los labios y la boca, repitiendo mientras los tocamos: **"…Que del sentido de mi gusto y de mi boca no salgan palabras de maledicencia"**.

5.- Después, con todos los dedos limpiamos la cara en dirección hacia los oídos, mientras decimos: **"…Que mis manos sean siempre motivo de ternura"**.

6.- Posteriormente, llegamos a tocar nuestros pabellones auriculares, mientras repetimos: **"…Que mis oídos sepan escuchar y transformar cualquier sonido en belleza"**.

7.- Para finalizar, llevamos las manos entrelazadas hacia la región occipital de la cabeza, sobre la protuberancia del occipital, al punto 17TM, NAO HU, "Maestro del Cerebro", y, en esa posición hacemos una venia de agradecimiento a la creación, como una ofrenda con humildad y sumisión.

PURIFICACIÓN CELESTE: LA ORACIÓN

Es el pilar celeste de la purificación. Es una Meditación Trascendental. Debemos orar todos los días, creamos en Dios o no. Si creemos en Dios, oramos a Él; si no creemos en Él, oramos a la creación, a la energía, a los 5 Reinos Mutantes, etc. Agradecemos por todo lo que tenemos y por lo que no tenemos.

Con la oración damos un salto de conciencia y nos situamos en otra dimensión, y de esa manera no nos quedamos en la enfermedad corporal. Debemos comunicarnos con lo celeste, con la creación y con lo espiritual. Una oración es una comunicación con la creación, tomada como Dios si somos religiosos, y si no lo somos, como las fuerzas de la creación. Al entrar en contacto con esas fuerzas, se amplifican nuestros estados de conciencia. Al repetir por varias veces una oración, con una intención, se entra en estado de trance.

Oración implica sujeto y acción. La oración es la acción a través de la cual, por medio del mismo sujeto, se entra en contacto con la creación. Se puede hacer una oración que sea trascendente, no solo orar, sino actuar, por medio de cualquier actividad altruista. La oración no es rezar, sino orar. Esto nos amplifica los sentidos en una dimensión que no es terrestre (en el momento orante). Se puede realizar oración mediante un canto, un baile, una danza, un movimiento, etc.

Es ideal hacerlo al final del día, pues es más fácil que surja el momento orante, pues hay menos distractores que en el día. Lo HACEMOS después de meditar por 5 minutos y después de hacer el Qi Gong de purificación de los sentidos. Lo hacemos porque nos hace falta ofrendarnos, darle gracias a Dios o la fuerza creadora, dar gracias por vivir, por poder ver, por tener todos nuestros sentidos, por amar, por poder comer, por poder trabajar, por el hogar, por los hijos, por la familia, por el país, por la paz, etc.

Seamos o no creyentes debemos orar a la creación por tenernos y entretenernos, y para eso debemos sacar el rito y orar libremente, desde nuestro corazón, nuestra alma y nuestro espíritu. La oración nos pone en contacto con las fuerzas de la creación, y por eso la oración debe ser espontánea, libre, no preconcebida ni ritualizada.

Al hacer la oración, entramos en un sentido chamánico en el cual la mente, la casualidad y la incertidumbre están presentes, y nos ayudan también a amplificarnos y a unirnos al caos. El caos es el movimiento del universo, y si por medio de la oración entramos en ese caos, cualquier cosa puede suceder. En ese momento nos uniremos a la fuerza del universo.

"Cuando oras a Dios... Él te escucha. Cuando le cantas... Él te ama".

CAPITULO OCTAVO

EL TRATAMIENTO EN MEDICINA TRADICIONAL CHINA

Las Manos, El Masaje, Las Agujas, La Moxibustión, El Qi Gong, Otros

LAS MANOS – EL MASAJE

Son la primera herramienta que tenemos para trabajar en MTCH. Las manos son la expresión de lo celeste, de lo creativo, del Yang (los canales Yang comienzan en las manos: ID, IG, SJ). llevan la intención o primera expresión de la sanación. Con las manos podemos hacer masajes, canalizar la fuerza, distribuir toda la energía del organismo. Cada dedo tiene una representación, un significado y un sentido a la hora de hacer un masaje:

El Meñique representa el RM Agua, el Anular representa el RM Madera, el Medio representa el Corazón o RM Fuego, el Índice representa el RM Metal, y el Pulgar representa el RM Tierra. Este dedo tiene acceso a los demás, y su energética mueve la de los demás dedos, y por tanto, la de los Reinos Mutantes que representan. El pulgar es el impulsor, es el repartidor, es el que mueve toda la energética del organismo.

LA AGUJA (ZHEN)

En MTCH para manejar la energía contamos con el Masaje, la Moxa, la imposición de las manos, las ventosas, el Qi Gong y la Aguja.

La Aguja es el elemento clave para el tratamiento en la MTCH, pues con ella podemos acceder más directamente a los canales energéticos, para estimular o dispersar su energía, según el caso en particular que estemos manejando.

La Aguja de Acupuntura tiene 3 partes: La Voluta, el Mango y el Cuerpo. La parte de la Voluta corresponde al Cielo, y tiene 3 vueltas, que son el misterio del Tres, el Mango a la parte humana y tiene 81 vueltas, y sumando sus dígitos: 8+1=9, y 9 es el máximo de Yang; por último la punta es la parte terrestre, y es la que penetra en el cuerpo. Así pues, la aguja puede manipularse desde los 3 niveles: celeste, humano y terrestre, dependiendo de la **intención** que tengamos como sanadores, y de acuerdo con la **necesidad** del paciente.

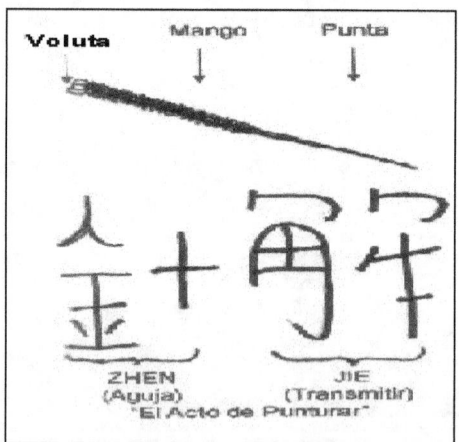

Figura 75.- La Aguja de Acupuntura. y el Ideograma del ZHEN JIE (El Acto de Punturar).

El Ideograma del **ZHEN JIE** " **El Acto de Punturar**", nos describe la clave de la Acupuntura: **ZHEN** significa **Aguja** y **JIE** significa **Transmitir**. Es decir, si no hay una intención en nosotros como Sanadores, no podremos transmitir esto a nuestro paciente, y ese acto de punturar no tendrá entonces el resultado que se espera.

Este "**Acto de Punturar**" debemos realizarlo como algo sagrado, haciendo una venia ante nuestro paciente en actitud de mucho respeto, con humildad, sumisión, y con intención sanadora, buscando el resonador más adecuado a la necesidad del paciente, según el nivel que tenga afectado, celeste, humano o terrestre, y punturar con la intención de sanarlo, concentrándonos en el nombre alquímico del resonador (el nombre en chino), el cual debemos nombrar en el momento de la puntura y la manipulación. De no hacerlo así, esa energía no se va a movilizar de manera adecuada, con el resultado de que nuestro paciente no se nos va a mejorar.

En el nivel en que estemos trabajando es importante la forma de presentar las agujas, la forma de punturar y la forma de manipularlas. No es lo mismo hacer una presentación y una puntura celeste, a una humana o terrestre.

De acuerdo con lo anterior, la forma de prsentación de las agujas es la siguiente:

Presentación Celeste: Si queremos manejar la parte Celeste, presentamos las agujas con la punta hacia el cielo, con el puño cerrado, sujetas por el mango, y la aguja se saca por abajo.

Presentación Humana: Si queremos manejar la parte humana, presentamos las agujas con el puño cerrado, la cabeza de la aguja hacia arriba, y se casa la aguja por arriba.

Presentación Terrestre: Si queremos manejar la parte terrestre, presentamos las agujas con la mano abierta, con la agujas sujeta entre el 1° y 2° dedos de la mano, la cabeza (voluta) hacia arriba, y se sacan las agujas por arriba.

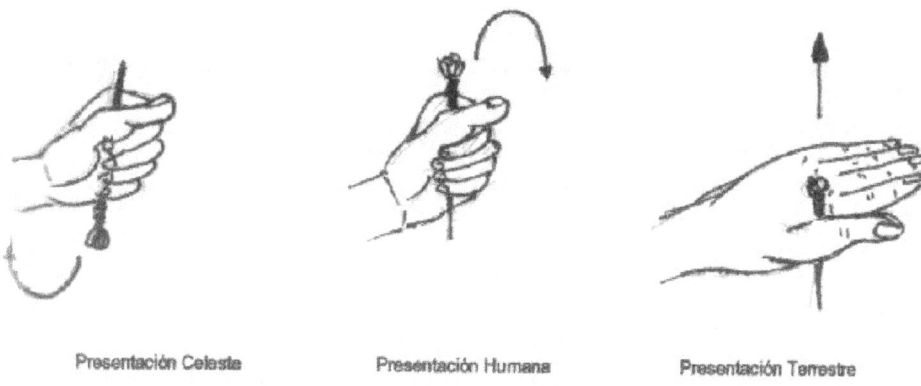

Figura 76.- Formas de Presentación de las Agujas de Acupuntura.

En cuanto a la puntura, hay también tres tipos: celeste, humana y terrestre:

Puntura Celeste: Se utilizan los dedos pulgar, índice y medio para punturar y manipular. La puntura se realiza en tres fases: contacto, penetración y aposento.

Puntura Humana: Utilizamos los dedos pulgar e índice para punturar y manipular. La puntura se hace con introducción rápida, sintonía (movilización suave) y llegada del Qi.

Puntura Terrestre: Se utilizan los cinco dedos, y todos van a utilizarse para la puntura y la manipulación. La puntura se hace lentamente, buscando y diseminando, como las raíces de un árbol.

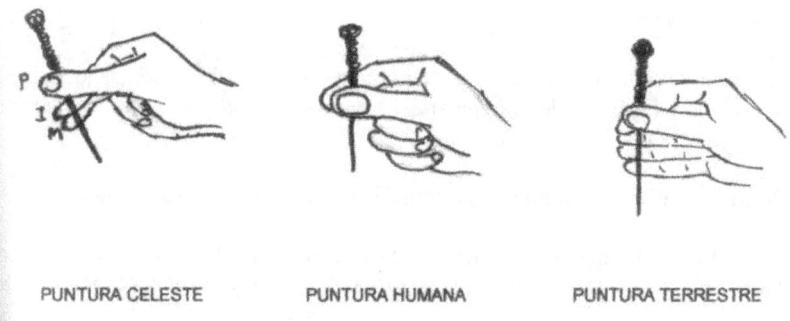

Figura 77.- Las formas de puntura.

En cuanto a la manipulación, también la hay en los tres niveles: celeste, humano y terrestre:

Manipulación Celeste: en ella tenemos los tres dedos, pulgar, índice y medio, y todos ellos representan el Yang. Con los tres dedos se realiza una rotación hacia la derecha y hacia la izquierda.

Manipulación Humana: en ella el índice representa al Yin y el pulgar al Yang. Se realizan giros de ¼ vuelta, sin retroceso. El índice se contrae y el pulgar se expande.

Manipulación Terrestre: La manipulación se hace también con los cinco dedos, el pulgar Yang y los otros Yin. Con el pulgar y cada uno de los otros dedos se produce el movimiento, como si aprisionáramos la tierra. Presión y ligera vibración.

Además, es muy importante que en el momento de la puntura y la manipulación estemos concentrados en el nombre alquímico del resonador. Debemos repetir ese nombre alquímico, para tener la seguridad de que se produzca el efecto deseado. Si no estamos concentrados en la alquimia del resonador y si no tenemos una "intención", no podremos transmitir nada y el paciente no se mejorará.

Por otra parte, la manipulación de las agujas será diferente de acuerdo con lo que tengamos que hacer: Tonificar o dispersar, según el caso individual del paciente.

Si queremos TONIFICAR, lo hacemos punturando en el sentido de dirección energética del canal, o punturar y hacer giro de la aguja en sentido horario, en el sentido de las manecillas del reloj. Si lo que queremos hacer es DISPERSAR, lo hacemos punturando en el sentido contrario al flujo energético del canal, es decir, punturar y girar la aguja en sentido anti-horario, o sea, en sentido contrario a las manecillas del reloj.

Otra regla que se debe guardar en el tratamiento acupuntural es con respecto a los Cinco Reinos Mutantes: Se Tonifica en la Madre, se Dispersa en el Hijo, y se regulariza, es decir, se centra, desde la Tierra. SIEMPRE PARA TONIFICAR, SE VA A LA MADRE, Y PARA DISPERSAR SE VA AL HIJO.

Para TONIFICAR se usa la regla Madre-Hijo: Se alimenta la Madre para tratar al Hijo. Por ejemplo, si el Agua está débil, como la madre del Agua es el Metal, entonces, tonifico el Agua desde el Metal (Vamos a los puntos Agua del Metal, que son 5P, CHI ZHE, y el 2IG, ER JIAN). De esa manera tonifico el Agua del paciente desde la Madre, punturando en el sentido energético del canal, o haciendo giro de la aguja en sentido horario.

La puntura para Tonificar se hace entrando despacio aprovechando la inspiración, y despunturando rápido con la espiración.

Para DISPERSAR, usamos la regla de dispersión estática, hacerlo desde el Hijo: dispersando el Hijo se dispersa la Madre: Por ejemplo, cuando hay mucha Madera, dispersamos el Hijo, El Fuego, puesto que el Fuego es el Hijo de la Madera, utilizando el Punto Madera de Fuego (Vamos a los puntos Madera de Fuego, que son 9C, SHAO CHONG, y 3ID, HOU XI). De esa manera dispersamos la Madera desde el Hijo, punturando en el sentido contrario al sentido energético del canal, o girando la aguja en el sentido anti-horario. También se puede hacer dispersión endógena rascando 6 veces la aguja por su mango, de abajo hacia arriba, hacia la voluta.

La puntura para Dispersar se debe hacer entrando rápidamente en espiración, y se despuntura despacio en inspiración.

Manipulación según los cinco Reinos Mutantes:

Manipulación Agua: Certera y profunda, como la estocada de un torero.
Manipulación Madera: Haciendo vibrar la aguja: movimiento.
Manipulación Fuego: Como cuando se quiere encender una chispa de fuego, con tres dedos: índice, medio y pulgar.
Manipulación Tierra: Pasa por los cinco dedos.
Manipulación Metal: Suave, precisa, y luego como una pluma.

Manipulación endógena: Se mete la aguja en tres niveles: Terrestre (hasta el fondo), Humano (nivel medio de profundidad) y Celeste (superficial). Posteriormente, se vuelve a nivel Tierra, es decir, se profundiza, se espera el tiempo según cada caso, y se despuntura obturando el resonador cuando tonificamos, y sin obturar cuando dispersamos.

NOTA: Hay 2 resonadores que son casi prohibidos en la Acupuntura, y son el 9E, que se ubica a la altura de la nuez, en el borde anterior del músculo ECM, en el cual hay mucha vascularización y se pueden causar accidentes, y solo debe ser manejado muy superficialmente y por expertos. El otro punto es el 16TM, ubicado en la base del cerebro a 1 cun por encima de la línea de implantación posterior del cabello, con la línea media. Si nos pasamos en la puntura, podemos matar inmediatamente al paciente.

Siempre se deben usar las dos manos en la Acupuntura: con una mano sujetamos las agujas, y con la otra punturamos.

Con una mano (derecha si se es diestro, o la izquierda si se es zurdo) debemos captar el Qi, sentir el recorrido del canal y sentir el resonador con la yema de los dedos. Al punturar debo captar ese Qi, puesto que si ese Qi no llega a la aguja, quiere decir que debo cambiar el ángulo o profundizar más. Cuando se siente la energía del Qi se deja de sentir vacío en el punto.

Si la aguja es difícil de sacar, puede deberse a varios factores:

1. Que exista mucho Viento, como en pacientes con parálisis facial.
2. Que exista mucha Humedad, que no deja pasar la aguja.
3. Que exista mucha plenitud energética, y
4. Que exista mucha tensión en el paciente.

El tiempo de duración de una sesión de puntura varía dependiendo de la edad, la enfermedad y el clima:

En niños, dejar solo 8 minutos, en Ancianos dejar entre 8 y 10 minutos, y en Adolescentes y Adultos dejar por 12 a 15 minutos. En climas muy fríos, dejar un poco más las agujas, puesto que la energía se esconde y no está tan superficial. Así pues, en niños se podrá dejar hasta 10 minutos, en adolescentes y adultos hasta 15 a 20 minutos, y en ancianos, de 10 a 12 minutos.

La puntura siempre debe hacerse de arriba hacia abajo, y de izquierda a derecha, y al despunturar, se debe hacer de abajo hacia arriba y de derecha a izquierda.

En cuanto al número de agujas, el criterio es utilizar el menor número de agujas posible, con el mayor número de funciones por aguja. Es decir, a un mismo resonador, buscarle todas las aplicaciones posibles, buscando así la eficiencia al aplicarlo.

Existe una "Reacción a la Acupuntura": Hay pacientes que hacen reacciones de diversa índole a la Acupuntura, que van desde prurito hasta llegar a perder el conocimiento. Cuando esto ocurra (puede ser posible), inmediatamente nos vamos a 2 puntos providenciales en estos casos: **26TM, REN ZHONG**, ubicado en el tercio superior del surco naso-labial, y **36E, ZU SAN LI**, ubicado a 3 cun por debajo del borde inferior de la rótula, y a 1 cun por fuera del borde externo de la tibia. En esos puntos punturamos en sentido contrario a la dirección de los canales, y el paciente vuelve en sí prontamente.

En los pacientes que son grandes reactores a la Acupuntura, podemos utilizar Moxa, Qi Gong o Masaje.

El orden de la puntura también es muy importante:

Primero, se debe punturar el origen de la enfermedad con la Intención de lo celeste, ya sea con los Canales Celestes San Jiao, Xin Bao y/o los 8 Vasos Maravillosos.

Segundo, se puede recurrir a los Puntos SHU Antiguos.

Tercero, se puede recurrir a los Canales Unitarios, y

Cuarto, recurrir a los Cinco Reinos Mutantes.

Es decir, siempre se va de lo más celeste a lo más terrestre.

El terapeuta debe tener un asistente y deben trabajar los dos en concordancia, con la misma intención, pues de lo contrario, el paciente no mejora en su condición. Es tan importante el que puntura, como el que despuntura.

LA MOXIBUSTIÓN

Es la aplicación de calor en los resonadores de los diferentes canales, con el fin de estimular o dispersar la energía de los canales, sin tener que punturar. Es una práctica más antigua que la Acupuntura. La moxa es Fuego, es un sol, y en sí misma es un tratamiento pues se trabaja con un elemento poderoso: el fuego. La moxa puede mover más energía que una aguja.

Se utiliza especialmente en pacientes que son hiper-reactores a las agujas de acupuntura, como son los niños y los ancianos, o en personas que son muy nerviosas o que le tienen pánico a las agujas. También se usa en los casos específicos en que está contraindicada la puntura.

Para esto, se utilizan unos cigarros preparados con una hierba que utilizan los chinos desde hace miles de años, la Vira Vira o Artemisa Vulgaris, planta que ha sido utilizada por su capacidad de movilizar la energía de los canales de manera muy eficiente, lo cual no se ha encontrado en ninguna otra planta a través de los años. El valor energético de Artemisa Vulgaris radica en que al quemarse no hace ni llama ni chispa, sino que concentra el calor, dando como resultado un calor similar al de los rayos infrarrojos, y un haz de luz similar al de los rayos láser.

La Moxa se constituye en una fuente de Luz, como lo sería un rayo de luz intensa, pero no solo es luz, sino que también aporta calor, que estimula los canales energéticos como si fuera un láser. Esto es muy importante a la hora de poner los tratamientos: no se trata de quemar al paciente, sino de aplicar ese rayo de luz que va a estimular el Punto y el o los canales incididos, según cada caso en especial. Lógicamente, en los casos en que se necesita moxar directamente (una emergencia, una situación de peligro inminente), en ese caso sí se debe quemar la piel. Ej.: en caso de estado de coma, se debe hacer MOXIBUSTIÓN DIRECTA en el punto 8RM (SHEN QUE ó QI HE), y eso puede devolver el paciente para la vida.

La Moxibustión también se constituye en un arte, como lo es la MTCH. Hay que tener en cuenta para su correcta aplicación, que no se debe aplicar moxibustión en los resonadores que estén sobre un vaso, arteria o vena. De resto, se pueden aplicar en todos los demás resonadores que hay en el organismo. Es una práctica que se constituye en un gran baluarte para el manejo de una gran gama de enfermedades y disturbios en el organismo, para reforzar la acción de la Acupuntura o, en algunos casos, sustituirla eficientemente. En la actualidad, existen en la China y el Japón terapeutas que solamente utilizan la moxibustión con mucho éxito.

Hay dos tipos de Moxibustión: Directa e Indirecta.

Moxibustión Directa: Es la aplicación directa de la moxa sobre resonadores específicos, produciendo una quemadura que estimula el canal energético, y se utiliza en casos graves y urgentes, como crisis asmáticas, paro cardio-respiratorio, infarto de miocardio, estados comatosos, etc. Por la quemadura que produce, aunque es leve y se recupera rápido, no está bien vista en occidente. En oriente sí se utiliza con mucha aceptación.

Moxibustión Indirecta: Es la aplicación del calor de la moxa sin hacer contacto con la piel del paciente, lo cual sí es muy bien tolerado y aceptado en occidente. De esta manera la aplicación del calor, de manera intermitente sobre el resonador, se constituye en una terapia gratificante y muy bien soportable, en el sentido de que, cuando se aplica adecuadamente, el paciente siente cómo el organismo absorbe ese calor, y se siente reconfortado por esa sensación. Es la técnica más utilizada y aceptada, con unos resultados terapéuticos maravillosos.

Se puede manipular la moxa para lograr estimulación o sedación, de acuerdo con la intención del sanador, y de acuerdo con el giro que se le de a la aplicación de la moxa: para estimular, aplicamos girando en el sentido horario, y para sedar o dispersar, la aplicamos girando en el sentido anti-horario.

Aplicando la moxa en un resonador, podemos manejar los cinco estados de la luz: movimiento, cambio, mutación, transformación y transmutación. La moxa se utiliza más adecuadamente para incidir sobre el Agua, idealmente para actuar en la espalda sobre los puntos Huato Jia Ji, los puntos Iu o SHU dorsales y sobre los Ben Shen.

Para Tonificar, giramos la moxa en sentido horario, con aproximaciones pares, 2, 4, 6, 8, y hasta 9, que es el máximo de Yang. Para Dispersar, giramos el cigarro de moxa en sentido anti-horario, con aproximaciones impares, 3, 5, 7, y hasta 9.

Excepciones a la moxa:

1.- En embarazadas no se debe aplicar moxa, porque el Sol es su viento, y puede desencadenar trabajo de parto. Solamente se debe usar moxa cuando hay distocia de presentación, para acomodar el bebé. En este caso usamos moxa directa.

2.- En el punto 40V, WEI ZHONG, ubicado en el centro del hueco poplíteo, no se debe aplicar moxa porque allí hay muchos vasos venosos y pasa la arteria poplítea, y se puede generar un exceso de fuego por esos vasos.

3.- En el cuello no se debe aplicar moxa, pues se puede generar un exceso de fuego en el cerebro.

4.- En 8RM, SHEN QUE, ubicado en el ombligo, se debe actuar con moxa directa, aplicando primero en ese sitio sal marina para activar los mecanismos del psiquismo más ancestral; luego, se aplica una capa fina de ajo, buscando trasmitir calor al canal y a los colaterales; en otros casos se aplica jengibre, cuando queremos aportar calor rápidamente para dispersar el frío y la humedad, puesto que el jengibre es Metal y con él se rescata el máximo de tonificación o dispersión. Por último, se aplican 9 conos de moxa del tamaño de un grano de arroz.

Técnica para moxar los resonadores TAO según los 5 movimientos:

1.- Movimiento: Se acerca la moxa a distancia prudente del resonador.
2.- Cambio: Se aproxima más la moxa al resonador.
3.- Mutación: Luego, se hace una espiral hacia abajo en sentido horario.
4.- Transformación: En seguida se hace una espiral hacia arriba en sentido anti horario, y por último…
5.- Transmutación: Se toca la piel con la moxa.

También se puede moxar sobre la puntura, colocando la moxa sobre el mango de la aguja luego de punturar. Por ejemplo, se usa en 36E, ZU SAN LI, para cuando hay mucho frío, mucha humedad o mucho dolor. Al moxar el mango de la aguja colocada en ZU SAN LI, estamos poniendo Fuego sobre Metal, que es energía pura. Además, este punto es ideal para distribuir energía por todo el organismo.

EL QI GONG

El Qi Gong, es el descubrimiento que hace el hombre de la posibilidad de fundirse con la Fuerza de la Creación, y de sentirse parte sustancial de toda la existencia, todo ello guiado por la "intención" de entregarse a una labor que es circunstancial al movimiento del soplo vital y que anima la vida del ser. En síntesis, el concepto íntimo del Qi Gong reside en el significado de la escritura ideográfica que tipifica una acción o una idea, y que se fonetiza bajo un sonido o mantra, pasando de un estado inicial de quietud a un estado lento y rítmico de movimiento, manteniendo una respiración centrada en el ombligo.

A la hora de definir el Qi Gong, podemos decir que es el arte, la capacidad o habilidad que tiene el Ser para mover su energía, y la capacidad para mover el cuerpo, para limpiarlo y purificarlo. Es un arte, el cual puede ser desarrollado por todas las personas. Todo Ser Humano tiene la capacidad de ese arte. El Qi Gong es el arte o habilidad para, a través del Soplo y a partir de él, mantener la forma, despertando en nosotros el sentido de nuestra inmortalidad.

El Ideograma del Qi Gong tiene 3 partes:

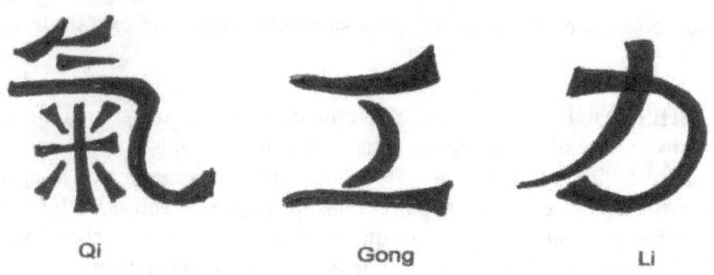

Figura 78.- Ideograma del Qi Gong.

1- La primera parte representa el **Qi, el Soplo**, la fuerza creadora, lo eterno. Su significado sería despertar a la conciencia de que somos creados a imagen y semejanza del Creador.
2- La segunda parte corresponde al **Gong**, que significa **esfuerzo, actividad, artesanía**, y esta última significa: arte-sanía = "**el arte de sanar**". El arte está presente en este segundo trazo del Qi Gong.
3- El tercer trazo que entra en la composición del Qi Gong no entra en su pronunciación, y corresponde al ideograma **Li**, que significa la **fuerza**, la fuerza como hecho consumado.

Si reunimos estas 3 partes, tendríamos que la definición que más se ciñe a Qi Gong, que sería Qi Gong Li, y sería: "Qi Gong es la capacidad del Ser humano, para sanarse permanentemente a través de una forma artística, recordando que somos creados a semejanza del Soplo, de lo inmortal, de lo eterno". En otras palabras, el Qi Gong es una forma artística (el arte es la expresión liberadora de la Creatividad del Universo) para despertar en nosotros la conciencia universal. Al practicar el Qi Gong, siendo una actividad de "arte-sanía", debemos tener nuestra mente dispuesta a realizar ese acto de sanación, y nuestras manos en disposición para adoptar una serie de posiciones, según la habilidad, la intención y la idea de cada artesano.

El primer acto del Qi Gong es **la quietud**; una quietud que no es inmóvil, sino que realmente está en actividad. Este estado puede darse a partir de una posición inicial, con quietud de su cuerpo y **respirando "con el ombligo"**: SHEN QUE, "Fusión con el Soplo", o "Puerta del Palacio Emocional, del Espíritu". Con esta manera de respirar, nos fundimos con la fuerza de la creación, porque el Ser comienza a respirar por el ombligo, y como las emociones nos llevan a tener sentimientos y estos nos conducen al camino del amor, el compendio de esto es que si queremos fundirnos con el Soplo, con la creación, debemos hacerlo a través de la fuerza del amor.

Mientras no estemos respirando adecuadamente, es muy difícil hacer otro movimiento. En ese primer paso, el Ser adopta **el movimiento de la quietud**, comienza a percibir sus pensamientos, y aparece la capacidad de contemplación, y comienza a respirar de manera adecuada. Entre tanto, su pensamiento lo lleva a tomar conciencia de que pertenece al Universo, a que es parte importante de lo eterno, y las manos estarán en actitud de humildad y sumisión al Universo, con los dedos 4º y 5º flexionados y las palmas mirando hacia el cielo. En esta posición se deberá permanecer el tiempo suficiente para despertar esa conciencia universal sin distraer la atención y sin cansarse. Luego, será el momento de cambiar a otra acción dentro del Qi Gong.

La segunda parte del Qi Gong es el **"Movimiento del movimiento"**.

No es una redundancia. Esa fase del "movimiento del movimiento" debe ser de movimientos muy lentos y progresivos y muy variados. En lo posible, la persona debe estar de pie, con los pies separados, en un ángulo de +/- 45º. Luego, se flexionan las rodillas mientras se mantiene recta la columna, de esa manera la columna cae de manera recta hacia el centro (trazo vertical del Ideograma del Zhong = Centro), las manos en actitud de humildad y sumisión, y partiendo de esta posición se inicia el movimiento del Qi Gong, en el sentido del universo, haciendo los movimientos lo más lentamente posibles, simultáneamente con los brazos haciendo movimientos elípticos o circulares. Este movimiento del cuerpo debe hacerse siempre en sentido anti-horario, es decir, giro a la izquierda, manteniendo las rodillas flexionadas mientras se van girando los pies.

Este movimiento se complementa manteniendo la cabeza mirando "hacia el infinito", la mirada perdida, la cabeza erguida, y los movimientos muy lentos. De esa manera representamos el movimiento de nuestro planeta sobre su propio eje y el movimiento del planeta alrededor del sol, haciendo una simbiosis entre el micro y el macrocosmos.

La respiración debe seguir centrada sobre el ombligo, para fusionarnos con el Soplo de nuestro sistema planetario. Esto va a permitir que el practicante viva la experiencia conciente de todo lo que su Universo interior realiza concretizado en su corporeidad. Se debe tratar de concentrarse solo en la respiración y en el movimiento lento, en el giro, sin dejar que otro pensamiento se meta en su mente, para situarse así en el espacio curvo de su existencia.

En cuanto hace referencia al Yin y al Yang, el movimiento de quietud sería la parte Yin, y el "movimiento del movimiento" sería la parte Yang del Qi Gong.

El Qi Gong es una excelente terapia para todos los problemas psico-somáticos, una excelente manera de prevenir enfermedades, y un medio maravilloso de mantenimiento de la salud.

OTROS AGENTES TERAPÉUTICOS EN MTCH.

Otros métodos auxiliares de tratamiento que se pueden utilizar en MTCH son el Martillo de 7 puntas y las Ventosas, pero en la actualidad no se manejan con frecuencia.

El MARTILLO DE 7 PUNTAS, Como su nombre lo indica, es un martillo que está provisto de 7 agujas, las cuales unidas de forma circular, se utilizan para estimular algunas zonas de un canal o de un resonador en especial. Su uso está muy arraigado en la China, en donde hay muchos estudios al respecto. Sus principales indicaciones son para los siguientes casos: **tortícolis**, neuralgias, cefaleas, **cervicalgias**, **acúfenos**, vértigo, insomnio y desórdenes gastrointestinales, enfermedades crónicas de la mujer, y algunas enfermedades dérmicas, espolones (calor y martillo de 7 puntas), y callos (exceso de humedad). También en dolores de rodilla, asociado a moxa, y en afecciones oculares los chinos lo utilizan para mejorar la visión con muy buenos resultados como en el caso de la **miopía**, donde golpean cada ojo 81 veces.

Las puntas de las agujas de este martillo no deben ser muy agudas y tienen que estar a un mismo nivel para evitar el dolor y la sangría. Este método es adecuado particularmente para mujeres, niños y aquellos pacientes sensibles al dolor. La manipulación se hace sosteniendo el mango del martillo entre los dedos del terapeuta, y percutiendo la piel con un movimiento flexible de la muñeca. La percusión puede ser suave o fuerte, según la constitución del paciente y la naturaleza de la enfermedad.

LAS VENTOSAS: Existe otro método para el tratamiento de las enfermedades produciendo estasis sanguínea local, usandop un pequeño recipiente (de vidrio, de bambú, etc.) en el cual se crea un vacío por medio del fuego. Este es el método de las ventosas.

Los antiguos chinos las utilizaban para extraer las energías nocivas que existan en el organismo. En occidente, prácticamente se dejaron de utilizar, pero en la MTCH son un elemento que se utiliza habitualmente, como coadyuvante de la Acupuntura.

Existen diversos métodos de aplicación de las ventosas, todos basados en el principio de producir vacío por medio de calor. El más práctico y actualmente más usado consiste en introducir encendido un copo de algodón impregnado de un poco de alcohol al 95% en el recipiente, para lo cual se puede emplear una pinza, se lo extrae luego de unos segundos y se aplica el recipiente con cierta presión sobre la piel elegida, es decir, se aplican haciendo vacío por medio de fuego dentro de la ventosa, y aplicándola sobre el sitio que tengamos que utilizar, según el cuadro clínico del paciente, especialmente dolor.

Están indicadas en las afecciones causadas por cualquiera de las 6 energías externas: frío, calor, humedad, sequedad, fuego y viento. Entre las afecciones más tratadas con ventosas tenemos: reumatismo, dolor de articulaciones, esguinces, parálisis facial, asma, etc.

Al utilizar las ventosas se deben guardar ciertas precauciones, tales como:

- No se debe quitar el recipiente a la fuerza, sino presionando la piel alrededor del borde del recipiente para permitir la entrada de aire.

- Este método NO es aconsejable en pacientes con fiebre alta, convulsiones, enfermedades alérgicas o dérmicas, edema, tendencia a la hemorragia, o en la región abdominal de las embarazadas.

- No es adecuado aplicar ventosas en articulaciones, o donde hay pelo, o donde la piel está muy flácida.

- Al encender el fuego, hay que tener el recipiente muy cerca del sitio seleccionado, y la llama debe ser suficiente; la manipulación debe ser ágil y rápida para que el recipiente succione bien a la piel, pues de lo contrario, la ventosa resultaría inútil.

- Hay que tener mucho cuidado de no quemar la piel, y en caso de hacerlo, se debe tratar la herida con la seriedad que amerita, como cualquier otra herida o quemadura.

- Se utilizan principalmente en la espalda, en donde se ubican en los resonadores del canal de la Vejiga principalmente.

NOTA: El Autor no utiliza esa forma terapéutica, por consideraciones personales.

CAPÍTULO NOVENO

EL LING, LA ENERGÍA ESPIRITUAL SENSIBLE, ENFERMEDADES DEL ESPÍRITU

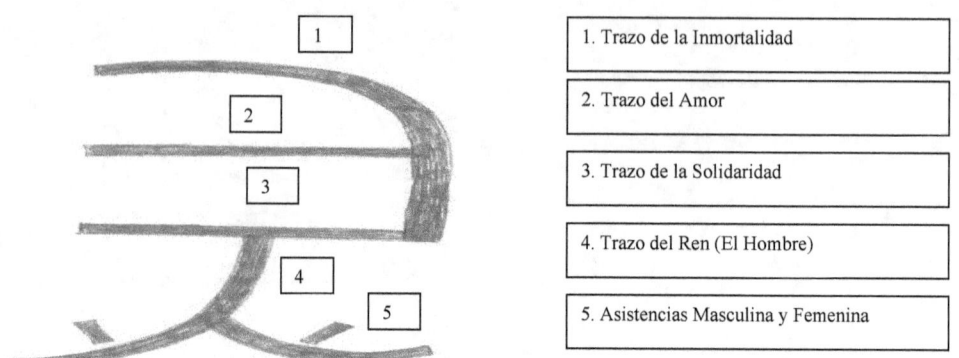

Figura 79.- Ideograma del Ling.

El LING, se puede definir como "El Espíritu Encarnado", y tiene diferentes trazos que indican lo siguiente:

1. En un principio éramos espíritus sin forma. Por decisión del Cielo, del innombrable, Dios (cualquier sea su propia idea de él) le dio a ese espíritu la **INMORTALIDAD** (representada por ese espacio curvo), y así se inició la creación y así se mueve el Universo. Ese don de la inmortalidad es algo que todos tenemos y se manifiesta entre otras cosas en la espiritualidad. Cuando el espíritu se encarna, se materializa, al tener forma corporal, aparece el hombre, que con el correr del tiempo fue creyéndose Dios, y así pierde su verticalidad, y desaparece en él la espiritualidad para dar paso a la lucha por **el poder** y **el tener**. Pierde la conciencia de su inmortalidad, la conciencia de para qué fue creado y de ahí se originan todas las enfermedades. Según la tradición china, "cuando el Hombre se de cuenta de que es inmortal, no enfermará". Cuando el espíritu enferma, aparece la enfermedad.

2. Luego surge el **AMOR**, el amor hacia el Eterno, que nos da gran cantidad de matices, que hace que todo funcione según la decisión del innombrable. Ese amor debe ser con trascendencia: estoy aquí porque me aman, y mientras salgo de viaje, aquí disfrutaré y cumpliré con mi proyecto de vida, porque Tú me has creado...". Es un amor sublime.

3. Luego aparece la **SOLIDARIDAD**, que es el referente dado por la decisión del innombrable y por el amor. Debemos desarrollar Solidaridad porque ella es el sustento para que la inmortalidad y el amor se puedan asentar y desarrollar. Amor sin solidaridad no es amor verdadero. Todo órgano y sistema tienen una parte de espíritu, y se complementan para que todo funcione, es decir, el organismo actúa con solidaridad para formar el LING de la persona. La solidaridad debe ser hacia fuera, hacia los demás.

4. Después, aparece el Hombre (Ren), para sustentar esa idea del innombrable.

5. Por último aparecen las asistencias celestes: Masculina (Yang) y Femenina (Yin), que van a permitir la aparición de la Energía Espiritual Sensible, que es la base de toda la dinámica del Universo y de todo el funcionamiento del Hombre y de la vida. Esas asistencias sumadas al Ren, conforman el **"Hombre Fuego"**, quien es el que tiene la capacidad de plasmar en una vía de retorno el amor y la solidaridad, a través de la "E**nergía Espiritual Sensible"**, para volver a retornar a la inmortalidad.

En resumen, el LING nos dice que somos un Soplo (Qi) conformado por un Espíritu que viene de otro sitio por decisión del Innombrable, y que por un acto de amor ese Espíritu (que no lo vemos pero lo sentimos) que es inmortal, se encarnó en la materia, conformando el Ren, el Hombre (Femenino o Masculino, Yin y Yang), ese hombre material que nunca se irá de este mundo, pero su espíritu sí viaja en el tiempo y en el espacio debido a su inmortalidad.

Estar sanos es ser coherentes en pensamiento, sentimiento y acción, para que podamos cumplir en cuerpo y alma con la misión que nos fue encomendada por la creación. El que sabe para donde va y qué tiene que hacer, está sano. En síntesis, en nosotros está el concepto de inmortalidad (el espíritu), y por el Alma, que viaja permanentemente a su lado, y que sería algo así como "el libreto", el video que cada uno trae para su proyecto de vida. El alma permanentemente está dándole información al espíritu (SHEN) que habita en el Corazón.

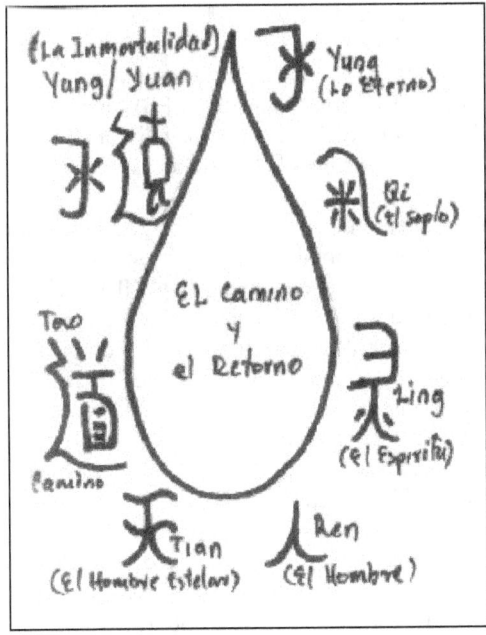

Figura 80.- El Camino y el Retorno del Ser.

Surgimos por una gota de amor derramada por el Eterno (**Yung**), y a través de ella surgió la energía (**Qi**), para que esa energía viaje y pueda ser útil y tener una función de dar testimonio de dónde venimos se plasma en el **Ling**, el Espíritu que nos recuerda ese camino, y se concretiza en la carne (el Hombre, el **Ren**) en donde habita la fuerza del eterno, convirtiendo a ese hombre en intermediario entre el Cielo y la Tierra (**Tian**), el Hombre Celestial, el cual tiene un sentido: seguir el camino del **TAO**, para que así **Yung/Yuan** sean esa fusión de lo inmortal, son la inmortalidad, que nos hace ser coherentes en pensamiento, sentimiento y acción dentro del camino de retorno, porque sabemos que siempre nos fundiremos con la inmortalidad, con la eternidad, porque somos parte de ella, porque hemos sido creados a su imagen y semejanza.

LA ENERGÍA ESPIRITUAL SENSIBLE (EES)

"La Energía Espiritual Sensible es la Creatividad del Cielo que hace despertar al Hombre a la contemplación de la Calma del Lago, y, sin solución de continuidad le ilumina en la Fusión con el Fuego, y con el Trueno le hace desplazarse hacia cualquier lugar. Penetra y sale por cada poro como el Viento, y la lleva al Abismo de su Origen, alcanzando así la Inmovilidad Suprema de la Montaña, y así retorna a la Tierra para ser muestra de la Fecundidad".

En el Ideograma del TIAN, cuando al Ren (Hombre) se le agregan las asistencias Femenina y Masculina nace el HUO, "El Hombre Fuego", el cual es un hombre lleno de Amor, de Humildad y Solidaridad. También está expresado en el LING. Ese Hombre fuego está alimentado por la Energía Espiritual Sensible (EES), que es una de las energías más importantes de la naturaleza, y que lo hace tener su individualidad, su libre albedrío y su sexualidad. Es la energía que mueve a toda la humanidad.

El haz de luz primigenio, por medio de un acto de amor y en base a una solidaridad fundida en la inmortalidad, se aposenta en el hombre (Ren) y le entrega una vía de sanación que es la Energía Espiritual Sensible, que hace que aparezca el HUO: El Hombre Fuego. La EES es una vía principal a nivel energético. Así pues, la EES es una de las primeras vías de sanación. Esto se puede constatar desde la antigüedad, con la aparición del "Libro de Alcoba del Emperador Amarillo", donde se daban "recetas" para limpiar la energía sexual, y toda madre le regalaba a su hija casadera el libro con las recetas para curarse de muchas enfermedades mediante la práctica del acto sexual. Además de reproducción y placer, también cuenta la tradición, se pasa a nivel médico a curar por medio de caricias, posturas y penetraciones, una gran cantidad de enfermedades.

Esto puede parecer chocante para algunas personas, pero es así. Cuando una persona tiene problemas en su esfera y relación sexual, estos se convierten en la base para que después se presenten muchas enfermedades, no solo sexuales, sino generales. Por eso, se debe tratar de des-genitalizar las relaciones, para que se disfrute del pleno goce de la sexualidad, sin tabúes, sin sentimientos pecaminosos, y de esa manera sanar nuestro cuerpo y espíritu.

La sexualidad no solo es genitalidad sino que también tiene un sentido sagrado que nos lleva a sentir la inmortalidad, y esto es lo primero que debemos rescatar al momento de buscar la sanación.

Para que la EES sea entendida en toda su magnitud, debemos tener en cuenta que:

1. Es una energía espiritual, porque está en el Ideograma del LING.
2. Es una energía espiritual porque se percibe a través de los sentidos.
3. Es una energía espiritual porque al percibirla se amplifican todos los sentidos.
4. La EES nos da la primera impresión cuando conocemos a alguien, y si nos agrada, poder relacionarnos con esa persona en un acto de amor, y poder así perpetuar la especie. Es decir, es espiritual porque es la que nos permite enamorarnos, y al enamorarnos vibramos en otra dimensión.

Desgraciadamente, el hombre económico descubrió la EES y la ha degradado, la ha comercializado, la ha convertido en un tabú, y la ha distorsionado para poder sacarle provecho económico. Ese hombre económico prostituyó la EES de muchas maneras: cobrando por ella, con los abusos por parte de la pareja y de los patronos, por la violación, por la pornografía, etc. Cuando la EES se desperdicia, se puede llegar al caso de originar múltiples enfermedades en el espíritu, la mente y el cuerpo.

La relación sexual se basa en la unión de dos seres bajo un acto de amor, que los lleva a vehiculizar la EES hacia la inmortalidad, hacia la expansión y hacia la espiritualidad superior. Es decir, la EES una vía de luz a través de la cual podemos dar un "salto evolutivo", todo esto mediante un acto de amor, para que con nuestra pareja nos acerquemos a la inmortalidad y a la celestialidad. Es una manera de despertar la sanación en la persona. Cuando tomamos la idea de la inmortalidad, comenzamos a sanarnos. Por eso, es aconsejable ponerle "picante" a nuestras relaciones sexuales, despertar, ponerle aventura, ficción y fantasía (con buenos sabores, colores y olores) a nuestros encuentros sexuales, para así poder disfrutar al máximo y dejar que se expanda esa EES.

Para entrar en el sentido del Tao hay que descodificarnos: El establecimiento nos dice dónde hay que ver, oler, tocar y penetrar. Nuestros sentidos están demasiado codificados, por tanto, para descodificar, podemos y debemos explorar no solo donde el establecimiento dice que se puede hacer, sino que debemos dejar volar la creatividad, buscando la vía de satisfacer tanto a nosotros como a nuestra pareja en lo que nos haga falta. Esto se logra con mucho trabajo, mucha paciencia y mucha dedicación. En ese momento en que nos descodifiquemos y busquemos el placer mutuo, entraremos en la vía de la expansión de nuestra Energía Espiritual Sensible, y estaremos en el camino de la Inmortalidad, requisito fundamental de la sanación.

En un beso se encierran muchas cosas. No solo es un intercambio de saliva, sino que allí confluyen los canales energéticos del Tu Mai y el Ren Mai, donde confluyen la energía primigenia (Yuan Qi) y la energía que ha de materializarse (Zhong Qi). Confluyen las energías del Tu Mai, el Ren Mai, y las energías de las dos personas que se están besando. El beso es un momento energético maravilloso y sanador.

Cuando llegamos a ese momento sagrado de expansión de la EES, cuando se llega a la fusión de la energía de amor con el amante, cuando se unen dos seres buscando su inmortalidad, debemos prepararnos para ese momento sublime de presentarnos delante de nuestro amante, luciendo de la mejor manera posible, con los mejores aromas, con la mejor disposición, con la mayor sensualidad, con el mayor respeto, para asegurar que este sea el momento más especial que nos permita amplificar todos nuestros sentidos.

No es necesario en todos los casos tener pareja para fusionar la EES y poder tener trascendencia y viajar hacia lo sublime. En el amor trascendente podemos canalizar nuestra EES mediante la aplicación y dedicación a un SERVICIO, y de esa manera sublimamos la EES y nos extasiamos de placer hacia nuestra obra. De esa manera también se puede llegar al sentido de la inmortalidad.

Al canalizar bien la EES entramos en otra dimensión de la energía, a través de la cual nos vamos a sanar, y vamos a compartir del gozo de la energía de la inmensidad, de la inmortalidad. En este caso, ya no dominamos sino compartimos y servimos.

ENFERMEDADES DEL ESPÍRITU

Cuando el hombre pierde la visión de su inmortalidad, comienza a enfermar, y vienen a aparecer la soberbia, la envidia, la lujuria, el rencor, etc., etc.

Por el SHEN aprendemos a manejar todas esas manifestaciones anteriores. Todo está escrito en el Espíritu, y el Alma es la que sabe qué hacer para aprender a desarrollar nuestra misión. Es la que nos enseña a "**dominar**" todo aquello que nos enferma. Todo el que enferma tiene un corte en el LING, ya sea en la Inmortalidad, en el Amor, en la Solidaridad o en el Hombre Fuego (El Ren, con sus asistencias femenina y masculina).

Como sanadores no vamos a ponernos a luchar contra las enfermedades del Espíritu porque vamos a perder la pelea y se van a agravar más los pacientes. Para ayudar en la vía de la sanación a esos pacientes lo que debemos hacer es potencializar y aumentar en ellos LA VIRTUD. Es patológico por ejemplo el envidiar (querer la luz del otro); lo sanador es admirar(agradarse sin tratar de quitar la luz al otro): "...me agrada lo que haces, sin querer ser como tú". Así pues, vamos a abordar esas enfermedades de la siguiente forma, teniendo en cuenta que debemos exaltar en primera instancia la virtud.

LA ENVIDIA

En la envidia se originan **todas las enfermedades auto-inmunes y todas las enfermedades mentales**. El envidioso (a) tiene afectado el trazo del Ling de la solidaridad. No se acepta a sí mismo, desea la virtud y la luz del otro. "No veo mi luz, quiero tu luz". La envidia en el hombre es más hacia el PODER, y en la mujer hacia los CELOS, que son su componente esencial. La envidia es el sentimiento más antiguo y es "contagiosa": si estamos con alguien muy envidioso es muy fácil que nosotros nos contaminemos con esa envidia.

El que envidia no se identifica con lo que es, no le gusta lo que hace, no le gusta su profesión, etc., etc., y no se desarrolla en su luz y por eso quiere robar la luz del otro, quiere ser dios y sentirse dios; el envidioso disfruta de que otros lo envidien. Los envidiosos en el fondo viven tristes y se deprimen con facilidad. Cuando vemos un envidioso debemos ir a los resonadores del Xin Bao, pues el Xin Bao está al servicio del corazón y le informa todo lo que pasa en el Reino. Si queremos utilizar un resonador único para cada caso, utilizamos el punto **6B, SAN YIN JIAO**, **"Cruce de los Tres Yin"**, ó **"Heredar el Decreto del cielo"**.

LA SOBERBIA

En la soberbia se originan **todas las enfermedades Degenerativas**, como por ejemplo la artritis degenerativa, porque no está en la vía de lo consagrado. Su estructura se pierde, se degenera, y hay una falta total de ubicación. El soberbio tiene un dominio excesivo sobre él mismo y sobre los demás. Es muy rígido. "Es el dueño de la luz, no ve luz en los demás". Se cree poseedor de la verdad, es arrogante, es insolidario, egoísta y orgulloso, ególatra, perfeccionista, tiene una estimación obsesiva hacia sí mismo. Es muy rígido, y en ocasiones tiene "falsa humildad". En el soberbio se afectan las vías del Amor y la Solidaridad del LING. En el soberbio está afectado el Emperador, El Corazón.

Como base del tratamiento se debe exaltar la virtud de la pequeñez y la humildad. Para su tratamiento energético podemos utilizar los resonadores del canal del Corazón que tienen la partícula SHAO (pequeño), para **hacerles reflexionar en la pequeñez y en la humildad**, como por ejemplo 3C: SHAO HAI, 8C: SHAO FU, y 9C: SHAO CHONG. También podemos utilizar los resonadores SHU DORSALES: "Transportar para Ofrecer" que son del canal de la Vejiga, para que se de cuenta de que hay que regalar y dar algo a los demás. También podemos utilizar el 4C: LING DAO, "Ruta del Espíritu", y 7C: SHEN MEN, "Puerta del Espíritu". Si queremos utilizar un resonador único, utilizamos el punto **23R, SHEN FENG "Consagración Mental"**.

LA AVARICIA

El avaro hace todas las **enfermedades donde hay estasis, acumulación, congestión y retención**, como por ejemplo el estreñimiento, la obesidad, y todos los tumores.

El avaro "Retiene la luz". Guarda y retiene todo y lo guarda como un PODER para su único beneficio y uso. No fluye, es egocéntrico, materialista, tiene miedo a la pobreza, su tiempo "es oro". Busca por todos los medios atesorar, no solo dinero, porque hay qué saber, hay que tener, hay que conocer, etc., porque sí. El avaro hace planes de inversión y capitalización para su futuro y jubilación, ahorra exageradamente, y se vuelve miserable.

En el avaro se alteran las 3 vías del LING: la inmortalidad, el amor y la solidaridad. Luego, aparecen todos los miedos que lo hacen cada vez más avaro. El avaro no confía en la

Providencia y se caracteriza por una gran falta de fe. Por esto, en el camino de sanación, en el avaro debemos exaltar y potenciar la Generosidad.

El problema en el avaro está en el Agua, porque el Agua es la LUZ. Entonces, podemos utilizar el canal de la Vejiga, y más exactamente los resonadores TIAN (Agua de la Luz) de la Vejiga, como por ejemplo 7V: TONG TIAN, "Comunicación con el Cielo", el punto 10V: TIAN ZHU, "Columna Celestial". En el canal de riñón, que también corresponde al Agua, podemos utilizar el punto 8R: JIAO XIN, "La Confianza Mutua". Si queremos utilizar un resonador único, podemos utilizar el punto **3RM: ZHONG JI, "El Centro más Elevado"**, para aumentar la solidaridad y luchar así contra la avaricia.

EL RENCOR

Rencor viene de rancio, algo que corroe. El rencor siempre está presente en nuestras vidas. En el rencor se origina **todo tipo de enfermedades tumorales**. El rencor es un "tumor" que nace, crece, y se vuelve una obsesión. Da mucho poder. Todas las obsesiones consumen el agua y se alimentan de la envidia. El rencoroso tiene un sentimiento que lo impulsa a desear el mal o a alegrarse de la desgracia de alguien. Tiene un sentimiento de animadversión o de resentimiento contra alguien. Del rencor al odio hay un pequeño paso. El rencor nace de la envidia, la envidia es su manifestación y su sustento: "quiero tu luz, pero como no puedo conseguirla, te voy a cobrar todo, porque en el fondo te tengo una gran envidia".

En el rencoroso está afectado el trazo del Amor del LING: hay una suplantación del amor. Vive del pasado, tiene una responsabilidad compartida, y nace de la envidia. Tiene afectado directamente el Corazón. Al rencoroso se le debe exaltar la capacidad de amar, que sería la virtud. "Una gota de AMOR puede diluir un océano de rencor".

Para su tratamiento utilizamos el punto **22RM: TIAN TU, "Impronta Celeste"**, excelente resultado con masaje y moxa indirecta. Luego, se debe tratar la envidia, alternando los resonadores día de por medio: un día la envidia y otro el rencor, y así sucesivamente.

LA AUTOSUFICIENCIA

El autosuficiente tiene afectados los 3 trazos del ideograma de LING, Inmortalidad, Amor y Solidaridad. No necesita de sus semejantes ni de la Providencia, es egoísta y se cree un ser perfecto.

Para su tratamiento utilizamos el punto **44V: SHEN TANG, "Palacio de la Providencia"**, y el punto **4B: GONG SUN, "Ofrenda Universal"**.

LA HIPOCRESÍA

El hipócrita tiene afectado el trazo del LING de la Solidaridad. Es muy teatrero, finge cualidades y sentimientos para mantener una posición.

Para su manejo energético utilizamos los puntos **13H: ZHANG MEN**, "Puerta de la Manifestación", y el **9C: SHAO CHONG**, "Asalto Menor".

LA VANIDAD

El (la) vanidoso(a) tiene alterados los 3 trazos del LING, Inmortalidad, Amor y Solidaridad. El vanidoso usa siempre un disfraz. Muestra siempre lo que no es, aparenta, miente.

Para su tratamiento energético utilizamos el punto **34VB: YANG LING QUAN**, "Fuente de la Colina Yang".

LA RIGIDEZ

El rígido tiene alterado el trazo del LING de la Inmortalidad. Es una persona con la rigidez de la madera, y con una carencia de flexibilidad. Es una persona rigurosa, y en el fondo muestra una gran debilidad, inseguridad y duda.

Para su tratamiento energético utilizamos el punto **13VB: BEN SHEN**, "**Providencia Fundamental**", que es un punto de armonización de todo el Psiquismo de la persona.

LA VIOLENCIA

El violento tiene alterado el trazo del LING del Amor y la Solidaridad. Presenta indecisión bajo falta de fe, que lo lleva a la acción colérica que desemboca en la violencia.

Para su tratamiento energético utilizamos el punto **47V: HUN MEN**, "Segunda Puerta del Alma".

LA CALUMNIA

El calumniador tiene alterado el trazo de la Solidaridad del LING. Hace falsas acusaciones, da falsos testimonios. Afecta el Corazón propio y el del otro.

Se maneja energéticamente en el punto **17RM: SHAN ZHONG**, "Centro de la Sinceridad".

LA CONCUPISCENCIA

Quien sufre esta alteración tiene afectado el trazo de la Energía Espiritual Sensible, el Hombre Fuego. Es una persona muy materialista, y tiene un apetito muy exagerado por los placeres terrenales.

Para su tratamiento energético utilizamos el punto **18 VB: CHENG LING**, "**Herencia Espiritual**".

LA GULA

Quien sufre esta alteración tiene afectado el trazo de la Energía Espiritual Sensible (EES), el Hombre Fuego. Come y come en exceso. No hay renuncia. Afecta a todos los pueblos. Para su tratamiento energético utilizamos el punto **45E: LI DUI, "Trasvase Austero"**.

LA LUJURIA

El lujurioso no solamente quiere poseer en cuanto a sexo sino a todo lo demás. El lujurioso lo que quiere es consumir, no solo sexo sino cualquier otra cosa. Se quiere rodear de suntuosidad y de cosas materiales. Quiere poseer todo, todo lo desea, hasta que se convierte en esclavo del objeto de su lujuria.

La lujuria es posesiva; se enmascara y se ubica muy en lo profundo de lo profundo y se tapa con el tinte del erotismo. Luego se convierte en una patología obsesiva de consumo de sexo o lo demás. Energéticamente tiene afectado el trazo de la Energía Espiritual Sensible que está en el HUO: El hombre fuego.

Cuando se usa mal la EES se altera el resto del Ling. Se afectan todos los sentidos y la persona se esclaviza. Se obstruyen automáticamente todos los sentidos: atrapa al hombre a la materia y lo hace depender del objeto lujuriado, llevándolo hasta los niveles más bajos de la existencia. En la lujuria se **originan todas las dependencias, las adicciones**. Para su tratamiento energético utilizamos el Punto Xi o de Alarma del Pulmón, que es el que va a poner en alerta la piel, que es básica para los sentidos. Entonces, utilizamos el **6P: KONG ZUI, "Comunicación con lo Superior"**.

LA OSADÍA

El osado tiene alterado el trazo del Ling de la inmortalidad. El osado es atrevido en todos los aspectos, tiene una resolución de acción irresponsable, desusada y no reflexiva. Para su tratamiento energético utilizamos el punto **12 TM: SHEN ZHU, "Existencia Sostenida"**.

LA DUDA

En la duda, la persona tiene un déficit muy grande en cuanto hace a la decisión. Es una persona muy insegura de sus actuaciones. No confía en él ni en sus decisiones. Tiene mucha falta de firmeza y convicción. Tiene mucho miedo, no da, no entrega, todo en él es vago. Para su tratamiento, se utiliza el punto **24VB: RI YUE, "Sol, Luna"**, ó **SHEN QUAN, "Psiquismo Luminoso"**, y el punto **17VB: ZHENG YING, "Combinar lo Correcto"**, para tratamiento de la indecisión. También se puede utilizar el punto **47V: HUN MEN, " Segunda Puerta del alma"** para rescatar el psiquismo de la Madera que es la Decisión.

LA MELANCOLÍA

La persona melancólica vive en el pasado, no vive el presente. Vive de mal humor por recuerdos (nostalgia/depresión). Tiene alterado el trazo del Ling de la Solidaridad.

Para su tratamiento energético utilizamos los puntos **44V: SHEN TANG, "Palacio de la Providencia"**, y **3C: SHAO HAI, "Mar Menor"** ó **QU JIE, "Alegría de Vivir"**.

LA DESESPERACIÓN

El desesperado tiene una total pérdida de la esperanza y del sentido de la vida, que altera su ánimo de manera muy severa. Tiene alterados los trazos del Ling de la Inmortalidad y del Hombre Fuego.

Para su tratamiento energético utilizamos el punto **11TM: SHEN DAO, "Ruta Divina"**.

CAPÍTULO DÉCIMO

REGULACIÓN DE LOS CINCO ELEMENTOS O REINOS MUTANTES

REGULACIÓN DEL REINO MUTANTE DEL AGUA

Cuando el Agua tiende al vacío, aparecen los síntomas de debilidad del Agua: Problemas de huesos, problemas auditivos, lumbalgias, rigidez, dolor articular en general, cansancio, debilidad de la audición, problemas de memoria, miedos, vértigos, acúfenos, tinnitus, zumbidos en los oídos, insomnio, trastornos de la orina como nicturia, sensación de frío, caída del cabello.

Si el Agua entra en vacío, se disminuye su hijo, la Madera, y se disminuye el control del Agua sobre el Fuego. Entonces, se aumenta el Fuego.

Como el Agua está débil, no se produce suficiente Madera. Al disminuirse la Madera, aparece lo que se denomina "Escape de Yang", con cefaleas severas, que pueden terminar en AVC, vértigos, acúfenos, tinnitus, zumbidos en los oídos, aparecen dolores en el cuerpo, en los músculos, en los tendones y en las articulaciones.

Cuando disminuye el Agua, disminuye el Yin del organismo y se aumenta el Yang. Se aumenta el Fuego, y aparece: taquicardia, hipertensión, lengua roja y seca, intranquilidad, mareos, vértigos, pulso amplio y rápido, picor en el cuerpo, etc.

A raíz de lo anterior, de disminuye el control de la Tierra sobre el Agua, apareciendo exceso de humedad: inflamación y distensión abdominal, diarrea o estreñimiento, distensión vespertina, pesadez abdominal, dolor en los miembros, edemas de manos y pies, etc.

Para compensar la debilidad del Agua, el Metal (madre del agua) entra en hiperactividad, apareciendo: taquipnea, tos seca, flemas, piel seca, tendencia a la diarrea, y sudoración profusa.

MÓDULO DE REGULACIÓN DEL REINO MUTANTE DEL AGUA

23V: SHEN SHU, "Transportar para Ofrecer en el Riñón", administra y regula el caudal de Agua del que se disponga. Armoniza la función del Riñón. Se maneja con puntura y Moxa indirecta.

5TR: WAI GUAN, "Barrera Externa", para regular lo externo y lo interno, y de esa manera controlar el fuego. Se hace puntura en transfixión hacia el **6MC, NEI GUAN, "Barrera Interna"**. Con estos 2 puntos, 5TR y 6MC se regula el eje Agua-Fuego, y los demás se acoplan de manera automática.

Para prevenir la deficiencia brusca de Agua utilizamos los siguientes resonadores.

20TM: BAI HUI, "Cien Reuniones", en el cual se hace puntura oblicua hacia atrás, primero en dispersión y luego en tonificación, con lo cual prevenimos el escape de Yang, dispersamos el Yang acumulado en el Hígado para que ascienda controladamente, y tonificamos la energía Yuan Qi que circula por el TM.

36E: ZU SAN LI, "Divina Indiferencia Terrestre", en el cual actuamos con moxibustión indirecta, para controlar la Humedad y que esta no aumente. Es el resonador Tierra de Tierra. La moxa apacigua ese exceso de humedad. Zu San Li es un resonador hiperenergético y estimula la sangre y la energía de manera muy fuerte y efectiva.

Todo tratamiento de regulación de tipo preventivo se debe hacer mensualmente.

REGULACIÓN DE PACIENTES CON FUERTE DEBILITAMIENTO DEL AGUA

4TM: MING MEN, "Puerta Del Destino, Puerta de la vida", con moxa directa con 3 conos de moxa del tamaño de un grano de arroz. En Ming Men nace el San Jiao y nace el Qi primigenio.

3TM, YAO YANG GUAN, "Barrera del Yang", haciendo puntura en tonificación en la dirección del canal, para tonificar el cerebro que es Agua. Concentramos así el Yin del Agua y buscamos equilibrar el Yang de esa Agua tonificando en la dirección del canal.

3RM: ZHONG JI, "El Centro más Elevado", pues en el RM circula la energía Zhong Qi, que es la energía ancestral. Estimulamos esa energía ancestral punturando perpendicularmente hasta cuando la aguja quede totalmente templada. Así movilizamos el Qi.

4RM: GUAN YUAN, "Barrera de la Fuente", se hace puntura en 5 direcciones, al centro, arriba, abajo, a la izquierda y a la derecha, con lo cual hacemos que la energía Zhong Qi se vehiculize hacia el Qi HAI, "Mar del Soplo", el 6RM.

6RM: QI HAI, "Mar del Soplo", con puntura descendente y oblicua, llamando el Qi 3 veces (por medio de 5 respiraciones del sanador cada vez). Sabemos que por el RM circula la energía cromosómica o Zhong Qi, y para alimentar esa energía esencial vamos a QI HAI, que es el Mar del Soplo: Movemos la aguja al fondo, descendente y oblicua, mientras respiramos 5 veces, y esto lo repetimos 3 veces.

El origen del agua está en el Tan Tien Inferior (Caldero Inferior, Jiao Inferior), donde a través del Riñón, surgen las tres energías Yuan, Zhong y Jing.

En las enfermedades auto-inmunes, en el cáncer, en las enfermedades infecciosas y de la sangre se presenta mucho debilitamiento del agua.

El tratamiento preventivo disminuye el deterioro progresivo del cuerpo, previniendo la vejez.

REGULACIÓN DEL REINO MUTANTE DE LA MADERA

La Madera es el Reino Mutante más inestable de todos, pues recoge el Yin del Agua y debe transformarlo poco a poco en Yang, en Fuego. Cuando el Yin de la Madera es débil, debemos CENTRAR la estructura. Tanto el RM de la Madera como el RM de la Tierra tienen una función de Centro.

La alteración de la Madera puede llevar a 2 situaciones:

1.- Que exista una deficiencia de Yin del Hígado, y
2.- Que se produzcan "escapes de Yang del Hígado".

1.- Cuando se disminuye el Yin del Hígado, hay debilidad de la Madera, se crea poco Fuego (el Hijo también está débil), se aumenta la Humedad por disminución del control que ejerce la Madera sobre la Tierra, y el Metal se hace poderoso.

Dentro de los síntomas que aparecen están: visión cansada, fatiga al leer, aturdimiento de cabeza, pesadez abdominal, uñas quebradizas o débiles, astenia, boca amarga, pruritos generalizados, dolor en hipocondrio derecho, etc.

TRATAMIENTO DE REGULACIÓN PARA LA DEBILIDAD DE LA MADERA:

8H: QU QUAN, "Fuente de la Curva Sinuosa", que es el punto de tonificación del Hígado, y a la vez es el punto Agua (Ho-Mar) de la Madera. Con este punto fortalecemos el Yin de la Madera. Puntura en tonificación. Su finalidad: fortalecer el Yin de la Madera o el Hígado.

1IG: SHANG YANG, "Deliberar en el Yang", punto TING (Pozo), con él hacemos puntura superficial en dispersión, con la intención de calmar el Metal, para que no deprima aún más la Madera.

40E: FENG LONG, "Abundancia Generosa", que es el punto LO de estómago, y es el **"Punto Maestro de las Flemas"**. Con él, dispersamos la humedad, para evitar que esta se vuelva contra la Madera. Hacemos sobre él puntura en dispersión, buscando detener la expansión de la humedad en todos los Reinos. La intención con la que debemos actuar es la de armonizar y equilibrar el Yin y el Yang, y organizar todos los Reinos a través de Madera y la Tierra.

2.- Cuando hay Escapes de Yang:

El Yin como está débil no puede retener al Yang, que se escapa en forma brusca y por su vitalidad tiende a ascender y a transformarse en Fuego intempestivo.

Los síntomas de los escapes de Yang incluyen entre otros: dolor de cabeza en 20TM y en las sienes, y que puede provocar un ACV agudo, crisis hipertensiva, zumbidos en los oídos, amargor en la boca, irritabilidad, y crisis de violencia.

TRATAMIENTO DE REGULACIÓN PARA CONTROLAR LOS ESCAPES DE YANG

44VB: ZU QIAO YIN, Vía de Comunicación del Yin", punto TING (Pozo), que es el resonador Metal de la Madera, y con él evitamos el ascenso brusco del Yang que puede ocasionar un ACV agudo. En él hacemos puntura en dispersión.

3H: TAI CHONG, "Asalto Supremo", punto IU (Arroyo), que es el resonador Tierra de la Madera, Punto Tierra de Hígado. La intención con la que lo utilizamos es la de darle el ritmo a la Madera. Puntura en dispersión, para disminuir el Yang que asciende a la cabeza.

20TM: BAI HUI, "Cien Reuniones", en el cual hacemos puntura oblicua hacia atrás y en dispersión. Por este punto, que tiene unión con el canal de Hígado, se escapa el Yang.

REGULACIÓN DEL PSIQUISMO DE LA MADERA

13H: ZHANG MEN, "Puerta de la Manifestación", que es el punto MO de Bazo y el punto MO de los órganos. Lo utilizamos cuando falla la estructura. En este caso, la intención es centrar el movimiento de la Madera.

8H: QU QUAN, "Fuente de la Curva Sinuosa", que es el punto de tonificación del Hígado, y a la vez es el punto Agua (Ho-Mar) de la Madera, o de Hígado. La intención es la de fortalecer el Yin de la Madera.

13VB: BEN SHEN, "Providencia Fundamental", que es el punto de armonización de los Cinco Psiquismos, y que en compañía del 18VB, forman "Los Cuatro Custodios". Con ellos, fortalecemos todo el psiquismo, entre ellos la Decisión, que es el psiquismo de la Madera.

Si queremos utilizar un solo resonador, podemos ir al **47V: HUN MEN, "Segunda Puerta del Alma"**, en el que manejamos directamente el Psiquismo de la Madera, rescatando la Decisión, y eliminando así la duda, la indecisión, que se traducen en ira, rabia, cólera y pueden desembocar en la violencia.

REGULACIÓN DEL REINO MUTANTE DEL FUEGO

En el Reino Mutante del Fuego están involucrados el San Jiao y el Xin Bao (vehiculizando la energía celeste del Fuego), y el Corazón y el Intestino Delgado (vehiculizando la energía celeste del Calor).

El Fuego vehiculiza las Energías curiosas, que son las que causan las Infecciones.

En un ataque de Fuego, lo primero que se afecta es el propio Fuego, trayendo como consecuencia la aparición de síntomas como: Fiebre, calor, taquicardia, inquietud, pulso rápido y superficial, lengua roja y seca, insomnio, y orinas escasas.

A nivel de la Tierra, cuando el Fuego aumenta aparecen síntomas de estancamiento por aumento de Tierra, con aumento de Humedad: Mala digestión, pesadez, flemas, edemas.

Cuando el Fuego aumenta, se deprime el Metal (el Fuego derrite el Metal) afectando Pulmón, Intestino grueso y Piel, apareciendo: piel seca, cansancio, dificultad respiratoria, somnolencia, estreñimiento y tos seca.

Por otra parte, cuando el Fuego se aumenta, disminuye el Agua, y cuando esto perdura, el Fuego se hace tan intenso que se vuelve contra la Madera, produciendo falla hepática y puede sobrevenir la muerte.

TRATAMIENTO DE REGULACIÓN DEL REINO MUTANTE DEL FUEGO
REGULACIÓN DEL CORAZÓN E INTESTINO DELGADO (CALOR)

El pulso y la lengua nos dan la información de si hay exceso o déficit de RM Fuego, y cómo incide sobre los demás Reinos Mutantes.

Buscamos modular el eje Agua-Fuego, equilibrando la relación del Agua con el Fuego, que es el "Eje de la Vida". El RM Fuego tiene la función de **transformar**. Esa es la máxima expresión de la vida.

1.- Fortalecer la energía esencial, WEI o Defensiva: Cuando la energía esencial está débil, debemos fortalecerla y dispersar las energías curiosas, sin combatirlas:

20TM: BAI HUI, "Cien Reuniones". La intención es dispersar el Yang que tiende a ascender y evita que la Tierra sea invadida.

5TR: WAI GUAN, "Barrera Externa". La intención es evitar el ataque de las energías perversas, los agentes infecciosos. Es punto LO y punto de apertura del Yang Oe.

14TM: DA ZHUI, "Gran Protuberancia". Punturación en dirección opuesta al canal, en dispersión. Se usa para cuadros febriles.

36E: ZU SAN LI, "Divina Indiferencia Terrestre". Es el punto Tierra de Tierra (estómago), protege la Tierra del Fuego.

2.- Regulación del RM Fuego para toda enfermedad Infecciosa: Se elige un resonador, según sea el Reino Mutante que esté afectado, así:

5ID: YANG GU, "Valle del Yang". Si está afectado el FUEGO. Punto King (Río), punto Fuego del ID. Aumenta el Fuego esencial y lo armoniza.

8ID: XIAO HAI, "Pequeño Mar". Si está afectada la TIERRA. Punto Ho (Mar), punto Tierra de Intestino Delgado. Protege a la Tierra para que el Fuego no progrese.

1ID: SHAO ZE, "Pequeños Vapores Luminosos". Si está afectado el METAL. Es el Punto Ting (Pozo) de Intestino Delgado, Punto Metal de ID. Protege al Metal del ataque del Fuego.

2ID: QIAN GU, "Valle Anterior". Si está afectada el AGUA. Es el Punto Iong (Manantial), Punto Agua de Intestino Delgado. Protege al Agua del ataque del Fuego.

3ID: HOU XI, "Continuidad del Torrente". Si está afectada la MADERA. Punto Iu (Arroyo) de Intestino Delgado. Es el punto MADERA de Intestino Delgado. Protege a la Madera del ataque del Fuego.

TRATAMIENTO DE REGULACIÓN DEL REINO MUTANTE DEL FUEGO
REGULACIÓN DEL SAN JIAO Y XIN BAO (FUEGO)

San Jiao y Xin Bao son dos haces de luz que llegan a la estructura, y conforman el Fuego Ministerial.

Este módulo de regulación es específico para Mantener la Vitalidad. Se utiliza en casos en donde la vitalidad del paciente esté comprometida, como por ejemplo pacientes quirúrgicos, depresiones largas, envejecimiento progresivo, etc.

8TR: SAN YANG LUO, "Cruce de los Tres Yang", que es el punto más Yang de los miembros superiores, y además es el Punto Tierra del San Jiao. La intención es Centrar la Tierra en todos los Reinos Mutantes. El San Jiao nunca agota su energía porque es un canal celeste, y en su trayecto profundo se comunica con el Ren Mai. Se maneja con puntura y moxa indirecta.

6B: SAN YIN JIAO, "Cruce de los Tres Yin", "Heredar el Decreto Celeste", en el cual actuamos con puntura y moxa indirecta.

Con el San Jiao, tocamos el Agua y el Fuego simultáneamente.

MÓDULO PARA RECUPERAR EL SENTIDO DEL CENTRO
DESDE SAN JIAO Y XIN BAO

Con este módulo centramos el psiquismo de los Cinco Reinos Mutantes.

1.- 3TR: ZHONG ZHU, "Islote Central", "Fuerza del Universo", se puntura perpendicular con manipulación Fuego (como cuando se quiere encender una chispa de Fuego de un cerillo, con los dedos índice, medio y pulgar).

2.- Luego, se selecciona un resonador de acuerdo con el paciente y con el Reino Mutante que tenga afectado, así:

Reino Mutante Madera: 9MC (9XB): ZHONG CHONG: "Asalto Central", ubicado en el ángulo ungüeal radial del tercer dedo de la mano.

Reino Mutante del Fuego: 8MC (8XB): LAO GONG, "Palacio de las Fatigas, Palacio de la Labor", ubicado en la palma de la mano, en el hueco que se forma entre el 3º y 4º dedos de la mano cuando esta se flexiona totalmente.

Reino Mutante de la Tierra: 7MC (7XB): DA LING, "Gran Meseta", ó XIN ZHU, "Maestro de Corazón", ubicado en el primer pliegue transversal de la muñeca, entre el cúbito y el radio.

Reino Mutante del Metal: 5MC (5XB): "JIAN SHI, "El Intermediario, Intuición, Intención", ubicado a 3 cun por encima del primer pliegue transversal de la muñeca, entre el cúbito y el radio.

Reino Mutante del Agua: 3MC: (3XB): QU ZE, "Vapores Luminosos Sinuosos", ubicado en el lado cubital del tendón del músculo bíceps braquial, en el pliegue transversal del codo.

En todos ellos se hará manipulación Madera (haciendo vibrar la aguja – movimiento).

3.- 36E: ZU SAN LI, "Divina Indiferencia Terrestre", puntura y moxa indirecta, y por último...

4.- 4B: GONG SUN, "Ofrenda Universal", puntura perpendicular profunda y moxa indirecta.

REGULACIÓN DEL REINO MUTANTE DE LA TIERRA

El Reino Mutante Tierra se altera por factores alimentarios, externos e internos.

1.- **Lo primero que se afecta es el propio Reino**, dando síntomas tales como: Digestión lenta y pesada, pesadez en el cuerpo, indigestión, distensión abdominal, tendencia a la obesidad, articulaciones inflamadas pero no calientes, y mejora con el reposo y empeora con el movimiento.

2.- Luego, **se afecta el Hijo: el Metal**, haciendo que se aumente la humedad, y se disminuya la formación del Metal. Esto trae como consecuencia síntomas tales como: Astenia, estreñimiento, aumento en la producción de flemas, aumento de la expectoración, aumento de las mucosidades, y tos.

3.- Se produce **una alteración en la distribución del Agua**, porque la **Tierra domina al Agua y la penetra**, trayendo como consecuencia síntomas como: Oliguria, nicturia, frío, somnolencia, edemas, dolor lumbar, mareos, vértigos, alteraciones auditivas, etc.

4.- Posteriormente, **La Tierra usurpa la función de la Madera** dando síntomas como: Boca amarga, calambres musculares, dolor en hipocondrios, y trastornos digestivos.

5.- El estasis de Humedad persiste por largo tiempo, muta y se transforma en Fuego, produciendo: Taquicardias, cara roja, temblores, insomnio, mareos, angina de pecho y accidentes cerebro-vasculares.

La humedad se filtra por todos lados y enlentece la circulación de la sangre y la energía.
Si actuamos directamente contra la Humedad, esta aumentará más; si actuamos sobre el Fuego, generamos más humedad, porque el Fuego es la madre de la Tierra.

Lo más adecuado es actuar sobre la Madera para que controle el exceso de Humedad, y trabajar sobre el Metal (dispersándolo), porque el Metal es el Hijo de la Tierra, y dispersando al Hijo se dispersa la Madre.

MÓDULO DE REGULACIÓN DEL REINO MUTANTE TIERRA (HUMEDAD)

1B: YIN BAI, "Vacío Latente", con puntura perpendicular en Tonificación. Se utiliza por ser el Punto Madera de la Tierra.

5B: SHANG QIU, "Deliberación de la Montaña", con puntura en Dispersión. Es el Punto Metal de la Tierra.

36E: ZU SAN LI, "Divina Indiferencia Terrestre", por ser el punto Tierra de la Tierra, drena la Humedad en la Humedad. Se hace primero puntura en Tonificación para concentrar y para movilizar la Humedad, y luego en Dispersión, para que esa Humedad se mueva a través del sudor, de las heces y la orina. Este punto, además de la puntura, también se puede masajear o moxar.

REGULACIÓN DEL REINO MUTANTE DEL METAL

Este módulo de regulación está indicado cuando hay trastornos de la energía que cursan con; cansancio, debilidad con dificultad para el movimiento, y pensamiento enlentecido.

El Metal es el Maestro de la Energía del cuerpo humano. El sentido del Metal es equilibrar la fuerza inicial del Agua, en el recuerdo de lo celeste, y armonizar la respiración. Este Reino recoge el alimento terrestre y celeste, y nos recuerda que el ciclo de la vida vuelve a empezar a cada instante.

Con este módulo podemos ayudar también a nuestros pacientes a eliminar síntomas, pero con el recuerdo del pasado, presente y futuro del Ser, en una sola energía celeste y terrestre. Es importante recordar que el psiquismo del Reino Mutante del Metal es el Recuerdo, y que cuando se altera aparece la melancolía.

1.- Cuando el Metal está deficiente, los primero que se afecta es el propio Reino. Esto trae como consecuencia la aparición de síntomas tales como: Debilidad general, tos, somnolencia, dolores costales, estreñimiento o diarrea, dificultad respiratoria, inapetencia y orinas escasas.

2.- La debilidad del Metal crea poco hijo: crea poco agua; aparece entonces dolor lumbar, trastornos de la orina, debilidad de los dientes y caída del cabello.

3.- La Madera se hace poderosa porque falta el control del Metal.

4.- Como el Pulmón es controlado por el Fuego, el Fuego en el Metal se hace muy poderoso. No es que esté muy alto ese Fuego, sino que hay mucho Fuego en el Metal.

5.- Por último, la Humedad invade al Metal.

MÓDULO DE REGULACIÓN DEL REINO MUTANTE METAL

1.- Armonizar el Metal para iniciar un nuevo ciclo: Mejora el pulso:

4IG: HE GU, "Fondo del Valle", que mueve la energía Yuan Qi. Puntura en Tonificación.

7P: LIE QUE, "Desfiladero Supremo", punto LO de Pulmón, y punto de apertura del Ren Mai. Puntura en Tonificación.

2.- Tonificar el Metal en todos los Reinos Mutantes:

9P: TAI YUAN, "Abismo de la Mansión Celeste", que es el punto Tierra del Metal, con la intención de tonificar el Metal que está débil. Puntura en Tonificación. Este punto también es el Maestro de las Arterias.

3C: SHAO HAI, "Alegría de Vivir", que es el punto Agua de Fuego, con la intención de controlar el Fuego para que no ataque el Metal. Puntura en Tonificación.

44VB: ZU QIAO YIN, "Vía de la Comunicación del Yin", que es el punto Metal de la Madera, con la intención de que controle la Madera y evite así los escapes de Yang. Puntura en Tonificación.

23V: SHEN SHU, "Transportar para Ofrecer en el Riñón", con la intención de regular el Agua. Puntura en Tonificación.

4B: GONG SUN, "Ofrenda Universal", punto de apertura del Chong Mo, el cual se utiliza con la intención de que distribuya la energía a toda la estructura, según sus necesidades.

CAPITULO DÉCIMOPRIMERO

PREPARACIÓN PARA LA FECUNDACIÓN, REGULACIÓN DEL EMBARAZO, REGULACIÓN DEL RECIÉN NACIDO Y LOS NIÑOS HASTA LOS 8 AÑOS DE EDAD

REGULACIÓN DEL AMOR

La Magia en nuestro Ser es: "Encender la Luz y no dejarla apagar".

Nuestro cerebro tiene dos hemisferios, el izquierdo y el derecho, cada uno con características diferentes.

El hemisferio izquierdo es la residencia de lo científico, lo racional, la inteligencia. Hoy en día, la sociedad nos exige un mayor desarrollo del hemisferio izquierdo.

El hemisferio derecho es la residencia de lo artístico, de lo intuitivo, de lo bello. Es la manifestación de la conciencia del Universo.

Lo que debemos hacer en realidad es nivelarlos, y en el Ser humano existe el **cuerpo calloso** que permite la comunicación entre los hemisferios. Así pues, podemos trabajar por medio de los sentidos para nivelar toda la parte cerebral, y entrar en el camino de la Unicidad y la Totalidad. De esa manera explotamos el cerebro como una unidad armónica y podemos trascender más fácilmente. Toda potencialidad del desarrollo de esa Unidad está en los genes.

Desde la antigüedad, los desórdenes, la rebeldía, el retar a Dios, etc., causaron muchos problemas a la humanidad, y se perdió el Paraíso donde se potencializaba el sueño del Creador para el Hombre y su creación. No existía la necesidad del trabajo, sino que ese paraíso fue pensado para vivir de otra manera.

Muchas veces se cree que el verdadero castigo para ese hombre desobediente de Dios o la creación es la aparición de la enfermedad y la muerte.

Por propia decisión humana causamos la enfermedad, la mancha, la huella; esa huella que dejamos será parte de nuestro aprendizaje.

Lamentablemente, cada día que pasa es mayor la desobediencia, mayor el rencor, mayor la soberbia y el ego, y debemos comenzar a tratar de limpiar, a quitar las manchas que han surgido adicionalmente a nuestro comportamiento. Por eso, la misión del Sanador es actuar sobre las manchas adicionales que se han sumado a la mancha original.

Si trabajamos en el sentido del LING, (el Espíritu Encarnado), podemos curar las afecciones del espíritu, y rescatar el paraíso, en sus versiones celeste, terrestre y humana.

El paraíso terrestre es el propio camino que la creación nos dio para recorrer. Es el plan divino que tenemos en cada uno de nosotros. Para rescatarlo nos valemos del TM (Energía Yuan Qi).

El paraíso humano lo rescatamos mediante el Ren y el Huo, el Hombre Fuego, que canaliza la Energía Espiritual Sensible. La humanidad está atrapada en su camino de retorno por la mala utilización de la EES. Al canalizar bien la EES es posible comenzar el retorno del Ser. La enfermedad de la humanidad reside en el Espíritu, y su posibilidad de curación radica en la EES. A través de ella, podemos manejar las manchas que se nos han ido adicionando a través de la vida. Para rescatar ese paraíso humano, trabajamos en los resonadores SHEN (Energía Jing Qi).

El paraíso celeste lo encontramos a través del Tian, el hombre celeste. Para rescatarlo, trabajamos en los resonadores del Ren Mai (energía Zhong Qi).

Como sanadores debemos trasmitir al paciente la posibilidad de una verdadera esperanza de supervivencia, con la visión del águila y de la tortuga. Ver más allá de los síntomas (visión del águila), y tratar la enfermedad como tal (visión de la tortuga).

Existen unos resonadores que nos van a ayudar a rescatar el paraíso en sus tres instancias: celeste, terrestre y humano.

Paraíso Terrestre: 13TM: TAO DAO, "Vía de la Mutación". En ese resonador actuamos con Moxa directa, con 13 conos del tamaño de un grano de arroz. El número 13 es el número del Amor Divino. Se utiliza este resonador por pertenecer al Tu Mai, que moviliza la energía Yuan Qi, o energía primigenia.

Paraíso Humano: 23R: SHEN FEN, "Consagración Mental", en el cual actuamos con masaje con el pulgar, con giro en las dos direcciones, con masaje suave. Este es un resonador del Chong Mo, que vehiculiza la EES. Además manejamos la energía intermediaria, la Jing Qi. También se usa cuando hay artritis.

Paraíso Celeste: 22RM: TIAN TU, "Impronta Celeste". Se utiliza por ser un resonador Tian, y además, por pertenecer al Ren Mai que vehiculiza la Energía Zhong Qi. Aquí rescatamos el hombre celestial. Se trabaja con Moxa indirecta.

Este módulo de regulación lo podemos utilizar cuando el paciente tiene debilidad, afectación del Shen, cansancio crónico, cuando está desubicado, cuando tiene SIDA, cuando hay degeneración física, y también en pacientes terminales.

LA VIA DEL AMOR: EL AI JING.

El Ideograma del Ai Jing, "La Vía del Amor", tiene mucho que ver con el San Jiao (los trazos que forman la partícula "Ai") y el Xin Bao (los trazos que forman la partícula "Jing"). Su Ideograma se relaciona también con el Octograma de Fu Shi, y cada uno de sus trazos corresponde a un trigrama del Octograma de Fu Shi.

Con esto, debemos ver que la creación del hombre sí corresponde a un gran acto de amor del innombrable, y que esa transición entre la no forma y la forma, ese paso del cielo anterior al cielo posterior fue producto de una gota de amor que el innombrable esparció en este mundo para dar por resultado la aparición del hombre. Todo esto como un acto sublime de amor.

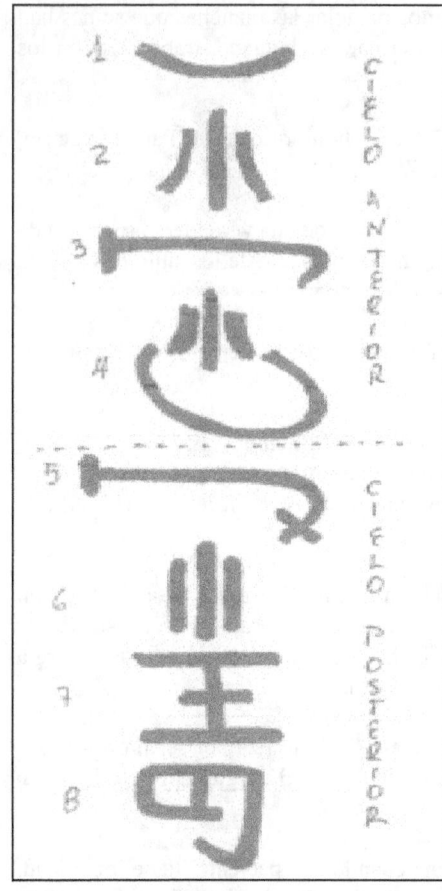

El Ideograma del Ai Jing, consta de ocho trazos, de los cuales los primeros cuatro pertenecen al cielo anterior, a la expansión, pertenecen al San Jiao, y constituyen la partícula "Ai" del ideograma, y los cuatro últimos pertenecen al cielo posterior, a la concretización, pertenecen al Xin Bao, y conforman la partícula "Jing" del Ideograma.

(1) El primer trazo, corresponde a **la Unicidad**, la decisión de lo Divino, que se aposenta en …

(2) **el Misterio del Tres** (una asistencia celeste , más el Yin y el Yang).

Esto se aposenta en **el Hombre como un Templo** (3), y con todo lo anterior se funde y…

Se encierra en **el Corazón** (4).

Aquí ser produce el paso del cielo anterior al cielo posterior.

Eso lo hace convertirse en un **Hombre sumiso a los designios Celestes** (5) siendo la sumisión el aceptar lo que nos toca vivir, aceptar nuestra misión…

Figura 81.- Ideograma del Ai Jing, "La Vía del Amor".

…para poder vivir en **un Amor Inmaterial** (6) (corazón vertical), que ama sin apegos, ama donde no hay forma, que ama trascendentemente…

y esto se plasma en la concordancia entre pensamiento, sentimiento y acción según el designio celeste (7), que nos hace actuar de manera correcta según nuestro pensamiento (**Corazón descarnado**),

reflejando en el hombre lo divino (8) (Ideograma de la Luna), como la luna refleja los rayos del sol, dándonos a entender que somos el reflejo de Dios.

Los primeros cuatro trazos son **el Designio**, y los últimos cuatro trazos son **la Realización**.

El Xin Bao es el que facilita la comunicación y la interacción del Ser con el medio. Nos pasa toda la información de todos los órganos y sistemas al Corazón, y viceversa, para que todo funcione bien, y para que todo nuestro organismo piense, sienta y actúe en una misma dirección.

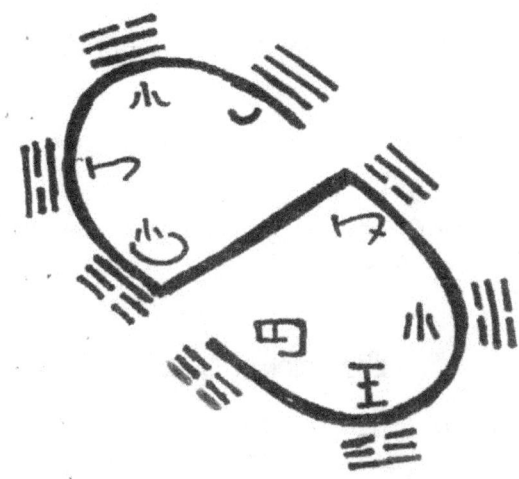

Figura 82.- Ideograma del Ai Jing y su relación con el Octograma de Fu Shi.

La ruptura de esa vía del amor se produce en el momento en que el hombre deja de ser sumiso al designio celeste, y es ahí donde comienza a apartarse de ese designio, apareciendo la enfermedad.

Reencontrar el Ai Jing, "La vía del Amor", es indispensable para retomar nuestro camino y darnos cuenta de que somos inmortales, y de que tenemos una misión, y la debemos aceptar para no ir en contra del designio celeste. Este es un principio fundamental para la sanación.

Si no amamos, nos descarrilamos y perdemos nuestro camino, nuestra ruta, perdemos el designio que el cielo tiene para nosotros. Entonces, es ahí cuando comenzamos a enfermar. Debemos pues, retomar la vía del amor y recobrar el camino de la fe para poder sanar verdaderamente de todas nuestras enfermedades orgánicas, emocionales, mentales y espirituales.

Este módulo se aplica a todos aquellos pacientes que están "enfermos del amor", que están enfermos de sus sentimientos, para rescatar en ellos la sinceridad, y enseñarlos a retomar la vía del amor.

MÓDULO DE REGULACIÓN DEL AMOR

Para retomar la Vía del Amor, del amor sincero, puesto que sin sinceridad no hay amor.

7MC: DA LING, "Gran Meseta", ó XIN ZHU, "Maestro del Corazón", en el cual trabajamos con Moxa indirecta.

1MC: TIAN CHI, "Estanque Celeste", en el cual actuamos con masaje con presión y giros con el pulgar.

2MC: TIAN QUAN, "Fuente Celeste", en el cual trabajamos con puntura en la dirección del flujo energético del canal. Puntura en Tonificación.

REGULACIÓN DE LA FE

"Cuando las cosas no van bien, se verá si tengo Fe. Cuando Dios escoge un Corazón, lo vacía de todo lo que no es Él, y pone en contra todo para ello".

La diferencia entre los Hombres con Fe y sin ella es que no hay rigideces, pues con Fe el hombre es Flexible. Cuando el Hombre vive sin Amor y sin Fe aparecen las enfermedades del Espíritu: La soberbia, la envidia, el rencor, la falta de sumisión a Dios, la autosuficiencia, etc.

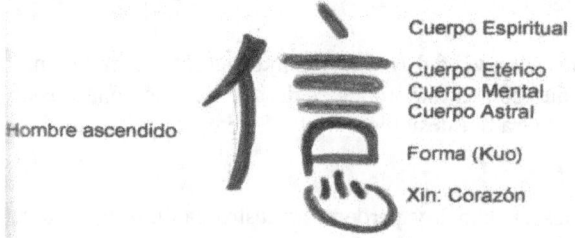

Figura 83.- Ideograma de la Fe.

Después de haber tenido una pérdida o un dolor intenso del alma, debemos empezar un proceso de rescatar la Fe. Dejarnos llevar, y entenderemos. Para ello debemos aferrarnos a la Oración y la Meditación, las cuales nos hacen evolucionar y tienen un efecto terapéutico en los campos espiritual, etérico, mental y astral.

Orar es dejarte,...no es pedir, y así lo entenderás. Orar no es el rito, es lo que sale espontánea y sinceramente de tu corazón. Debemos entonces cultivar los artes de Orar y Meditar.

Todas las enfermedades tienen su origen en la desconexión con la Oración, la Meditación, el Amor y la Fe.

MÓDULO DE REGULACIÓN DE LA FE

El San Jiao (TR), es el Amor Celeste, recoge una capacidad incoercible a nivel terapéutico.

El Xi Bao (MC), es el retorno al Amor Verdadero.

11TR: QING LING, "El Color del Espíritu", en el cual actuamos con Moxa indirecta con aproximaciones en espiral en sentido anti-horario. Corresponde al Jiao Superior.

10TR: TIAN LING, "Pozo Celestial", en el cual actuamos con 2 conos de Moxa directa del tamaño de un grano de arroz, mezclados con granos de sal marina. Corresponde al Jiao Medio.

8TR: SAN YANG LUO, "Cruce de los Tres Yang", en el cual actuamos con 3 conos de Moxa directa mezclados con granos de sal marina. Corresponde al Jiao Inferior.

Además, es conveniente hacer el **Qi gong del Ai Jing**, haciendo la representación de cada uno de los 23 trazos (Ver figura 81).

"…La Fe, Fuerza límpida que va del Pozo de la Divinidad, …Ser Estelar, …Existencia del Misterio, …con el cruce de todo lo Creado".

"El Humor nos hace más permeables, más blandos. Sin Humor no podríamos vivir".

REGULACIÓN PARA ANTES DE PROCREAR

Al principio existía una energía que estaba en el Universo, en el Cielo, la Energía Yuan Qi, y buscaba otra con la cual mezclarse, y encontró la energía Zhong Qi,…y el Cielo y la Tierra confluyeron dado origen al Hombre, a los Hijos de la Tierra, pero Herederos del Cielo, de donde surge una energía intermediaria que propicia la unión entre ellos, la energía Jing Qi.

Existe en la mujer una entraña curiosa que es el útero. El útero es el receptáculo de la vida. Tiene forma de copa invertida, es decir, mira hacia la Tierra.

Existe un canal que conecta directamente el útero con el Corazón. El Cielo es muy inteligente y procura que el Universo no se extinga; para ello usa la Energía Espiritual Sensible y la Energía Espiritual.

El útero cumple con su función de reproducción, y por eso la mujer mueve más sangre que energía en su etapa reproductiva, y esto se invierte con la menopausia.

El espermatozoide tiene aproximadamente 30 horas para buscar entrar en el óvulo, y luego la mórula viaja cerca de 3 días para dejar ese huevo fecundado en el endometrio del útero. En ese momento se forma el Nódulo de Hensen y aparece el San Jiao.

La energía Yuan Qi, la energía original, circula por el Tu Mai y se mueve por el Ectodermo; la energía cromosómica o Zhong Qi se mueve por el Endodermo y corresponde con el Ren Mai; por último, entre estas dos hojas, aparece el Mesodermo, por el cual se moviliza la energía intermediaria o Jing Qi, y se corresponde con el Chong Mo.

Todas estas energías parten de la energía del Riñón.

HOJA EMBRIONARIA	ENERGÍA ESENCIAL	CANAL QUE LA VEHICULIZA	TIPO DE ENERGÍA QUE MANEJA	ORIGEN
Ectodermo	Yuan Qi	Tu Mai	Energía Primigenia	RM Agua
Endodermo	Zhong Qi	Ren Mai	Energía Cromosómica	RM Agua
Mesodermo	Jing Qi	Chong Mo	Energía Espiritual Sensible	RM Agua

Figura 84.- Cuadro de las Energías hereditarias y sus canales de vehiculización.

El útero, esa "entraña curiosa" está irrigada energéticamente por la esencia que proviene de los riñones, a través de los Vasos Maravillosos Tu Mai, Ren Mai y Chong Mo.

En la fecundación intervienen principalmente el Tae Mo, el Chong Mo, el Ren Mai, y secundariamente el Tu Mai. El recorrido de todos estos canales es ascendente, menos el Tae Mo que es circular. Es la energía celeste que tiende a buscar su residencia original. Vino una vez y su actividad es llevarnos nuevamente hasta el origen, por eso son ascendentes, excepto el Tae Mo que agrupa y retiene todas esas energías recogiéndolas en el "Canal de la Cintura".

El Tu Mai y Ren Mai rigen el Yin y el Yang; Chong Mo rige la sangre. Para que se produzca el embarazo es necesario que estos tres vectores estén equilibrados. Si hay exceso o déficit de energía y sangre, el embarazo no se producirá.

Chong Mo se encarga de lo relacionado con la maduración de los procesos menstruales y con la nidación. Vehiculiza la Jing Qi, la energía de intermediación, que alberga la EES y persigue la reproducción para la perpetuación de la especie. **Es la sexualidad reproductora**. Chong Mo moviliza más sangre que energía.

El **Tu Mai** suministra la energía necesaria para que el acúmulo de sangre se expulse, o para que el producto de la fecundación se mantenga. **Es la primera manifestación de la energía Yang en la vida embrionaria**, la fuerza celeste que hace que el embarazo se mantenga y que se desarrolle el embrión.

El **Ren Mai** es el canal que más identifica a la mujer. Se encarga de regular la cantidad de sangre y el ritmo menstrual. Mantiene el ritmo de la ovulación (ayudado por el Tae Mo y el Zhong Mo). En la fecundación **proporciona la "calidad Yin del útero"**, en el sentido que aporta la receptividad y la quietud del útero para recibir el óvulo fecundado. **Proporciona un gran acúmulo de sangre para el proceso del embarazo**, y hace que se forme el tapón para que el útero no se abra.

El **Tae Mo** es el canal cuya función es **mantener el embarazo**. Sangre y energía confluyen en este canal en el Nódulo de Hensen, y todas **estas energías se confabulan culminando en el canal de la cintura que las sujeta y las adapta**: el Tae Mo. El embrión crece en un estado de hiper-concentración de Yin y de sangre. Todo esto lo ofrece el Tae Mo.

PREPARACIÓN DE LA ESENCIA

Antes del embarazo se debe preparar esa esencia para que sea más transparente y positiva, y para que sea fuerte física y espiritualmente. Para eso utilizamos los siguientes resonadores:

Para la Mujer: 4RM: GUAN YUAN, "Barrera de la Fuente", en el cual actuamos con Moxa indirecta 1 vez por semana, durante tres semanas.

Para el Hombre: 6RM: QI HAI, "Mar del Soplo", en el cual también hacemos Moxa indirecta 1 vez por semana, durante 3 semanas.

Con esto, la intención es purificar la esencia, rescatar la virtud, lo más puro.

REGULACIÓN PARA LA CAPACIDAD DE FECUNDACIÓN

1.- En la mujer:

    a. **Regular Sangre y energía**:

        4IG: HE GU, "Fondo del Valle".
        6RM: QI HAI, "Mar del Soplo".
        4RM: GUAN YUAN, "Barrera de la Fuente".
        6B: SAN YIN JIAO, "Cruce de los Tres Yin".

        En todos ellos actuamos con puntura en tonificación, con lo cual aumentamos la vitalidad, movemos la sangre, movemos la Tierra, y en el Ren Mai movemos la energía Zhong Qi.

b. **Preparar el receptáculo de la fecundación**:

9R: ZHU BIN, "Preparar la Estancia del Invitado", que es el punto Xi o de Alarma del Yin Oe, el cual procura la unión del Yin y el Yang. Es un punto de prevención de anomalías genéticas. Se actúa en puntura perpendicular en Tonificación.

c. **Activar la apertura del Ming Men (Yuan Qi: energía primigenia)**:

4TM: MING MEN, "Puerta de la Vida", en el cual actuamos con moxa indirecta para movilizar Fuego.

2.- *En el Hombre*:

a. **Actuación sobre el psiquismo que afecta la fecundidad**:

20TM: BAI HUI, "Cien Reuniones", en el cual punturamos perpendicularmente, regulando el psiquismo.

b. **Actuación sobre la Espermatogénesis**:

6RM: QI HAI, Mar del Soplo", con la intención de manejar la el movimiento de la Humedad, necesaria para la espermatogénesis.

36E: ZU SAN LI, "Divina Indiferencia Terrestre", para mover la Tierra. Es el punto Tierra de Tierra.

6B: SAN YIN JIAO, "Cruce de los Tres Yin", el punto Lo de miembros inferiores.

c. **Actuación sobre la motilidad de los espermatozoides**:

5H: LI GOU, "Canal de la Madera", y la Madera es el movimiento. Es el punto Lo de Hígado. La intención es aumentar la movilidad de los espermatozoides. Los resonadores LO abren los canales, es decir, los permeabilizan, favoreciendo el flujo energético.

d. **Actuación para aumentar el caudal de esperma**:

4TM: MING MEN, "Puerta de la Vida", con moxa indirecta, con la intención de aumentar la producción de esperma.

PREVENCIÓN DE MALFORMACIONES CONGÉNITAS

Las enfermedades congénitas se originan en el momento de la fecundación. Las enfermedades hereditarias están ligadas a los cromosomas, es decir, vienen ligadas a los ancestros.

Para prevenir las enfermedades congénitas se utiliza el **9R: ZHU BIN, "Preparar la Estancia del Invitado"**, que es el punto Xi o de Alarma del Yin Oe, el cual procura la unión del Yin y el Yang. Es un punto de prevención de anomalías genéticas. Se actúa en este caso con puntura profunda en dirección ascendente, estimulando con poca movilización de la aguja de 12 a 15 minutos, a los 3 y 6 meses de embarazo, con la intención de suplicar al cielo que la transmisión energética no se contamine de malformaciones congénitas ni de enfermedades hereditarias. ZHU BIN une las energías en el interior del feto, y purifica las energías hereditarias.

NOTA: al nacer el bebé, si presenta una enfermedad asociada a un cromosoma específico, podemos ir al San Jiao, que tiene 23 resonadores (¿casualidad?), y utilizar el resonador correspondiente al número del cromosoma afectado.

REGULACIÓN ENERGÉTICA DEL EMBARAZO

Globalmente el embarazo significa aumento de sangre (hiper-concentración de Yin) que implica mucha más sangre en el abdomen y en el útero, y una disminución de la energía, pues casi toda la energía que se adquiere por la respiración y la alimentación va al útero, al servicio del feto.

Conforme avanza el embarazo, va disminuyendo la energía de la mujer, y el Yin se hace muy poderoso a costa del Yang (que constituye el desarrollo del feto), pero es una situación estable, puesto que la mujer tiende también a tener más sangre y menos energía. Ante esta situación, los órganos y las entrañas de la embarazada tienden al vacío, porque manda todo su caudal de sangre y energía al feto.

Higiene y Dieta:

Contrario a lo que se vive hoy en día en la medicina occidental, el embarazo, o mejor podemos decir, la gestación, no es una enfermedad, es un estado fisiológico natural en la mujer.

Desafortunadamente, y debido a la sociedad consumo, el acceso a tanta tecnología ha hecho que se torne en enfermedad algo que debe ser totalmente natural.

A causa de eso, la mujer en embarazo no sale de los consultorios médicos y es víctima, al igual que el producto de la gestación, de toda una serie de exámenes (muchas veces innecesarios puesto que no existe en la mayoría de los casos una patología previa) que llevan en última instancia a complicar la gestación generando mucho estrés y ansiedad en la madre, quien piensa que, ante tanto examen, su hijo va a nacer en mal estado, sugestión que se acrecienta por parte del médico (muchas veces deshumanizado), y por la exposición a radiaciones, múltiples ecografías, etc.

El embarazo es un estado totalmente normal y natural en el que toda la energética del organismo se dispone al servicio del feto, y por lo tanto, la mujer adquiere una especial vitalidad y resistencia.
Como sanadores debemos tratar de rodear a la mujer gestante del ambiente propicio de paz y tranquilidad, para que pueda disfrutar, recrearse y complacerse en el gozo que representa este momento sublime en la vida de los seres humanos.

Debemos propiciar una Higiene mental haciendo ver a la madre que no está enferma sino que está en un estado maravilloso de la vida.

En cuanto a la dieta, en base a la alimentación según los sabores que corresponden a cada reino mutante, debemos entender que la energía está al servicio del feto, y por eso, aparecen los "antojos", que son demandas del feto para nutrir determinados órganos y entrañas. Por eso es normal que en el transcurso del embarazo, la mujer cambie de un sabor a otro, e irá prefiriendo o aborreciendo unos y otros.

En el sentido de la prevención, se recomienda ingerir ácido fólico durante todo el embarazo, y un suplemento de Calcio desde el 5º mes de gestación y hasta el final de la lactancia. El Calcio más natural se prepara moliendo las cáscaras de huevo que se consumen a diario, y aplicando ese polvillo resultante a todas las comidas.

En cuanto a la actividad física, se debe mantener esta según las capacidades individuales, pues al tender al vacío energético (en el embarazo, los órganos tienden a entrar en estado de vacío energético), precisará más reposo.

Como gimnasia para la preparación del parto, para la preparación y dilatación del periné, es aconsejable la adopción de la posición de Loto o semi-loto.

Normas generales para la regulación del Embarazo:

Se deberá hacer el menor número de punturas, pues en el embarazo se mueve mucha sangre y energía.
En los tratamientos debemos tender más a aumentar la sangre que a aumentar la energía.

Debemos tratar de utilizar lo menos posible los 8 Vasos Maravillosos.

Cuando debamos punturar, que sea por un tiempo muy breve, y en caso de moxa, suave y rápida.

Se debe evitar la aurículo-puntura, puesto que sabemos que la oreja contiene energía proveniente del riñón; entonces, se debe evitar la aurículo-puntura en especial en Riñón, Pulmón, Vejiga, Hígado, Bazo, y en el útero. En síntesis, es mejor no tocar las orejas en las embarazadas. En caso de necesidad de hacerlo, podemos utilizar los Shenmen y las zonas correspondientes a brazos y manos y los muslos.

No se debe manipular ni el Tu Mai, ni el Ren Mai que son los canales de la concepción. No se debe tocar el 4TM, ni el punto Iu de Riñón (23R), ni el sacro en las embarazadas.

Los resonadores de menor riesgo son:

Los del cráneo, que se pueden punturar perpendicularmente durante todo el embarazo.

Brazos y muslos (extremidades más cercanas al tronco).

En la espalda, desde el cuello hasta el 17V, que queda a nivel de la 7ª vértebra dorsal.

RESONADORES PROHIBIDOS EN EL EMBARAZO

Está prohibida la puntura de todos los resonadores ubicados desde el ombligo hacia abajo.

En la región mamaria ni siquiera se debe hacer masaje.

No se debe dispersar los resonadores 5H, 6H, y 6B. La Madera se forma luego de los 3 meses de gestación hasta terminar el embarazo.

El punto HE GU, 4IG, solo se debe utilizar en dispersión con puntura perpendicular en amenaza de aborto, junto con el 6B, SAN YIN JIAO, en tonificación.

No se puede tonificar el 11IG.

Por último, no utilizar para nada los siguientes puntos: 7P, 4IG, 5TR. 3ID, 8MC, 36E, 39VB y 35 VB.

En los primeros tres meses es mejor no hacer ninguna puntura, puesto que es el período de mayor vulnerabilidad del feto. Es el tiempo en el cual tienden a aparecer las malformaciones congénitas, y el tiempo de mayor fragilidad placentaria.

Así pues, en embarazo están prohibidos todos los puntos del abdomen y la espalda, y los siguientes puntos de las piernas y los antebrazos: 4IG, 10IG, 11IG, 40V, 36E, 37E, 39E, 6B, 3H Y 67V.

En el segundo trimestre, del 3° al 6° mes está prohibida la puntura desde el ombligo al tórax. Se mantienen prohibidos los resonadores del primer trimestre, menos 10IG, 40V, 37E, 39E, y el 67V.

Del 3° al 7° mes se pueden utilizar excepcionalmente los resonadores TING (Pozo), ubicados en los ángulos ungüeales de los dedos de las manos y los pies, en casos graves de pérdida de la conciencia, crisis de hipertensión severa, dolores, ataques de energías perversas, etc.

Durante el tercer trimestre, se pueden utilizar todos los resonadores de la espalda excepto 23V y 4TM; el resto, se debe manipular suavemente. También se puede utilizar todos los resonadores de encima del ombligo, y los resonadores de piernas y antebrazos, manos y pies, **a excepción de 4IG y 3H**.

Del 7° al 9° mes se puede utilizar el 36E con masaje y moxa, nunca con puntura.

La Moxibustión en el embarazo: en los primeros 3 meses está prohibida en los puntos infra-umbilicales, y a partir del 6° mes, en los de la zona supra-umbilical hasta el tórax. La puntura en los casos en que esté indicada se hará de manera suave y rápida.

Se puede usa Moxa indirecta en tonificación suave y rápida en los resonadores que favorezcan la formación de sangre: 6MC, 10B, 6B y 3H.

6MC, NEI GUAN, "Barrera Interna", es un punto LO y a la vez es el punto de apertura del Yin Oe (une el Yin y el Yang), y es un resonador que purifica y limpia la sangre. Es un resonador específico de la sangre, y es especialmente **útil para disminuir los Triglicéridos**.

10B: XUA HAI, "Mar de la Sangre", es muy útil para la neoformación de sangre, en caso de anemia.

6B: SAN YIN JIAO, "Cruce de los Tres Yin", controla la cantidad de sangre en el útero.

3H: TAI CHONG. "Asalto Supremo", es Punto Tierra de la Madera, y la Madera conserva y almacena la sangre, así como también controla la circulación de la sangre.

TRATAMIENTO DE ENFERMEDADES EN EL EMBARAZO

<u>1- Anemia</u>:

43V: GAO HUANG, "Centros Vitales", que es el Punto de la Vitalidad. En este caso, en el embarazo la anemia se da porque toda la sangre está al servicio de mantener la gestación.

<u>2- Amenaza de Aborto</u>: se recomienda quietud, con reposo absoluto, y debemos luego:

a.- <u>Fortalecer la sangre del útero</u> con:

    6B: SAN YIN JIAO, que retiene la energía Yin, y
    8B: DI JI, "Fuerza Motriz de la Materia Primera", que es el Punto Alarma del Bazo.

En ambos puntos se hará **fuerte tonificación**.

b.- Dispersar la energía que va al útero:

    4IG: HE GU, "Fondo del Valle", en dispersión, durante varios días seguidos.

Además, como medidas generales, tomar líquidos calientes, y tomar bebidas y alimentos ácidos para fortalecer el "Almacén de la sangre", o sea, el Hígado.

3-Depresión: Se trata solo con Moxa indirecta, así:

    1P: ZHONG FU, "Centro Interior Material", punto MO de Pulmón.
    2P: YU MEN, "Puerta de las Nubes", y
    13V: FEI SHU, "Transportar para Ofrecer en el Pulmón", que es el punto Iu o Shu dorsal de Pulmón.

4- Náuseas y Vómitos de las Embarazadas: Es un tratamiento muy efectivo, haciendo sangría en las dos venas sublinguales. Hacerlo por varios días y desaparecerá totalmente la sintomatología.

5- Hemorroides: Tonificar el **20TM, BAI HUI, "Cien Reuniones"**.

6.- Dolores lumbares:

    2V: ZAN ZHU, "Bambú Recolectado".
    2TR: YE MEN, "Puerta de los Líquidos", y ...
    Caminar.

7-Ciática:

    60V: KUN LUN, "Montaña del Valle del Lun", punto Maestro del Dolor.
    2V: ZAN ZHU, "Bambú Recolectado".
    20TM: BAI HUI, "Cien Reuniones", y...
    2TR: YE MEN, "Puerta de los Líquidos".

8-Cólico Nefrítico:

    5H: LI GOU, "Canal de la Madera", Punto LO de Hígado. Se utiliza el del lado afectado.
    8TR: SAN YANG LUO, "Cruce de los Tres Yang", bilateral.

9-Hiperglicemia exagerada:

    4TR: YANG CHI, "Estanque de los Yang", que es resonador Yuan y es específico para problemas metabólicos, y con él vamos al Origen del Origen, y...
    2B: DA DU, "Gran Encuentro", que es un punto clave para el manejo de la Diabetes, con puntura en Tonificación.

Otro módulo que se puede utilizar es **4TR + 4TM + 8B**, con puntura perpendicular y luego moxa indirecta, ó **9E y 3ID** con solo puntura perpendicular.

10-Hipertensión: Generalmente se produce al final del embarazo, y cursa con proteinuria. Se maneja con los siguientes resonadores:

    11IG: QU CHI, "Estanque Sinuoso", con puntura en Dispersión, y…
    7R: FU LIU, "Renovar lo Retenido", con puntura en Tonificación.

También se puede hacer micro-sangrías en la zona denominada en aurículo-terapia como "canal de la depresión", en la parte posterior de la oreja.

11-Casos Graves Agudos: como accidentes, síncopes, estado de coma, etc.: Se debe recurrir a los Resonadores "Ventana al Cielo", que se ubican en el cuello:

    10 V: TIAN ZHU, "Columna Celestial".
    9E: REN YING, "Acogida Humana", y…
    10E: SHUI TU, "Agua Surgente".

Todos ellos en fuerte Tonificación.

ACTIVIDAD ENERGÉTICA DEL NIÑO

La niñez es un momento de la vida del Ser humano en la cual el Yang se manifiesta porque actúa en él como la forma de adaptarse a todas las nuevas situaciones, con sus sentidos amplificados, y con la complicidad de la ilusión y la fantasía. Todo se confabula para hacer de este pequeño ser una fuente de aprendizaje, de ensueño y creatividad.

El niño es un Ser blando y débil en todo sentido, puesto que lo rígido, lo duro, lo seco, lo fuerte, son sinónimos de muerte.

El niño es Yang, el conocimiento es Yang, pues procede del San Jiao, el cual le da la flexibilidad al niño, expresada en la capacidad para adaptarse a cada situación.

El niño conserva su Yin por sí mismo, por medio de la alimentación terrestre (Bazo y Estómago) y celeste (Pulmón), es decir, a través del Canal Unitario del Tae Yin.

El niño vive en continua comunicación con lo celeste, vive en lo eterno, alimentado por la energía Yuan Qi, que corre por el Tu Mai.

El niño debe adaptarse al medio; nosotros como padres y sanadores debemos ayudarle a que se adapte al medio, no a que sea "domesticado".

El niño enferma de dos maneras: intrínseca y extrínseca.: La **manera intrínseca**, es por la presencia de malformaciones congénitas, o enfermedades congénitas o hereditarias, y La manera **extrínseca** puede ser de dos tipos: Puede provenir de *factores ligados a energías curiosas* (virus, bacterias, frío, humedad), o…Puede provenir de *factores ligados al psiquismo*, que bloquean la energía.

De esta manera, vemos que cuando el niño recibe un impacto indebido de las emociones externas tiene 2 manifestaciones iniciales que son **el llanto** y los **trastornos del apetito** o de la alimentación.

El llanto altera el ritmo respiratorio (Pulmón) y puede afectar el movimiento de la energía, produciendo estancamientos y bloqueos, y **los trastornos de la alimentación** producen alteraciones en el Bazo y el Estómago, con mala distribución de los alimentos. Por tanto, se debe actuar sobre Pulmón, Bazo y estómago para restablecer la actividad normal del niño.

Cuando el niño presenta problemas congénitos o hereditarios debemos recurrir al San Jiao y al Tu Mai, con la intención de estimular la producción del Yang, para que pueda nutrir el Yin que está deteriorado.

Los demás órganos están siendo nutridos **por las energías del San Jiao** (los tres fogones), **la energía del Pulmón** (maestro de la energía), **la energía del Bazo/Estómago** (como centro), **y las energías hereditarias** que invaden toda la estructura.
Por tanto, si enferman, es siempre secundariamente al fallo de estos vectores.

ENFERMEDADES CONGÉNITAS Y HEREDITARIAS
(CONTAMINACIÓN INTRÍNSECA O INTERNA)

Como lo anotamos anteriormente, en estos casos recurrimos al San Jiao y al Tu Mai, con la intención de estimular la producción de Yang, para que pueda nutrir ese Yin deteriorado. Hay que ordenar la actividad del San Jiao y el Tu Mai para purificar la esencia del niño:

1- Actuación sobre el Tu Mai:
1. **4TM: MING MEN, "La Puerta del Destino, o de la Vida"**, pues es aquí donde se ha producido el daño a nivel cromosómico. Con este resonador movemos la energía original, la Yuan Qi.
2. **3TM: YAO YANG GUAN, "La Barrera del Yang"**, para cambiar la actitud de la energía Yuan Qi que estaba estancada, y hacer que ascienda con fuerza.
3. **10 TM: LING TAI, "La Terraza del Espíritu"**, muy útil especialmente en enfermedades hereditarias.
4. **11TM: SHEN DAO, "La Ruta Divina"**, de gran importancia en las enfermedades congénitas o ligadas a los padres directamente.
5. **20TM: BAI HUI, "Cien Reuniones"**, que es el lugar a donde llega todo el Yang del organismo, y allí podemos trabajar ese Yang para que cumpla su función adecuadamente.

En estos puntos podemos hacer Moxa indirecta en primera instancia, o Masaje (dependiendo de la edad), o Puntura, caso este en el cuál, punturamos máximo por 8 minutos.

2- Actuación sobre el San Jiao:

a- Para recuperar la función de lo más Yin y para purificar la esencia:
6RM: QI HAI, "Mar del soplo", **en los niños de sexo masculino**, para Tonificar la energía original y defensiva.
4RM: GUAN YUAN, "Barrera de la Fuente", **en niños de sexo femenino**, para Tonificar las energías original y defensiva.
b- Actuar sobre la actividad general del Yang del San Jiao:
22V: SAN JIAO SHU, "Transportar para Ofrecer en el San Jiao", que es el punto Iu o Shu dorsal del San Jiao. Se usa con la intención de que el Ser no olvide su origen y siga con su proyecto de vida.
c- Favorecer la culminación de la esencia en el Jiao Superior:
YINTANG, "Punto de la Clarividencia", punto extra-canal que se ubica en el entrecejo, sobre la línea media anterior de la cara, y su función es regular la energía a nivel superior. En este punto culmina la energía.
d- Recuperar el centro de toda la energía Yang:
17RM: SHAN ZHONG, "El Centro del Pecho, de la Sinceridad", que es el punto MO de Maestro de Corazón, y regula toda la actividad cardio-respiratoria.
e- Actuación sobre el propio Canal de San Jiao:
2TR: YE MEN, "Puerta de los Líquidos", que actúa sobre la esencia del Agua de los 3 Jiaos.
5TR: WAI GUAN, "Barrera Externa", que por ser un resonador de apertura de un Vaso Maravilloso, actúa también sobre los factores hereditarios.
7TR: HUI ZHONG, "Encuentro con los Antepasados", que es el resonador Xi o de Alarma del San Jiao.
8TR: SAN YANG LUO, "Cruce de los Tres Yang, de los Tres Flujos Celestes", para llevar el máximo de Yang arriba.
10TR: TIAN JING: "Pozo Celestial", que a la vez es resonador Tierra (Ho: Mar) de San Jiao, y punto TIAN: se usa con la intención de centrar (como punto Tierra) la actividad del San Jiao y proyectarla a nivel celeste (como punto TIAN).

MÉTODO PARA ABORDAJE DE LAS ENFERMEDADES CONGÉNITAS O HEREDITARIAS SEGÚN EL ESTUDIO DEL GENOMA HUMANO:

Se basa en un estudio previo del genoma humano, en el cual ubicamos cual es la alteración y en qué sitio se produjo. Hoy en día más de 4.000 enfermedades hereditarias se pueden abordar de acuerdo con el estudio del código genético.

En cualquiera de esos casos debemos hacer una sensibilización de los padres, para que acepten la situación, puesto que la vida decidió que ese Ser era viable. Esto les permitirá abordar la situación con serenidad y alegría. De esa manera, se podrá buscar todos los recursos que el niño necesite.

Este método de abordaje es basado en tres pilares: la **Prevención de la transmisión** (informando a los padres para que no la sigan trasmitiendo), la **Actuación específica sobre los factores** que mantienen el problema (cirugía, tratamiento metabólico, rehabilitación, etc.), y por último, el **Tratamiento Energético** (a través de los canales extraordinarios Tu Mai, Ren Mai, Chong Mo y el canal de Riñón).

1-Sobre el Tu Mai: Porque se ha trastornado profundamente la energía esencial:
    4TM: MING MEN, "Puerta del Destino, de la Vida", para estimular Yuan Qi.
    11TM: SHEN DAO, "Ruta del Espíritu o Ruta Divina", para limpiar la herencia.
    13TM: TAO DAO, "Vía de la Mutación".

En estos resonadores podemos actuar con Masaje, moxa indirecta o puntura, según la edad, masaje en los más chicos y así sucesivamente en cuanto van alcanzando mayor edad.

2- Sobre el Ren Mai: Porque el Ren Mai vehiculiza la energía Zhong Qi o energía cromosómica:
    8RM: SHEN QUE, "Fusión con el Soplo, o Puerta del Palacio Emocional, o Puerta del Espíritu".
    6RM: QI HAI, "Mar del Soplo".
    12RM: ZHONG WAN, "Granero Central".
    17 RM: SHAN ZHONG, "Centro del Pecho, de la Sinceridad".

En todos ellos trabajamos con la intención de movilizar la energía cromosómica o Zhong Qi. Utilizamos Masaje o Moxa indirecta.

3- A nivel del Chong Mo: Para mover la Energía Espiritual Sensible y la Energía intermediaria o Jing Qi:
    4B: GONG SUN, "Ofrenda Universal". En este punto también actuamos también con Masaje o Moxibustión.

4- A nivel del Canal de Riñón: Por que todas las energías hereditarias provienen de la energía del Agua:
    5R: SHUI QUAN, "El Origen del Agua", punto Xi o de Alarma de Riñón. En este punto también actuamos con Masaje o Moxibustión.

Todos los resonadores anteriores van a actuar sobre las energías hereditarias o sobre los trastornos congénitos ya establecidos, con la intención de reforzar los mecanismos de supervivencia.

ENFERMEDADES ADQUIRIDAS
(CONTAMINACIÓN EXTERNA O EXTRÍNSECA)

Cuando se produce una enfermedad adquirida (y de ellas las más importantes son las virales) es porque se ha producido una contaminación extrínseca. Según lo describimos atrás, en la contaminación extrínseca estaban involucrados el Pulmón, y el Bazo/Estómago.

Bazo-Estómago: Según los 5 Reinos Mutantes, el Bazo/Estómago ocupa el centro, que interviene en las mutaciones de un Reino a otro. Su ritmo de actividad es el ritmo del Cinco, y tiene este orden:

Madera – Fuego – Metal – Agua – Tierra

La Alimentación lo que hace es nutrir la estructura, por eso va primero a la Madera.

El Pulmón: Sabemos que se encarga de la respiración, que tiene tres fases, según la dinámica de los 5 Reinos Mutantes: inspiración (controlada por el Agua y Madera), pausa (controlada por la Tierra), y espiración controlada por el Fuego y el Metal). Su ritmo de actividad es el Ritmo del Tres, y tiene el siguiente orden:

Agua – Madera – Metal – Fuego - Tierra

La respiración lo primero que hace es nutrir la esencia, por lo cual va primero al Agua.

En el tratamiento de los niños con este tipo de enfermedades debemos combinar los dos ritmos, y para eso se selecciona un resonador de Bazo y uno de Pulmón, y se hace una sesión diaria x 5 sesiones, luego se descansa 5 días. Se hacen tres (3) ciclos completos, hasta máximo cinco. En caso crónicos, 1 sesión cada 7 días en niñas, y una sesión cada 8 días en niños. El tratamiento queda así:

1ª sesión	Madera de Bazo	1B: YIN BAI: "Vacío Latente".
	Agua de Pulmón	5P: CHI ZE, "Estanque de Vapores Luminosos".
2ª sesión	Fuego de Bazo	2B: DA DU, "Gran Encuentro".
	Madera de Pulmón	11P: SHAO CHANG, "Mercader Menor"
3ª sesión	Metal de Bazo	5B: SHANG QIU, "Deliberación de la Montaña".
	Metal de Pulmón	8P: JING QU, "Sendero de la Transmisión".
4ª sesión	Agua de Bazo	9B: YIN LING QUAN, "Fuente de la colina Yin".
	Fuego de Pulmón	10P: YU JI, "El Rincón del Pescado, el Espacio del Ser".
5ª sesión	Tierra de Bazo	3B: TAI BAI, "Claridad Suprema".
	Tierra de Pulmón	12RM: ZHONG WAN, "Granero Central".

Figura 85.- Resumen del tratamiento para la Contaminación Extrínseca o Externa.

En enfermedades graves, que implican una debilidad grande del Yin, tendremos qué combinar los 2 tratamientos, con el mismo ritmo propuesto, quedando de la siguiente manera:

	BAZO	PULMÓN	TU MAI	REN MAI	SAN JIAO
1ª sesión	1B	5P	4TM	6RM	2SJ
2ª sesión	2B	11P	3TM	4RM	5SJ
3ª sesión	5B	8P	10TM	22V	7SJ
4ª sesión	9B	10P	11TM	YINTANG	8SJ
5ª sesión	3B	12RM	20TM	17RM	10SJ

Figura 86.- Cuadro de tratamiento para casos muy graves de contaminación extrínseca.

REGULACIÓN ENERGÉTICA DEL BEBÉ

Al observar un bebé, vemos en él una gran cantidad de movimientos, de expresiones, de la más diversa índole. El bebé es un artista. Hace lo que le nace y lo que le va saliendo, sin rótulos, sin reglas, sin automatismos. Al contrario, los adultos hemos perdido ese arte, en la medida en que nos vamos haciendo rígidos y acartonados.

El bebé tiene su arte, basado en el movimiento, el ritmo y la simultaneidad. Esto es absolutamente visible en la infancia. En la medida en que lo domesticamos, comienza a perder esas características, y empieza a enfermar.

Cuando el bebé enferma, lo primero que pierde es ese movimiento, y sus ritmos de vuelven poco armónicos. Para recuperar ese movimiento y ritmo, debemos regular su energía, y favorecer así los procesos de simultaneidad.

1- **En el sentido Artístico**: Rescatando el sentido artístico a través de las energías hereditarias por conducto de la Yuan Qi. En este caso utilizamos el **14TM: DA ZUI, "Gran Protuberancia"**, que es un punto de apertura de un canal extraordinario, "El Mar de lo Yang". En él actuamos con Masaje por 1-2 minutos. Cuando hacemos puntura, se hará con aguja fina, de manera rápida y con ligera Tonificación.

2- **En la Simultaneidad**: Actuamos sobre el punto de apertura del canal extraordinario del Yang Keo, que regula, equilibra y armoniza el movimiento del Yang, el **62V: SHEN MAI, "Pulso del Inicio"**, porque como resonador Agua de la Vejiga actúa sobre la simultaneidad, y por ser canal extraordinario moviliza energías ancestrales, también colabora en la regulación de lo artístico. Utilizamos el resonador del lado IZQUIERDO (La parte Yang del cuerpo) con Moxa indirecta. Cuando hacemos puntura, se hará con aguja fina, de manera rápida y con ligera Tonificación.

3- **En el Movimiento**: Actuamos sobre el Fuego, la Tierra y el Metal, que son los Reinos que controlan el ritmo cardíaco, la alimentación, y la respiración. Entonces, actuamos sobre Corazón, Bazo y Pulmón, así:

- **5SJ (5TR): WAI GUAN, "Barrera Externa"**, por actuar sobre el movimiento que está regido por el Fuego, y porque abre el canal extraordinario del Yang Oe, que une el Yang con el Yin, para recuperar el sentido de unicidad. Manejamos es resonador del lado DERECHO (la parte Yin del cuerpo). Cuando hacemos puntura, se hará con aguja fina, de manera rápida y con ligera Tonificación.
- **4B: GONG SUN, "Ofrenda Universal"**, del lado IZQUIERDO (la parte Yang del cuerpo), por ser el punto de apertura del Chong Mo, con el cual actuamos sobre la energía intermediaria, Jing Qi.
- **7P: LIE QUE, "Desfiladero Supremo"**, BILATERAL, que abre el Ren Mai, y por consiguiente está asociado al Yin y al Yang, pues la respiración está ligada simultáneamente al Yin y al Yang. Además, sirve para tratar los problemas respiratorios de los niños, que son la patología más frecuente.

Cuando hacemos puntura, se hará con aguja fina, de manera rápida y con ligera Tonificación.

4- **En el Ritmo**: Utilizamos el **41VB: ZU LIN QI, "Descenso de las Lágrimas"**, que es el punto de apertura del Tae Mo, que se encarga del ascenso y el descenso de la energía. Además, la VB es Yang y permite que su **decisión** (psiquismo de la Madera) en el ritmo, el movimiento y la simultaneidad sean firmes. Como es Yang, manejamos ZU LIN QI del lado IZQUIERDO. Va a actuar sobre el crecimiento físico, sobre la absorción de los alimentos y el desarrollo de la decisión del niño. Cuando punturamos, lo hacemos con aguja fina, de manera rápida y con ligera Tonificación.

REGULACIÓN DEL NIÑO DE 2 A 5 AÑOS

Es un niño que naturalmente debe ser feliz, que disfruta y goza la vida. Toma sus propias decisiones de hacia donde quiere ir, de lo que quiere hacer, de donde quiere estar, y qué juegos le gustan. Tiene una referencia clara, sin protagonismos. Todo para él es fantástico. El eje que lo influye es Pulmón, Bazo y Estómago. Su actuación está basada en el placer.

Disfruta todo lo que hace, se entrega completamente en lo que hace, y se entrega plenamente al sentimiento que le causa placer. No tiene miedos, sabe perfectamente por donde va y quiere ir. El niño en esta edad quiere descubrirlo todo, y debe decidir internamente lo que va a ser.

A los 2 años, desarrolla la esfera de la Madera, y el comando lo tiene la Vesícula Biliar, entraña extraordinaria que regula el desarrollo de la imaginación en el niño, puesto que ella abre la "Creatividad del Cielo", el Tae Mo. En esta etapa es de importancia extrema **la presencia de la Madre.**

A los 3 años, el niño desarrolla los "sentires", el corazón, el Maestro de Corazón, el San Jiao. Es decir, **desarrolla la esfera del Fuego**. Quiere conocer otro tipo de cosas, aparecen los afectos, es selectivo, y a esa edad es importante **el protagonismo del Padre** y su actuación, para darle pautas para su futuro equilibrio emocional. En esta edad, aunque la Madre es importante, el Padre adquiere una importancia fundamental, pues representa esa autoridad especial que el niño necesita, puesto que la Madre es controlada por el hijo.

A los 3 años el niño empieza a desarrollar las emociones. En ese momento es de vital importancia la figura paterna en su vida, puesto que debe tener una imagen de Mamá y Papá (un Yin y un Yang), para que pueda empezar a desarrollar una actitud crítica, para que sepa discernir, etc.

Existe un Fuego expansivo donde los gustos y los sentimientos están a flor de piel.

A los 4 años, el niño está desarrollando **la esfera de la Tierra**, y su psiquismo: la Reflexión. Comienza a reflexionar en todo lo vivido, y aposenta lo que ha aprendido .En este momento su centro está en el centro, y manifiesta su psiquismo **centrándose**, manifestándose como un niño feliz, que disfruta de todo, y para quien el juego se convierte en algo vital. En esta época desarrolla la actividad del Bazo y el Estómago. Allí es donde comienza realmente su relación con el exterior. Empieza a desarrollar el lenguaje, que es la expansión de la Tierra. Allí, el niño concretiza todo lo que ha venido aprendiendo desde su nacimiento. Ya sabe cuando pedir comida, sabe cuando quiere orinar, sabe cuándo hablar, etc. Ese chico a esta edad vive en el Tu Mai (Yuan Qi) y en el San Jiao.

En esta etapa no hay que controlarle todo, hay que dejarlo actuar con moderada libertad, sin malacrianzas, hay qué garantizarle su infancia (proporcionándole un hogar sólido). Los padres le dan la iniciativa para sus juegos: ajedrez, computador, etc.

En esta edad, el cerebro y el bulbo raquídeo deben tener la Humedad y el Agua necesarias para desarrollar todos los procesos de reflexión, y el Bazo distribuye esa energía. La referencia del niño en esta edad **nuevamente la constituye la Madre**, y el niño descubre hasta dónde puede llegar. De la firmeza que tenga la Madre, el niño será bien o mal criado. De la firmeza que tenga la Madre depende que exista o no el espacio adecuado para que el Bazo se desarrolle y reflexione sobre lo que debe aprender de sus experiencias.

A los 5 años, el niño entra en **la esfera del Metal**, Pulmón e Intestino Grueso, etapa en la que **el Padre nuevamente** vuelve a tener el protagonismo equilibrador en el niño, para que aparezca lo creativo, alimente lo terrestre y todo lo asimile.

Es la culminación del Yin en el Metal. Es la etapa de la alimentación celeste (Pulmón), y la eliminación (Intestino Grueso), la sudoración, etc. El Pulmón lo conecta con la comunicación creativa entre Cielo y Tierra, entre lo celeste y lo terrestre.

Los síntomas de sus enfermedades tendrán que ver con el ritmo, el movimiento y el humor, y es por esas vías por las que enferma.

La regulación va encaminada a reforzar esa expresión de sus sentimientos, al placer, al agrado, a que no haya ni melancolía, ni tristeza, ni miedo. Se encaminará a que tenga un psiquismo equilibrado. Los "sentires" del niño se concretizan en el alimento celeste y terrestre.

Por ejemplo, si el niño hace una "pataleta" de no comer, habrá que reforzarle los horarios de alimentación y no dejarlo que coma a otras horas; no consentirlo, sino que hay que volverle a poner el alimento en los horarios establecidos, y así entenderá y volverá a comer. Después de 1 a 2 días de no comer, volverá a comer sin discutir.

MÓDULO DE REGULACIÓN EN NIÑOS DE 2 A 5 AÑOS

En esta etapa, el niño hace una asimilación del mundo exterior a través de la respiración y de la alimentación. Así, el resto de la estructura se va a mantener en base a lo que lo guía, que es el placer. Así pues, en este aspecto están involucrados el Pulmón, el Bazo y el Estómago. En cuanto a la eliminación, recurrimos al Riñón.

1- **Asimilación y Eliminación Celeste**:

13V: **FEI SHU, "Transportar para Ofrecer en el Pulmón"**, que es el punto Iu o Shu dorsal de Pulmón, que armoniza la función del Pulmón. En él hacemos puntura oblicua hacia el centro, en Tonificación, y luego Moxa indirecta.

2- **Eliminación Terrestre**:

4IG: **HE GU, "Fondo del Valle"**, que es un resonador Yuan, y conecta al niño con su designio celeste. Se hace puntura perpendicular en Tonificación suave.

3- **Asimilación terrestre**:

- 12RM: **ZHONG WAN, "Granero Central"**, para recuperar el equilibrio de los 3 Jiaos. Sabemos que es el punto MO de Estómago y de las entrañas. Se manipula con puntura perpendicular y manipulación Tierra.
- 36E: **ZU SAN LI, "Divina Indiferencia Terrestre"**, Punto Tierra de Tierra, que permite adecuar la alimentación con todos los sabores (distribuye los sabores). Se hace puntura perpendicular en tonificación.

4- **Eliminación Terrestre-Celeste**: A través del Agua.

39V: **WEI YANG, "Almacenamiento del Yang"**, que es el punto He Especial de San Jiao, además de punto Ho (Mar) de Fuego, y con él regulamos el Eje Agua-Fuego. Así mantenemos el equilibrio entre el Fuego y el Agua que está en ebullición. Se hace puntura perpendicular y oblicua por fuera del tendón. Es una puntura rápida que se deja hasta máximo 2 minutos

REGULACIÓN DEL NIÑO DE LOS 5 A LOS 8 AÑOS

En esta edad, el niño recibe toda la información y comienza a amoldarse a su entorno. Su característica principal es "la curiosidad". El eje que lo controla es Agua, Fuego y Tierra. Para protegerlo de su entorno y preservar su designio, actuamos en los tres Reinos involucrados, así:

1- **A nivel del Fuego**:

7MC: **XIN ZHU, "Maestro de Corazón"**, que es el punto Tierra de Corazón. Se utiliza porque filtra toda la información que viene del entorno y la asienta en la Tierra. Manipulación con Masaje, Moxa o Puntura perpendicular superficial (8 minutos).

2- **A nivel de la Tierra**:

36E: **ZU SAN LI, "Divina Indiferencia Terrestre"**, resonador Tierra de Tierra, con la intención de hacer al niño más indiferente a las presiones terrestres, y que siga su designio celeste. El Centro lo hace fuerte en su interior. En este caso, la manipulación es con puntura perpendicular (máximo 8 minutos) y moxa indirecta en la cabeza de la aguja (voluta).

3- **A nivel del Agua**:

4TM: MING MEN, "Puerta del Destino", con la intención de que el niño siga su designio celeste buscándolo en el origen mismo de la vida que está impreso en el Agua. En MING MEN manejamos a la vez la adaptación y el Agua, un doble esfuerzo, pues queremos ver al niño crecer bien en todos los aspectos, orgánicos, emocionales y espirituales. Se manipula con puntura oblicua ascendente (máximo 8 minutos) en la dirección del canal, y luego Moxa indirecta para que mute.

Por tanto, el equilibrio se da en el eje principal de regulación de Tierra-Agua-Fuego, pero fundamentalmente en la Tierra, pues es el centro definido en cuanto a lo que siente, pues sabe lo que tiene que hacer de acuerdo con lo celeste.

Además de los resonadores anteriores, podríamos utilizar otros, por ejemplo el **21B: DA BAO, "Gran Envolvente"**, en el cual actuamos con la intención de que el niño se adapte y se de cuenta que nos necesitamos los unos a los otros, que lo que uno tiene el otro no lo tiene, y de esa manera seamos solidarios. Otro resonador sería el **YINTANG**, ubicado en el entrecejo, el "Punto de la Clarividencia", para ver claro, para hacer una alquimia interior que nos lleve a ser solidarios, a compartir con otros, pero sin perder la individualidad ni la identidad.

Por último, es bueno que esos chicos comiencen a dejar un espacio para Dios. Esto es muy importante en su desarrollo espiritual.

CAPÍTULO DÉCIMO SEGUNDO

LA ADOLESCENCIA Y EL PASO A LA EDAD ADULTA

EL CICLO DE LA VIDA

Cada ciclo de la vida, es decir, el paso por los 5 Reinos Mutantes está determinado en la mujer por el ritmo del 7 (7 es el número de la sanación): (7x5=35 años), y en el hombre por el ritmo del 8 (ocho es el número de lo infinito): (8x5=40 años).

La mujer es más estable que el hombre por el hecho de ser quien va a tener los hijos, y por esa razón, está más ligada a la Tierra, que le da mayor estabilidad: el ritmo del 7. En cambio, el hombre es más inestable y anda por el ritmo del 8.

El primero de los ciclos es el terrestre, el segundo el humano, y el último es el celeste.

Si trasladamos en esos ritmos y edades a cada uno de los Reinos Mutantes, podemos explicar lo que le sucede al Ser en cada uno de esos estados, y en una edad determinada.

En el siguiente cuadro, veremos las edades del hombre y la mujer en los ciclos terrestre, humano y celeste, según el ritmo del 7 y el 8, y el control de cada Reino Mutante:

Sexo	Ciclo	Ritmo	Agua	Madera	Fuego	Tierra	Metal
Mujer	Terrestre	7	0-7	7-14	14-21	21-28	28-35
Hombre	Terrestre	8	0-8	8-16	16-24	24-32	32-40
Mujer	Humano	7	35-42	42-49	49-56	56-63	63-70
Hombre	Humano	8	40-48	48-56	56-64	64-72	72-80
Mujer	Celeste	7	70-77	77-84	84-91	91-98	98-105
Hombre	Celeste	8	80-88	88-96	96-104	104-112	112-120

Figura 87.- Cuadro de los Ciclos Terrestre, Humano y Celeste en el Ser Humano.

Cada ciclo en el Ser humano comienza en el Reino Mutante del Agua. El Ser humano está proyectado por la creación, para tener 3 ciclos de 35 y 40 años, en la mujer y el hombre, respectivamente. Estos ciclos son:

Ciclo Terrestre: hasta los 35 años en la mujer y hasta los 40 años en el hombre. En este ciclo terrestre se estructura totalmente toda la energía que vino a dar testimonio de para qué fue pensado. Es el **ciclo de la concretización**. Se da según el pensamiento del Cielo hacia ese Ser, de cara a lo concreto.

Ciclo Humano: De los 35 a 70 años en la mujer, y de los 40 a los 80 años en el hombre. Aparece la etapa del **Amor desinteresado**, que empieza a manifestarse sin necesidad de las palabras. Ya no hay interés por lucrarnos, sino por ayudar y comprender a los demás. Se desarrolla el amor incondicional. Esto nos lleva a la evolución real del Ser. Comienza a expresarse "un amor sin palabras", "se ama hasta al enemigo". Esto ocurre si se mutó bien en el ciclo anterior.

Ciclo Celeste: De los 70 a 105 años en la mujer y de los 80 a 120 años en el hombre. Es el momento en que se aúna la parte física con la espiritual. Aquí se entra de lleno en el desarrollo de los ideales. En esta etapa, ya estamos buscando el camino de retorno.

El ritmo de la vida en el Ser humano implica el cambio de un reino mutante a otro cada 7 años en la mujer, y cada 8 años en el hombre.

En el caso de los niños, hasta los 7 años en la mujer y hasta los 8 años en el hombre estaban bajo la influencia del Reino Mutante del Agua: **La Responsabilidad**.

De los 7 a los 14 años en la mujer, y de los 8 a los 16 años en el hombre, se entra al segundo reino, el Reino Mutante de la Madera: **La Decisión**.

El reino del crecimiento y el movimiento. En el RM Madera hay fundamentalmente Crecimiento (el árbol crece, sus ramas se expanden), se configura lo físico, se desarrolla la forma. Hay una configuración física desarrollada.

De los 14 a 21 años en la mujer y de los 16 a los 24 años en el hombre, se entra en la esfera del RM Fuego: **La Alegría de Vivir, el Amor**.

Se amplifican las emociones, el amor, la alegría; empezamos a ver que el Ser comienza a desarrollar la actividad de su espíritu, porque todo eso se alberga en el Corazón. Ya todos los órganos, alentados por el Fuego del Corazón comienzan a relacionarse y a encontrarse consigo mismo y con los demás.

Empieza a vislumbrarse la emoción de la relación con las demás personas con un poco más de afecto, más en la vía de los afectos fuertes: Se quiere conocer todo, se está en un momento de búsqueda. Ya la adolescencia floreció y todo está en plena potencia y expansión. Se tienen los primeros sentimientos sublimes, los primeros gustos, y la primera espiritualidad; ya no solo se ve lo físico y lo orgánico, sino otra cosa que no se puede describir: la espiritualidad. Se empieza a expandir en la vía orgánica, mental y espiritual.

De los 21 a los 28 años en la mujer, y de los 24 a los 32 en el hombre, se entra en el dominio del Reino Mutante Tierra: **La Reflexión**.

Como la Tierra es el Centro, se maneja la energía Ion o energía nutricia: la energía terrestre.

En esta etapa se estabiliza el Ser y se centra. En la mujer es la etapa idónea para procrear, porque todavía tiene concentrado todo el calor del Fuego; entonces, ella tiende a intuir la parte de la procreación.

Entre tanto, el hombre está tratando de identificarse con algunos ideales, y es el momento de ponerlos a prueba. Es el momento de poner todo a prueba, para saber si se queda o se va de nosotros.

Si el Ser humano no deja que su parte energética desarrolle lo que tiene que desarrollar en los 5 Reinos Mutantes, nos vamos a encontrar con "ciclos cojos" en donde aparecen frustraciones o fallas de identidad, alteraciones sexuales, etc. Esos pacientes se quedan literalmente "pegados" en una etapa en un Reino Mutante y, por consiguiente, no van a evolucionar según el ritmo celeste y no van a madurar bien.

Sus ideales entonces se caen, tarde o temprano, y alguien va a salir lastimado: el paciente, o los que viven y alternan con él.

Casi siempre, las mujeres (cuando no están prostituidas) se enamoran del hombre que tenga buenos ideales; es decir, se enamoran primero de los ideales y luego se enamoran de la persona. Cuando esa mujer es un Yin enfermo, se enamora es del poder que ese hombre le pueda proporcionar.

Como Sanadores, debemos ubicarnos en la edad del paciente y en el Reino Mutante que controla esa etapa de la vida, para poder hacer un diagnóstico certero, y dar el tratamiento adecuado.

De los 28 a los 35 años en la mujer, y de los 32 a los 40 años en el hombre, se entra en el control del Reino Mutante del Metal: **El Recuerdo**. Pero no es el recuerdo de cosas que vivimos, sino el recuerdo de lo que vinimos a hacer en este mundo; es decir, es la hora de reencontrarnos con nuestro destino. Es un recuerdo trascendente.

Es la época de la trascendencia de lo intemporal, puesto que aquí se termina el ciclo del Yin (ese Yang celeste se concretizó en Yin), y se vuelve otra vez a transformar, empezando un nuevo ciclo.

En esta etapa se ven las cosas de una manera diferente. Todos los ideales ya están asentados, y entonces, trascendemos. Damos un salto hacia la espiritualidad.

Por otra parte, también el Ser humano tiene un ciclo diferente, que según los chinos nos programó la creación **para vivir por 180 años**. Es el **Ciclo Emocional**, que se basa en el Ritmo del 9, siendo el 9 el máximo de Yang, llevado a relacionarse con el Octograma de Fu Shi. Es un ritmo de Fuego. Lo que mata al Ser humano es el establecimiento, que nos hunde y nos pisotea. Los que oprimen y explotan, el establecimiento, la sociedad de consumo hacen que nosotros forzosamente tengamos que vivir de una manera diferente a lo que queremos, nos alienan, nos rotulan, y eso hace que enfermemos y por último lleguemos a morir antes de lo que el Cielo tenía preparado para nosotros. En síntesis, nos auto-aniquilamos.

LA ADOLESCENCIA

"... Y se vea manifiesto ...en el Agua, como expresión de su energía,...
...en la Madera, en el hacer de sus manos,...
...en el Fuego, como experiencia de su palabra verdadera,...
...en la Tierra, con una solidaria intención marcada en el ritmo de su Ser,...
...Y en el Metal, en la trascendencia de su silencio".

**El Adolescente se siente incomprendido,
y se revela contra todo lo que represente autoridad.**

Literalmente, al descomponer la palabra encontramos lo siguiente: A – DOL- ESCENCIA: Adolece de la esencia. Al adolescente le cuesta mucho trabajo adaptarse. Es un niño grande que es rechazado por los otros niños menores, y es rechazado a la vez por los adultos porque en todavía muy niño.

Entonces, el adolescente se encuentra totalmente desubicado y no encuentra su camino, su ruta, y comienza a sentirse insatisfecho, falto de amor (por el rechazo tácito de que es objeto), con su ego muy herido, y empieza a revelarse contra todo lo que represente autoridad, para entrar en conflicto y alimentar su ego herido.

Sus frases están llenas de generalizaciones, todas ellas para auto-flagelarse: ¡**Nadie** me quiere!, ¡**Todos** me rechazan!, ¡**Siempre** me castigan!, etc.

El Adolescente todavía tiene el recuerdo de cuando era un bebé, pero no puede expresarlo, no lo puede manifestar.

La Adolescencia es una época muy dura. Según la "víctima", todo lo prohíben, todo lo controlan, todo lo restringen. Además, en esta edad se presenta la pubertad, etapa en la cual todo se centra en sus genitales y sus caracteres sexuales secundarios.

Es una etapa de Sol, de Fuego, pero que no se puede explicar satisfactoriamente.

Hay una parte de la personalidad que se está desarrollando y que se basa en lo que quiere de él el establecimiento. Esto hace que cada vez sea más difícil para el joven identificarse consigo mismo, puesto que la sociedad de consumo le impone una manera de hablar, una manera de vestir, una manera de actuar que en muchos casos no es la que el quisiera, y esto hace que entre en conflicto. Pierde su esencia cada vez más, se desubica y comienza a presentar problemas de identidad y de autoestima.

Esto hace que el joven entre en conflicto entre la personalidad que venía desarrollando desde niño, y la que le impone el establecimiento, llegando a lo que en psiquiatría se conoce como "la crisis de la adolescencia".

De la lucha entre esas dos fuerzas que están ávidas de expresarse pero que no son afines, nace una revolución interior que lo lleva a la **rebeldía**.

En esta época se caen los esquemas, ya no confía en sus padres (sus carceleros y torturadores), su madre es una esclava y su padre un machista, son celosos, sus maestros son lo peor del mundo. En última instancia, odia todo lo que representa autoridad.

Estas referencias no le sirven, y cree que son solo para imponer y dominar.

Hay un cambio de ánimo muy marcado y drástico. Además, el cambio drástico en su cuerpo también lo desubica. Hay un desgaste severo de la personalidad por la lucha entre esas dos personalidades. Esto puede llegar a que se desarrollen estados patológicos en el adolescente, tales como el acné, la obesidad, la bulimia, la anorexia, la migraña, la gastritis, y demás enfermedades psicosomáticas.

Como Sanadores debemos canalizar la energía para que no se enfrente la fuerza del destino contra la fuerza de la voluntad y el sentimiento, y así no alterar su desarrollo. Cuando hay lucha, alguno de los dos será perdedor tarde o temprano. Si no hay enfrentamiento, ambos ganan y se aumenta el desarrollo global del Ser.

TRATAMIENTO DE REGULACIÓN DEL ADOLESCENTE

Se hace a través de la Energía Espiritual Sensible (EES), a través de esa fuerza que canaliza toda la fuerza del destino, para regular al adolescente. Lo único que se pretende con esta regulación es que ese Ser pueda vivir esa parte de su vida de acuerdo con su propio Ser, para que se desarrolle integralmente.

Primero, se canaliza toda la fuerza del destino en la forma, por medio del Tu Mai, que vehiculiza la energía Yuan Qi, que es la energía original, que viene del cielo:

11TM: SHEN DAO, "Ruta Divina", nos hace entrar en el sentido del Tao, para darnos cuenta de nuestro camino según la decisión del Cielo. También con este resonador se mueve la energía original, Yuan Qi. Se manipula con Moxa indirecta, 9 imposiciones.

13TM: TAO DAO, "Vía de la Mutación", para "desatascar" a ese Ser del aprieto entre lo que debería y no debería ser, para que se abra en el sentido de la Mutación. También con este resonador se mueve la energía original, Yuan Qi. Se manipula con Moxa indirecta, 9 imposiciones.

Luego, nos vamos al Corazón, a otro resonador Dao (o Tao), que nos indica el camino:

4C: LING DAO, "Ruta del Espíritu", puesto que allí en el Corazón se encuentra la alegría, la tristeza, las emociones, y allí se alberga el Espíritu. Se utiliza también con la intención de que los sentimientos del joven vayan en dirección a la sinceridad y la transparencia. Se manipula con Moxa indirecta 9 imposiciones y luego puntura perpendicular rápida, con movilización en las 5 direcciones, arriba, abajo, adelante, atrás y en el centro.

En tercera instancia, manejamos la Decisión en el Adolescente, y para eso nos vamos a la Madera, y específicamente a la Vesícula Biliar, que es el Juez:

28VB: WEI DAO, "Camino de la Unión", con la intención de que el joven comience a tomar decisiones de acuerdo con su ruta o camino. Para que decida bien qué es lo que le conviene, para que comunique, para que tome forma y, coloquialmente, para que "aterrice". Se manipula con Moxa indirecta 9 aproximaciones por sesión.

En cuarto lugar, se sigue buscando esa ruta a través de lo más estructural, entonces, vamos a un resonador Dao de Estómago:

28E: ZUI DAO, "Ruta del Agua", para rescatar en el adolescente que coma para vivir, y no que viva para comer. Con este resonador adaptamos la alimentación a las necesidades del joven y también, para que emocionalmente no se estanque y se haga más permeable. Este punto es excelente para manejo de la anorexia, bulimia, etc., porque controla la lucha entre lo externo y lo interno. Se manipula con Moxa indirecta 9 aproximaciones por sesión.

En quinto lugar, vamos a otro lugar a canalizar las fuerzas para que no haya enfrentamientos, y a consecuencia de ellos enfermedad. Así pues, nos vamos a un lugar en donde podamos REPARTIR toda esa energía, y es otro resonador BAO:

21B: DAO BAO, "Gran Envolvente", que es punto LO de los vasos, y también tiene una conexión con los puntos Yuan. Es considerado como "El Gran LO", porque distribuye y canaliza maravillosamente bien la energía, hacia el sistema nervioso central y hacia todo el resto del organismo. Se manipula con Moxa indirecta 9 aproximaciones por sesión.

En sexto y último lugar, vamos a buscar una parte donde se pueda referenciar ese joven con su parte más celestial, para que se produzca el "despertar de ese adolescente", para que vea claro su camino, y el adecuado es un punto extra-canal:

YINTANG, "El Lugar de la Media Pulgada", **"El Punto de la Clarividencia"**, punto extra-canal situado en el entrecejo, que es un punto de encuentro de todas las energías. Se corresponde con el Sexto Chacra, el Chacra de la Clarividencia, significando clarividencia ver claro. Se usa con esa intención, de que el adolescente vea claro su camino, sepa bien para dónde quiere ir, para que tenga un sentido trascendente de su vida. Se manipula con puntura rápida oblicua hacia abajo, en el sentido del Tu Mai, y se hace fuerte tonificación hasta que se ponga roja la piel, retirando la aguja inmediatamente esto ocurra. No se debe Moxar.

El ritmo de tratamiento general es el siguiente: Se hace el tratamiento en todos los resonadores 3 días seguidos, luego, 1 vez por semana por 3 semanas; posteriormente cada 15 días por 3 sesiones más, y luego se espacia a cada mes, cada 3 meses, de acuerdo con la evolución del paciente.

TRATAMIENTO DEL ACNÉ EN EL ADOLESCENTE

El acné afecta por lo menos al 80% de los adolescentes. Es una dermatitis que cursa con máculas, pápulas, pústulas y cicatrices, y que afecta en la mayoría de los casos la cara y en la espalda, entre los omoplatos.

Corresponde a una afección puramente Yang, y por eso se ubica en la cara y en el dorso superior, que son lo más Yang del organismo.

No es una enfermedad hereditaria, pero sí se presenta en familias por estrés excesivo, que se transmite de generación en generación.

Para el tratamiento, se utilizan los siguientes resonadores:

20TM: BAI HUI, "Cien Reuniones", que es un resonador del Tu Mai con el cual controlamos el ascenso del Yang para que se suceda lentamente, y a la vez rescatamos la energía Yuan o energía primigenia. Puntura en sentido contrario al canal, primero en dispersión para controlar el escape de Yang, y luego en tonificación para tonificar la energía Yuan Qi.

7P: LIE QUE, "Desfiladero Supremo", o TONG XUAN, "Joven Misterioso", con la intención de rescatar la conexión con lo celeste (el Pulmón tiene que ver con la respiración, y la respiración es la alimentación celeste). Se manipula en puntura perpendicular.

5TR: WAI GUAN, "Barrera Externa", con la intención de rescatar la comunicación de lo interior con lo exterior. Se permeabiliza la barrera para que salgan muchas cosas que le hacen daño al adolescente. Puntura en transfixión hacia 6MC.

36E: ZU SAN LI, "Divina Indiferencia Terrestre", resonador Tierra de Tierra, que tiene que ver con la alimentación terrestre. Para que nos adaptemos a la alimentación, que comamos lo que necesitamos, que nos adaptemos al lugar donde tenemos que vivir, sin que nos afecte de manera importante. Por eso es la "Divina Indiferencia Terrestre". Manipulación con Moxa indirecta 9 imposiciones.

6B: SAN YIN JIAO, "Cruce de los Tres Yin", con la intención de que, como el acné es una enfermedad del Yang, al estimular el Cruce de los Tres Yin (H, B, R) se impida el escape del Yang y no se produzca el acné.

Este es el esquema básico, pero si hay Depresión o Ansiedad asociadas al acné, se le agregan otros dos resonadores:

6C: YIN XI, "Límite del Yin", punto de Alarma del Corazón, con el cual estamos trabajando el Emperador en el sentido de estabilizarlo y centrarlo, actuando con puntura perpendicular, y...

5R: ZUI QUAN, "Origen del Agua", punto de Alarma del Riñón, también con la intención de estabilizarlo y centrarlo.

El ritmo del tratamiento será de 2 sesiones por semana, con la puntura por máximo 4-5 minutos, en estricto orden como quedó anotado atrás.

Si el acné sigue siendo rebelde al tratamiento, se adicionará:

40 V: WEI ZHONG, "Carga Central", con puntura perpendicular.

En síntesis, en el Acné trabajamos: Agua – Fuego – Metal.

OBESIDAD EN EL ADOLESCENTE

Otra de las patologías frecuentes en la consulta. En el adolescente, el destino está loco por fluir y la personalidad se interpone, crea conflicto y se enferma. Comienzan a comer demasiado y caen en la obesidad. Se atascan en un Reino Mutante (Tierra), y se quedan estancados en la gordura. No es lo mismo tratar un niño gordo que una niña, porque tienen implicaciones diferentes, y es mayor el impacto en la mujer.

Estos niños viven entre prohibiciones, entre dietas, en consulta con endocrinólogos, psicólogos, etc. Todos, tratando de " domesticarlos".
No hay un factor genético importante en la obesidad, pero, generalmente esos niños gordos son hijos de padres también obesos. Es decir, en esos chicos no hay un componente hereditario, sino más bien un factor educacional en la familia. Todos tienen que convertirse en obesos, ¡porque así somos!.

Cuando no hay un problema del tiroides, debemos comenzar el trabajo hablando con los padres, para romper paradigmas, creencias, reparos y prohibiciones. Debemos decirles a los chicos que no existe un peso ideal, sino que cada uno tiene su peso. Además, hay que quitar la fase del miedo y el estrés que agobia al adolescente, debemos descodificarlo. Además, debemos hacerles ver a los padres que hay que acabar con la cantaleta, con la continua reclamación de que: "…¡no comas tanto!, si sigues así, ¡te va a dar diabetes!...", etc.

Si le preguntamos a una niña si le afecta su obesidad, cuando tengamos ya empatía con esa paciente, inexorablemente nos responderá que demasiado.

Nosotros como Sanadores, lo primero que debemos hacer es: ¡no prohibirle absolutamente nada al paciente!. Esto le dará confianza. No debemos decirles:…eso engorda…, porque acabamos con su pobre autoestima. Esos niños están abusando mucho del azúcar, los dulces y las golosinas, porque están estimulando Tierra; por esto, caen en sobredosis de azúcar. Cuando hay sobredosis, el azúcar ya no estimula, sino que estanca, y comenzamos a engordar, porque se satura el Reino Mutante. Al estancarse, se referencian con el Centro, y se engordan.

A esos chicos se les debe decir que pueden comer de todo lo que quieran, pero que hagamos un pacto, y ese pacto implica que no va a ser una mono-alimentación, sino que : "vas a comer de todo", inclusive frutas y verduras. "Vas a comer de todo, pero un poco menos cantidad que la acostumbrada". Nadie debe prohibirle nada, porque lo estancamos más en la Tierra.

En este modelo de relación, el paciente entenderá que tiene que cambiar su modelo de alimentación, y no se va a sentir en prohibición o dieta, y se libera del "juicio de los padres" y puede tener Libertad.

En los chicos con obesidad, se hace Masaje 1 vez a la semana, en la consulta, para que vea que sí puede bajar de peso y sentirse mejor.

TRATAMIENTO DE LA OBESIDAD EN EL ADOLESCENTE

En primera instancia, vamos a mover los líquidos, porque hay un severo estancamiento de ellos, y vamos a mover esa Tierra estancada con:

2TR: YE MEN, "La Puerta de los Líquidos", manipulando con masaje con el pulgar, clavando la uña y luego haciendo masaje ascendente, 9 veces por sesión, a diario, por 1 semana, luego cada semana, y luego cada 15 días si en necesario.

36E: ZU SAN LI, "Divina Indiferencia Terrestre", se hace Masaje manipulando simultáneamente con los dedos pulgares los 2 puntos y presionándolos, e inmediatamente hacemos un movimiento ascendente, mientras repetimos las palabras alquímicas que harán que se remueva esa Tierra estancada y comience a fluir: **ZU SAN LI, WER SHU NIAN** (WER SHU NIAN significa "estómago necesario"). Esto lo hacemos 9 veces por sesión, y 1 vez a la semana.

En segunda instancia, tendremos que distribuir esa energía que acabamos de des-estancar. Para esto, vamos al Bazo, el encargado de la distribución en el organismo:

8B: DI JI, "Fuerza Motriz de la Materia Primera", que es el punto de Alarma del Bazo, presionando simultáneamente con los pulgares los puntos, mientras repetimos la frase alquímica: **YI ER, SAN SI, QU BI, FEN PEY**. Lo hacemos 9 veces, 1 vez por semana.

Por último, vamos a la oreja, a los puntos de representación del estómago, que quedan ubicados antes de terminar la raíz del Hélix, y presionamos con la uña simultáneamente los 2 puntos, nueve veces.

LA ANOREXIA EN EL ADOLESCENTE

Es una enfermedad muy grave y muy importante. Surge generalmente de una situación sociocultural. El porcentaje mayor se da en niñas. Esa enfermedad los puede llevar a la muerte, y el adolescente no es conciente de ello. Cuando llegan a la consulta lo primero que hacen es no aceptar que están enfermos, y hay una negativa absoluta a cualquier tratamiento.

Están viviendo una situación en la que son víctimas del establecimiento, que es cada vez más racista y opresor. Lo hacen para ser aceptados en una élite social, aún a costa de su vida. Quieren ser como las modelos raquíticas, tipo Barbie que ven en la televisión, en los periódicos y en los desfiles de moda. Viven según los cánones de la moda, así se mueran. Esto trae implícito una total des-aceptación de lo que ellos en realidad son. Viven con un prototipo de mujer que aparentemente es bella y muy inteligente y sabe lo que quiere, y lo único que desean es que se les acepte en esa élite de moda.

Desde la óptica de la MTCH se les puede prestar mucha ayuda a los adolescentes, sin llevarlos a la fuerza a nuestra posición. Esto lo hacemos sin exigirles que coman, sin decirles: ¡mira como estás!, sin tratar de ir en contra de lo que ellos piensan …¡y están seguros! Debemos hacerles ver su situación con gracia, con mucha intuición y con mucho tacto: Si quieres te podemos tratar, pero si no quieres, no te vamos a poner un tratamiento que te haga engordar, pero sí uno que evite que te mueras. Ante eso, la paciente va a entrar en un estado de escuchar lo que nosotros tengamos qué decirle. Es en ese momento en que le explicamos porqué estando cadavérica se puede morir. También le explicamos que hay constituciones delgadas que pueden comer todo lo que quieran sin engordar, y, con respeto, se les explica que pueden llegar a enfermarse, al Hospital, al Psiquiatra, y hasta a morir.

Entonces, se le propone un pacto: darle un tratamiento que no la haga engordar, pero que tampoco la deje morir. Luego, se le dice que está anoréxica, así ella lo acepte o no. En caso de que no lo acepte, se le dice si quiere o no volver, y se le hace caer en cuenta de lo importante que es el hecho de que ella se acepte tal como es.

Se hace un pacto de que no le vamos a dar pastillas. Además, hay qué moverle su autoestima diciéndole: "…Yo sé que eres muy inteligente, y te das cuenta de que no eres Nahomi Campbell ni Claudia Schiffer, sino que tú eres tú, porque Dios así te pensó, y no tienes que ser como ellas"...

Esas pacientes son unas grandes mentirosas; con ellas hay que entrarles de frente, diciéndoles que se les tratará para no morir, más no para aumentar de peso. N tienen una referencia de Dios, sino de la moda. Por eso son cadavéricas y anoréxicas. Se les dice entonces que su referencia es muy terrestre, y que deben buscar una referencia más espiritual que las lleve a actuar de otra manera y a quererse a sí mismas.

El pacto incluirá: Coma, así sea poco (así no engordará), pero no lo vomite (esto es clave), y luego, se les induce a que comiencen a buscar otra referencia más espiritual, porque si no lo hacen, no se van a curar.

Por último, entramos en los resonadores comprometidos, así:

6P: KONG ZUI, "Comunicación con lo Superior, con lo Celeste", punto de Alarma de Pulmón, para que se referencie más espiritualmente. Esa paciente se queda sin Agua, está seca. Entonces, vamos a la madre del Agua, el Metal para tratar de recuperar esa Agua que es la esencia. Además, vamos directamente al Pulmón que es el que mueve la energía celeste. Actuamos una sesión con moxa y otra con masaje.

6C: YIN XI, "Límite del Yin", punto de Alarma de Corazón, para mover su psiquismo. Aquí se estimulan las emociones, el amor, la alegría de vivir, es decir, estimulamos el Fuego interno. Este punto lo manejamos con Masaje y Moxa indirecta, arrastrando hasta el 4C.

36E: ZU SAN LI, "Divina Indiferencia Terrestre", para que coma solo lo que necesite, lo que tiene qué comer. En este resonador, actuamos con masaje presionando suavemente con los dedos índices, en tonificación, mientras decimos ZU SAN LI.

6B: SAN YIN JIAO, "Cruce de los Tres Yin", para distribuir esa energía que hemos estado movilizando (con estimulación fuerte) para estimular el Yin que en esa niña está dañado, y **8B: DIJI, "Fuerza Motriz de la Materia Primera"**, punto alarma del Bazo, uno en cada sesión, de manera alterna. Una sesión con Moxa y otra con Masaje.

El ritmo de tratamiento será de 3 días seguidos, y luego 2 veces por semana. La moxa o el masaje se hará 9 veces en cada punto por sesión.

RENDIMIENTO ESCOLAR

El adolescente también entra en una etapa de adaptación a su nueva vida en el Colegio; pasa de tener un solo maestro a tener varios maestros, con diferente exigencia, y sumado esto a los cambios físicos y sicológicos del niño en esta etapa, hacen que se presente conflicto, que se revela con disminución de su rendimiento escolar. Es una etapa difícil para el adolescente, puesto que, además, el chico ya lleva varios años estudiando y está cansado de la exigencia que los padres, los profesores y el Colegio le hacen, de que **debe** tener un buen rendimiento, de que **debe** sacar buenas notas, de que **debe** "lograr la excelencia", y eso lo angustia mucho y le hace entrar en conflicto.

El adolescente está en busca de su personalidad, y encima le llega la exigencia de la excelencia. Esto puede ser motivo de enfermedad, y se ha llegado al caso extremo de que muchos adolescentes terminan suicidándose. En otros casos, su estado de abrumación llega a hacerles caer en la drogadicción, o en cualquier otra situación a manera de "escape". Si ese chico no se adapta bien, va a enfermar también cuando sea adulto.

Como Sanadores, debemos en primera instancia ganarnos la confianza del adolescente. Ser sinceros al decirles que a nadie le gusta ir todo el día al colegio, y luego, llegar a la casa a hacer tareas o a estudiar más. Que es normal que no le guste el colegio.

En segunda instancia, hacerles ver que lo deben hacer de momento para cumplir los requisitos que les exige la sociedad para poder después estudiar lo que ellos quieran. Esto hará que el chico se sienta apoyado.

En tercer lugar, la concepción habitual acerca del rendimiento escolar con la exigencia de que tiene que "ser excelente", lleva al adolescente a enfermar, a presentar malestar por cansancio, cefaleas, etc. Como Sanadores, debemos decirles que no es pecado tener malas notas, que no es horrible perder un año, que no es una tragedia.

En otro sentido, debemos estimular el arte, la música, la poesía y el deporte en estos chicos, para que se desarrollen de otra forma, disfrutando de ello, y no considerándolo como una carga.

Otra cosa importante es hacerles ver a los padres que no se debe sobrecargar al niño poniéndolo a estudiar 10 cosas a la vez, así aparentemente le guste al niño. En la gran mayoría de los casos, los niños aceptan por presiones indebidas de los padres, para que ellos puedan mitigar su cargo de conciencia por no estar al lado del adolescente. Se les debe hacer caer en cuenta que no se puede justificar tratar de suplir su ausencia llenándolos de actividades en las cuales va a haber aún más exigencias para los chicos, lo cual los lleva a enfermar.

TRATAMIENTO PARA MEJORAR EL RENDIMIENTO ESCOLAR

20TM: BAI HUI, "Cien Reuniones", con la intención de actuar sobre el Yang disperso, concentrándolo y a la vez estimular la zona del hipocampo del cerebro, que es la encargada de regular el aprendizaje y la memoria. Lo manipulamos con Puntura o Moxa indirecta 9 imposiciones o, si no se puede hacer lo anterior, Masaje con el pulgar.

2B: DA BAO, "Gran Encuentro", trabajamos a nivel del Bazo, del Centro, nutriendo y distribuyendo ese sistema de aprendizaje. Este resonador lo podemos abordar de dos formas: si es con masaje, haremos masaje con el pulgar desde el 2B al 6B, 3 veces por sesión. Si elegimos puntura, solo se puntura ese resonador 2B.

Con este tratamiento se ha logrado mejorar niños hasta con parálisis cerebral.

También, se debe tratar a la madre con Moxa indirecta, para que disminuya su nivel de exigencia y de presión. Además, hacerle ver que un estudiante puede ser bueno en unas áreas y en otras no. Por tanto, no se le debe exigir la excelencia en todo. Que los padres nunca recriminen al chico enrostrándole que: "hacemos un gran esfuerzo para que usted sea alguien el día de mañana"; esto crea aún más exigencia en el adolescente, y va a empeorar más la situación.

El ritmo de tratamiento será de 3 veces cada resonador, 3 días seguidos, y después, 1 vez a la semana por el tiempo que sea necesario.

Otra patología del Adolescente es el llamado **Síndrome del Adulto**, en el cual los chicos quieren ser como sus padres, tener la productividad de ellos, las relaciones sociales y económicas, el dinero y la facultad de hacer lo que quieran. Esto se da por la exigencia exagerada de los padres, que obligan a sus hijos a "ser como ellos". Esto le acarrea aún más problemas a un chico que está tratando de buscar su personalidad, su identidad, y termina haciendo lo que sus padres desean para evitar problemas.

"Debemos dejarles a los niños el espacio necesario para ser niños".

Un niño nace con tres virtudes maravillosas: la Inocencia, la Fantasía, y la Esperanza (IFE). Al adolescente, le cambiamos o truncamos esas tres cosas de manera abrupta. La sociedad lo va cambiando para que el día de mañana sea competitivo y productivo, hasta anularlos y convertirles su Inocencia en Picardía, su Fantasía en Práctica, y llegar a convertir su Esperanza en "Triunfo".

Con esto los convertimos en adultos productivos: pícaros, prácticos y triunfadores. Esa es nuestra exigencia como adultos. El resultado final de todo esto es la aparición de muchas enfermedades. Si se nos quita nuestra esperanza, enfermamos severamente.

Los padres exigentes, sin ser malos no son buenos, porque tienen a los chicos siempre a prueba. Se debe informar esto a los padres para que entiendan más al niño y no lo llenen de más exigencias. La base del tratamiento del adulto es hacerles ver que ellos tienen que ser sinceros consigo mismos, que se den cuenta que ellos tampoco son culpables de nada, sino que también son víctimas del sistema.

¿Por qué razón no podemos llevar el IFE a todas las etapas de la vida?. ¿Por qué razón el sistema nos hace tener unos cambios bruscos en nuestra existencia con rompimiento de nuestra IFE?.

¿Por qué no podemos retener nuestro arte en todas las etapas de la vida?

Esa es nuestra misión como Sanadores, tratar de que nuestros pacientes y sus familias se reencuentren cada uno con su arte, para servicio y beneficio de todos.

"Todos para el Arte, y el Arte para Dios".

EL ADULTO

El adulto tiene gran cantidad de enfermedades, en su mayoría producidas por el tiempo de vida, la sociedad de consumo, el entorno familiar, la tecnología, el poder (económico, religión, etc.), la falta de valores, la inconciencia, entre otros. Esto nos adultera.

Adulto = Adulterado.

Una de las mayores causas de enfermedad en el adulto, según la OMS es la CONTAMINACIÓN. Todos estamos contaminados en mayor o menor grado: niños, adolescentes, adultos, Sanadores, ancianos.

Desde el punto de vista de la MTCH se debe descontaminar al paciente en su mente y en su cuerpo. Se debe hacer también un tratamiento preventivo para que esa persona no se contamine y no contamine más. Se hace el Tratamiento de Purificación, para descontaminarnos en base a resonadores específicos, con la intención de pensar en el futuro y proteger al Paciente y al Sanador.

Con el tratamiento de Purificación, se trata de devolver a la persona su Arte, tratar de revertir su adulteración y descontaminarlo. Esto se debe hacer en tres niveles: El Sanador debe tener una referencia en la parte física, mental y espiritual; primero se debe sanar y purificar él mismo, y luego sí lo podrá hacer con sus pacientes. Primero se debe adaptar el Sanador.

En la purificación tenemos siempre en cuenta los tres niveles de la creación: terrestre, humano y celeste, unificando estos tres niveles y buscando respuestas en cada uno de ellos a la necesidad de nuestro paciente. A nivel terrestre, tenemos la purificación psíquico-anímica, que es fundamental. Tratamiento: **Meditación**, a nivel humano, tenemos la purificación física, que es importante. Su tratamiento, el **Qi Gong de la Purificación y Limpieza de los Sentidos**, y por último, a nivel celeste, tenemos la purificación espiritual, que es trascendente. Su tratamiento: la **Oración (meditación trascendental)**.

NOTA: Como esta parte ya está descrita anteriormente, les invito para que se ubiquen en las páginas 169 a 171, en donde se describe con amplitud cómo y para qué realizar este tratamiento de purificación.

CAPÍTULO DÉCIMO TERCERO

LA MUJER – LO FEMENINO

LA MUJER

"Identificarnos es la única esperanza que tenemos"

Es muy diferente la energía femenina que la masculina. Son energías complementarias, no antagonistas.

Cuando vamos al síntoma, el tratamiento es igual en el hombre que en la mujer, pero, cuando vamos a la energética, hay marcadas diferencias, puesto que la mujer gesta otros sentimientos, y sus síntomas serán distintos a los de los hombres, puesto que hombres y mujeres no tenemos los mismos "sentimientos y vivencias".

A nivel energético todo empieza por la "Creatividad del Cielo", primer trigrama del Octograma de Fu Shi, el trigrama CHIEN (más energía, lo masculino, lo Yang). Luego, aparecen todos los demás Trigramas hasta llegar a la "Receptividad de la Tierra", el trigrama KUN (más sangre, lo femenino, lo Yin).

Desde el inicio de la creación surgió el opuesto y complementario. Cada uno es una entidad que tiene sus propias características. No son energías antagónicas, sino complementarias. Lo mismo ocurre con el hombre y la mujer. CHIEN es lo que primero que se gesta, pero es imposible que ese Yang siga su camino si no existe KUN, el complemento, no el esclavo, pues el poder somete, esclaviza, domestica, haciendo que se pierda poco a poco su referencia y se llegue al punto de que lo femenino quiera imitar a lo masculino, como ocurre en la actualidad.

No se puede tratar una artritis igual en el hombre que en la mujer. No solo debemos quedarnos en el síntoma, sino que debemos restaurar primero el camino de retorno, para que esa persona se vuelva a re-descubrir y a retomar su rumbo. Y es ahí donde vemos que la energética de la mujer tiene una serie de sentires diferentes que los del hombre.

Sin entrar en polémicas, solo diremos que el hombre y la mujer son opuestos y complementarios, y se deben entender, cada uno desempañando el rol que le corresponde. No hay mejores ni peores, solo hay opuestos y complementarios.

A través de KUN se va a iniciar el camino de retorno; lo que es abajo es arriba, opuesto y complementario. El Yang es lo espiritual, lo expansivo, y el Yin es lo material, lo concreto.

La mujer fue esclavizada por mucho tiempo, y esto la llevó a perder su referencia, hasta el punto de que, para lograr ciertas cosas, tuvo que empezar a imitar al hombre. Esto hizo que la mujer se des-identificara, perdió su puesto y comenzó a imitar al hombre en todas formas: todo por mantener contento al varón.

Esto no le sirve al Yin ni al Yang, puesto que, entre más se desidentifica el Yin, más se desidentifica el Yang, apareciendo la homosexualidad, etc.

A nivel energético, la creación no pensó para el hombre lo que se ve hoy en día; homosexualismo, bisexualidad, lesbianismo, sado-masoquismo, etc., y todo tipo de aberraciones sexuales, todas producto final de la des-identificación del Yin y del Yang.

Una de las principales causas de enfermedad en la mujer es la pérdida de la identidad con lo femenino.

Así pues, el primer eslabón del tratamiento de regulación de la mujer es en base al KUN, lo concreto, la Tierra, el Yin. Para eso utilizamos un primer resonador que es:

4B: GONG SUN, "Ofrenda Universal", que rescata el CENTRO, en la Receptividad de la Tierra, y que se usa con la intención de que sea el punto en el cual se de la posibilidad de que esa energía se vuelva a identificar y se vuelva nuevamente Yin. Es decir, para que se retorne hacia lo femenino, la maternidad, la visión maternal, la luna, etc.

En la mujer se da la posibilidad de tener las energías Yin y Yang, por el hecho de que la mujer es la que mantiene la gestación, y puede albergar en su vientre el Yin y también el Yang; los conoce a los dos, ya que un movimiento gesta el otro movimiento.

La función Yang en la mujer se da por el hecho de poder tener hijos. En ese momento del embarazo, dentro de su Yin hay un gran movimiento de Yang, puesto que el feto, sea femenino o masculino es una expansión, y la expansión es el Yang.

En un principio, toda la humanidad es femenina (xx); luego, hay un movimiento energético que engendra lo masculino (xy).
El Yang no puede parar de pensar, es una expansión, un generador de ideas, las cuales se pueden concretar a través del KUN, del Yin, y también podrá, a través de ese KUN, iniciar su camino de retorno.

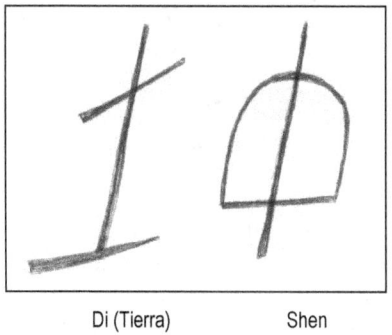

Di (Tierra)   Shen

Figura 88.- Ideograma de la Mujer (Lo Femenino).

El Ideograma de la Mujer (lo femenino), está compuesto por dos partículas: Di, y Shen. El Di, que significa Tierra, tiene 3 trazos, el (1) es la decisión celeste de anclarse a la Tierra; el (2) corresponde a la energía celeste primaria, a nivel estelar, y el (3) es el sustento de esa decisión en lo concreto. La Tierra se relaciona con lo femenino, con lo concreto, y corresponde al Centro, y en los 5 reinos mutantes corresponde a la Tierra (B, E). Por tanto, toda patología femenina debe incluir en su tratamiento el punto Alarma del Bazo: **8B: DI JI: "Fuerza Motriz de la Materia Primera"**.

En lo masculino, el Yang, este punto corresponde al San Jiao y al Xin Bao, puesto que la creatividad celeste siempre está presente en el San Jiao y el Xin Bao.

A su vez, el Shen tiene 5 trazos, que conforman la figura de una boca, que corresponde a una estructura (4,5 y 6), con un trazo central (el centro) (7), el Zhong, para dar por resultado una estructura que dice algo, atravesado por una decisión de lo celeste (8), para conformar la definición del Shen: es una estructura que dice algo de lo celeste.

Ese Shen deja testimonio de una función en la Tierra, conformando la idea de la mujer, o lo femenino.

El número de mujeres que sufren por des-identificación es muy grande. Por esto, la mujer enferma más que el hombre.

También, al des-identificarse la mujer, esto hace que el hombre se pierda cada vez más, por ser su opuesto y complementario. Lo fundamental en el manejo de regulación es que cada cual vuelva a asumir su rol, su género.

A nivel energético, y según los 5 Reinos Mutantes, en la mujer hay 3 ciclos energéticos muy importantes:

El primero, el ritmo del 2, ($7 \times 2 = 14$), un doble ciclo de Yin. A los 14 años, comienza su primer ritmo, que es cuando se produce su primer cambio hormonal: llega la menstruación y desarrolla todo su sentido de la fecundidad, la sexualidad y la menstruación. El Hombre es más energía; la Mujer es más sangre. El ritmo menstrual va a depender mucho de la luna, que, tal como lo hace con la Tierra moviendo las mareas, en la mujer mueve los líquidos corporales y la sangre. La mujer va a ser muy movilizada por la influencia lunar.

El segundo ciclo, es el del ritmo del 3: ($3 \times 7 = 21$). A los 21 años es cuando se está en la mejor época para la procreación, y puede llegar a su plenitud como madre. Allí culminan todas las opciones de plenitud física.

El tercer ciclo, de cara a los 5 Reinos Mutantes, es el del ritmo del 5: ($5 \times 7 = 35$). A los 35 años, la mujer completa su primer ciclo de vida. Comienza a entrar en su declinación de la procreación, disminuye y declina lo físico, disminuye hasta desaparecer su capacidad reproductiva, y desde allí su desarrollo se centra hacia lo espiritual. Es el inicio de su Yang. Desde ahí, desarrolla una espiritualidad intuitiva, a un nivel diferente al que tenía anteriormente.

El Yin necesita del Yang para el retorno, pero del Yang celeste. Esta debe ser la referencia de la mujer, el Yang Celeste, y no el Yang materializado o enfermo.

Luego, entra en el segundo de los ciclos de 35 años, con 5 etapas de 7 años cada una.

La mujer renueva su Yin (sangre) y su Yang (energía) con cada período menstrual, y se prepara así para la procreación.

La mujer desgasta su Yin con cada ovulación. En cambio, el hombre desgasta su Yang permanentemente, porque produce espermatozoides permanentemente.

Cuando la mujer deja de ovular, ya no gasta su Yin y toda esa energía la puede gastar en otras cosas, reforzando su espiritualidad.

La revolución en la mujer se inicia después de los 35 a los 40 años de edad. Las células madre humanas son toti-potenciales, luego, cuando la mujer deja de ovular, esa energía que está ahí debe y puede ser canalizada para cualquier potencialidad. Se puede encausar hacia la espiritualidad celestial, iniciando un mundo distinto dirigido hacia el Yang celeste y comienza a vivir su revolución espiritual.

Según el TAO TE KING, hay tres eslabones o momentos pensados para la mujer, elementos que pueden ser rescatables en cuanto a lo femenino, y que influyen directamente en su feminidad: el AMOR, la HUMILDAD y la AUSTERIDAD.

EL AMOR: El Amor es un elemento fundamental en lo femenino. En el sentido más espiritual, es el desarrollo de lo más espiritual, como cada uno lo entienda a su manera. El amor debe tener cuatro componentes: Ternura, Complacencia, Alegría y Tristeza. Esto se ejemplifica en la mujer el momento de parir. Está muy alegre, complacida y con una gran ternura para con su retoño, pero a la vez, muy dentro de ella está triste porque sabe que ese hijo algún día la abandonará para tomar su propio vuelo. Por eso, el amor incluye alegría y tristeza a la vez.

LA HUMILDAD: Debe estar ligada inevitablemente a la Sumisión. Esto se da cuando nos hacemos concientes de la fuerza y el poder del Cielo. La humildad la desarrolla el hombre ante la Tierra que ya conoce un poco más que al Cielo, sabe que le sustenta, que tiene una atmósfera, que gira alrededor del sol, etc., pero es incapaz de aprender y entender los fenómenos que en ella se presentan.

Cuando la Humildad se despierta, se va a canalizar como un sentimiento solidario que va a permitirle a ese Ser vivir en armonía con los demás.

La mujer en su tiempo de fecundación tiene más fácil despertar hacia esa Humildad y esa Sumisión que ya estaba impresa en ella como en toda la humanidad femenina. Pero es en el embarazo cuando ella toma plena conciencia de que la situación de su interior desborda su capacidad de comprensión.

Asume el momento histórico que le toca vivir, asume su rol, y de esa manera puede llegar al descubrimiento de su Karma. Cuando la persona descubre su Karma (Vía, Ruta, Camino a recorrer), descubre su misión. La Humildad en ese momento se liga a la aceptación de ese Karma.

LA AUSTERIDAD: Es el factor más difícil de entender, esa custodia que el cielo ha entregado a la mujer: Custodiar siempre la belleza. Es la custodia de lo celeste, de la tierra, del hogar, de la economía. Tiene las siguientes características:

Transparencia, Identidad y Entrega. El rasgo más importante es la Transparencia.

La Transparencia es el sentimiento por el cual lo femenino puede transportar hacia fuera lo que lleva en su interior (amor y humildad).

El So Wen, en su capítulo 33 dice que: "…hay en la mujer un vaso que va desde esa entraña curiosa que es el útero hasta el corazón; así pues, todo lo que pasa por el corazón y no sea sincero, también pasa por el útero, y viceversa…"

Se refiere al sentir que sale de las entrañas de una mujer, que no puede permitir mentiras, que conduce a la sinceridad. Se refiere a la palabra. En lo femenino, la palabra sale de las entrañas, de lo más íntimo. Una mujer no se puede permitir mentir, especialmente en el amor. Por eso, la mujer dice lo que tiene que decir, nos guste o no.

Cuando la mujer no es austera, los miedos pueden propiciar engaños. Cuando esa mujer no austera asume un papel empresarial, comienza a jugar roles masculinos que no se corresponden con su propia autenticidad, y trata a su equipo de trabajo como lo hace un hombre, y no como su propia naturaleza e identidad se lo dicta. En ese momento se vuelve mandona y crea desconfianza, aún entre las otras mujeres.

Ese tipo de mujer es muy bien recibida en las empresas, porque hacen lo que sea para escalar y para triunfar. Ese tipo de mujer se busca un patrón que las mande, especialmente en las oficinas gubernamentales, y son muy legalistas, no saben tomar ninguna decisión, son inflexibles y se acomodan estrictamente a las reglas, entonces, se vuelven muy productivas, pero a la larga lo que causan es un gran malestar entre los usuarios, lo cual las satisface de manera inusual.

Son desconfiadas de todo y de todos, se centran en lo masculino, y se centran entonces en el PODER: "…aquí mando yo, y como ahora es así, ¡tienes que hacer lo que a mí se me de la real gana!…". Esto es porque albergan una gran inseguridad, y la manera de compensar es volverse autoritarias, estrictas a la normas, para ganar respeto por miedo. Pero en realidad la que tiene mucho miedo es ella: miedo a perder el trabajo, miedo a dejar salir su sentimiento femenino, miedo a estar sola, miedo a todo.

Esa mujer usa todo lo que esté a su alcance para obtener poder, y cuando lo logran, comienzan a ser irracionales, a oprimir a los demás, a hacerse sentir por su rigidez e inflexibilidad, por su autoritarismo, debido a que por dentro tienen una gran desconfianza en ellas mismas, tienen miedo a "no dar la talla", y por eso usan el poder para manipular y acomodarlo a sus deficiencias por medio de la opresión, y así evitar que les salga competencia.

La Identidad significa que se quiera, que se acepte y que actúe tal como es. Significa que se identifique totalmente con su cuerpo, que acepte sumisa su corporeidad y no trate de convertirse en un prototipo, que no trate de cambiar sus condiciones físicas, sociales o psíquicas: si nació humilde, que siempre siga siendo humilde, así tenga éxito, pero que no pierda su esencia. Que no se haga cambios artificiales en su cuerpo, para aparentar ser otra.

La identidad significa que esa mujer debe asumir lo que es, asumir el rol que tiene que asumir con humildad, y que viva ese rol tal como debe vivirlo, sin perder su identidad, que no busque para nada ocultar su identidad, que la viva, que la practique, que se conozca, se acople y saque a flote sus VIRTUDES. Puede alcanzar el éxito, pero sin perder su identidad. Que tenga un verdadero auto-conocimiento.

La Entrega hace referencia a la capacidad de la mujer por naturaleza de entregarse; no hay mayor entrega que la de una madre. No existe un amor más entregado que el de una madre; todo lo hace por amor, y tiene en su interior el enamoramiento más extraordinario.

Una mujer desde que nace, nace madre; nace con la maternidad implícita, escrita en cada una de sus células. Sin necesidad de haber parido tiene su instinto maternal. Debe entrar partiendo desde su compromiso kármico que ha descubierto a través del amor, de la sumisión y de la humildad; la mujer se encierra y se entrega totalmente al objetivo.

La mujer debe hacerse todos los días Masaje en la cintura para estimular el TAE MO (El canal circular) y de esa manera desarrollar la "Creatividad del Cielo" que se encuentra allí. Esto es indispensable para poder ese Yin entregarse a algo a lo que le ha encontrado su fin: su objetivo, por las vías del amor, de la sumisión y la humildad; la mujer se entrega totalmente a su objetivo.

Esto implica inevitablemente una RENUNCIA, que es más fácil en la mujer por su característica Yin, y se ve claramente en las mujeres que se entregan totalmente al cuidado de otros seres. Es más fácil en la mujer, porque renuncia indica una contracción, y la mujer es Yin: contracción. En esa quietud, en esa contracción, la mujer adquiere su verdadera esencia. En el hombre es más difícil la renuncia por su característica Yang, que va en contra de la contracción, pues el hombre es expansión.

TRATAMIENTO EN EL SENTIDO DE LA RECUPERACIÓN DE LO FEMENINO
(TRATAMIENTO PARA LA DESIDENTIFICACIÓN)

Este tratamiento se debe utilizar en cualquier situación en la que la mujer se sienta des-identificada.

1.- Empezar con el CENTRO: **8B: DI JI, "Fuerza Motriz de la Materia Prima"**, ó **"Sistemas Terrestres"**, punto Alarma del Bazo, pues el Bazo corresponde al Centro, a la Tierra, y la mujer se corresponde con la Tierra, con lo concreto, y con ese punto se debe comenzar cualquier tratamiento en la mujer.

Además de esto, vamos a ver cómo despertamos a través de la estructura energética esas cualidades innatas que mejor definen a la mujer, a lo femenino, y que hemos cifrado en el amor, la humildad y la austeridad. Para esto, recurrimos a los canales extraordinarios, porque allí residen las energías hereditarias. Este tratamiento es de tipo alquímico, para volver a ubicar a la mujer en esas vías del amor, la humildad y la austeridad:

En el Tae Mo manejamos la recuperación del amor, que a la vez es el mantenedor de la fecundación.

En el Chong Mo, rescatamos la humildad, y aportamos los nutrientes necesarios para la fecundación, por medio de la sangre.

En el Ren Mai, rescatamos la austeridad, y además vehiculizamos las energías hereditarias cromosómicas.

2.- Rescatar el AMOR:

28VB: WEI DAO, "La Ruta de la Unión", por ser un resonador DAO (TAO), recuperamos el sentido de su nombre como ruta, camino. La intención básica es recuperar el sentido del Tao, para recuperar la Ruta y el sentido de su amor. Movilizamos también el canal circular del Tae Mo. También en este caso es importante la danza del vientre, Samkia, la danza árabe para estimular el Tae Mo. Se realiza moxa indirecta 8 imposiciones, según el ritmo de la "Creatividad del Cielo" del Octograma de Fu Shi. Se puede enseñar a la paciente a que se haga masaje diario, en el momento de la ducha.

3.- Rescatar la HUMILDAD:

16R: HUANG SHU: "Asentimiento de los Centros Vitales", "Transportar para Ofrecer", que recuerda el papel alimentador y distribuidor del cordón umbilical. Es el punto IU del Útero. La intención es llevar al resonador la confluencia del Yin y del Yang, para que se armonice la función del útero (el útero mira hacia la Tierra, en actitud de sumisión y humildad), aumentando la humildad interna y externa en la mujer, conectada con el "Palacio de las Emociones". En la mujer menopáusica, la manipulación de este punto hace que ella recupere el sentido de su feminidad, mejorando en todo sentido, volviendo a arreglarse, a sentirse bonita, a sentirse más mujer. Se manipula con puntura oblicua profunda, en dirección al 8RM, y con movilización con las dos manos al mismo tiempo, con rotación incompleta de 90°.

4.- Recatar la AUSTERIDAD:

3RM: ZHONG QI, El Centro más Elevado". Es un resonador Centro, por tanto, relacionado con la "Receptividad de la Tierra" y su ideograma. Canaliza por tanto lo más Yin. La austeridad está en lo más Yin. Es el punto IU de la Vejiga y el punto Maestro del Útero. Reune la energía de los 3 Yin de miembros inferiores. Vehiculiza la energía cromosómica, y es un canal de luz que comunica lo más interno con lo más externo. A través de este resonador posibilitamos que desde la zona genital de la mujer se desarrolle su austeridad, saliendo del fondo de los instintos.

La manipulación es la siguiente: masaje intenso previo a la puntura (allí confluyen también los canales tendino-musculares, y si no se masajea fuertemente la energía podría quedar atrapada en la superficie). Luego, se puntura perpendicularmente, en tonificación. Después de la puntura, se aplicará moxa directa, con 2 conos de moxa del tamaño de un grano de arroz (2 es el número del Yin).

El ritmo del tratamiento es el siguiente: se inicia con 1 sesión cada 7 días, hasta la mejoría. Ahora bien, si hacemos del tratamiento según el ritmo de cambio de las energías celestes (ritmo del ocho), serían ocho tratamientos con intervalos de 7 días entre uno y otro.

También, si seguimos el tratamiento en base a los cambios de la Luna, que rige lo femenino, se hacen 4 tratamientos, cada uno en una fase lunar, con el objetivo de conseguir una sintonía entre el ritmo menstrual y el ritmo lunar. Es mejor iniciar en luna nueva porque hay muy poca sangre y energía, y es el momento ideal para recuperar el vacío global del organismo. Este tratamiento se propone cuando la patología de la mujer tiene que ver con los ciclos menstruales. Es mejor hacer cada tratamiento el primer día de cada fase lunar. Este se repetirá hasta que se pierda la relación entre los síntomas y la menstruación. Ejemplo: cefaleas secundarias a la menstruación. En caso de que vuelva la sintomatología, se iniciará nuevamente el tratamiento, empezando por la misma fase lunar que la vez anterior.

TRATAMIENTO DE LA LUNA NUEVA

Utilizado con destino a las mujeres menopáusicas, para que vuelvan a recuperar las cualidades de la sangre, para que maduren los óvulos que ya no podrían salir a causa de la menopausia y que le pueden causar ciertas molestias. Los chinos encontraron que existía un tratamiento "mágico", para las mujeres que llevaban ya al menos dos años sin sangrar.

Se hace en Luna Nueva, y se trata de "rescatar el Dragón de las aguas profundas"; es decir, rescatar el Fuego del Agua. Se inicia cuando no hay luz lunar, cuando empieza a "nacer" la luz lunar.

Se comienza con Moxa indirecta 9 imposiciones y canto del nombre alquímico del resonador **2R, RAN GU, "Valle de la Aprobación"**, ó **LONG YUAN, "Dragón de Aguas Profundas"**, que es el punto Fuego de Riñón, del Agua.

Seguidamente, vamos al nacimiento del San Jiao, con Moxa indirecta y canto del nombre alquímico del resonador **4TM: MING MEN, "Puerta del Destino"**, también con 9 imposiciones.

Por último, vamos al resonador **4TR: YANG CHI, "Estanque de los Yang"**, con moxa indirecta 9 imposiciones y canto del nombre alquímico del resonador.

Se hace en luna nueva para que alquímicamente se pueda rescatar más fácilmente el Dragón de las aguas profundas, en el sentido de que el útero involucione y rescate lo que el Cielo le ordena, y así vuelque toda su intuición hacia lo espiritual, hacia las artes, etc., etc.

El tratamiento se debe hacer siempre en el mismo orden, de abajo hacia arriba.

MÓDULO DE REGULACIÓN PARA LAS PATOLOGÍAS PROPIAS DE LA MUJER

No podemos ver a la mujer con la misma óptica que al hombre. Son opuestos y complementarios. El Yin representa la culminación de la expansión de la "Creatividad del cielo" (Yang), es decir, la "Receptividad de la Tierra" (Yin). Por eso, podemos decir, que en el momento actual de la evolución, la mujer es un ser completo, y el hombre no lo es.

En lo femenino, en la "Receptividad de la Tierra" confluye la acción del CHONG MO, el "Mar de Todos los Canales", el cual vehiculiza la energía intermediaria o Jing Qi, que es la mayor fuerza hereditaria que desarrolla la mujer. Es la energía intermediaria entre la Yuan Qi (energía primigenia) y la Zhong Qi (energía cromosómica o ancestral). Esta energía pertenece tanto al cielo anterior como al cielo posterior, y por tanto, conoce el designio celeste.

En lo femenino se conoce el designio Celeste: "…El Verbo se hizo carne y habitó entre nosotros…", "…El Ángel del Señor anunció a María, y esta concibió, por obra y gracia del Espíritu Santo…".

Para el tratamiento preventivo de las enfermedades de la mujer, como son las enfermedades genito-urinarias, las enfermedades del psiquismo, las de regulación de la sangre, la regulación de la energía, y la regulación de la parte emocional, se utiliza el siguiente módulo, encaminado a restablecer en la mujer aquellos aspectos que más la caracterizan. Para eso, manejamos Cinco (5) niveles:

1-Primer nivel: Actuar sobre el Designio Celeste: Para esto, actuamos sobre la vía del CHONG MO, que nace del Riñón, del Agua, del Origen:
- **4B: GONG SU, "Ofrenda Universal"**, que es el punto que abre el Chong Mo, y por medio del cual se pueden tratar todas las enfermedades de la mujer. Se manipula con presentación celeste de la aguja, y se hace puntura profunda en dirección hacia 1R, tonificando hasta que se sienta el pie adormecido.
- **16R: HUANG SHU, "Asentimiento de los Centros Vitales"**, por ser un resonador que tiene conexiones con el Ren Mai, con el psiquismo más antiguo, que corre por el **8RM, SHEN QUE**, y también tiene relación con un resonador TIAN, el **25E: TIAN SHU**, que tiene una importante acción sobre el psiquismo, en la parte celeste. Se puntura profunda y oblicuamente en dirección hacia el ombligo, en tonificación hasta que penetre la energía en profundidad.

2- Segundo nivel: Actuar sobre el Agua: El nivel del Agua es la posibilidad de la acción, porque en el Agua está el origen, y en el origen están todas las potencialidades.
- **9R: ZHU BIN, "Homenaje a los Esposos", "Preparar la Estancia del Invitado"**, que es el resonador Alarma del Yin Oe, que tiene como función unir el Yin. Se manipula mediante puntura profunda, ascendente y oblicua en el sentido del canal, hasta que la sensación llegue a la rodilla. No se debe moxar.
- **25VB: JING MEN, "Puerta de la Capital"**, ó **QI FU, "Depósito del Soplo"**, que es el resonador MO del Riñón, y se manipula con puntura profunda perpendicular a la piel y en Tonificación, y posteriormente se hace moxa indirecta.

3- Tercer nivel: Actuar sobre el San Jiao: La mujer tiene más preponderancia hacia el San Jiao, puesto que el primer vector que aparece en la formación del hombre es el San Jiao, y el último es el Xin Bao. En el principio, el ser es femenino (xx); posteriormente, si se dan algunas situaciones, aparece lo masculino (xy). El San Jiao surge de la "Creatividad del Cielo", y se corresponde con lo femenino; cuando surge el Xin Bao, se trata de una función en proceso de expansión no completa, en desarrollo, y se corresponde con el principio masculino. Entonces, el resonador elegido es:

- **8SJ: SAN YANG LUO, "Cruce de los Tres Yang", "Cruce de los Tres Fuegos Celestes"**, que es el punto que reune la actividad Yang de los miembros superiores. Lo superior es lo celestial. Se manipula con puntura perpendicular profunda, en dirección hacia el Xin Bao, hasta que se note adormecimiento en el trayecto del canal o en el antebrazo.

4- Cuarto nivel: Actuar sobre el Bazo: para garantizar la distribución por el Bazo, para que sea fuente de expansión de la energía hereditaria que hemos activado en el primer nivel (la energía Jing Qi):

- **6B: SAN YIN JIAO, "Cruce de los Tres Yin", "Heredar el Decreto del Cielo"**, con puntura en tonificación hasta provocar una sensación de hormigueo y adormecimiento, que se expande, y luego hacemos moxa indirecta.

5- Quinto nivel: Actuar sobre la Sangre: Es el nivel de control y regulación de la sangre. La mujer es más sangre, el hombre es más energía. Este nivel se tiene que tener en cuenta en todos los tratamientos en la mujer. La mujer tiene un comportamiento diferente según su tiempo menstrual, y por eso, tenemos tres puntos diferentes, según el estado en que se encuentre:

- En su edad reproductiva sin fecundar: **10B: XUE HAI, "Mar de la Sangre"**, con puntura profunda en tonificación, y en ocasiones sangría. Luego, moxibustión indirecta.
- En su estado del embarazo: **9R: ZHU BIN, "Homenaje a los Esposos", "Preparar la Estancia del Invitado"**, con puntura en el 3º y 6º mes del embarazo. También se utiliza **43V: GAO HUANG, "Centros Vitales"**, si hay anemia asociada al embarazo.
- Si se encuentra en su tiempo de la menopausia, utilizamos el **3H: TAI CHONG, "Asalto Supremo"**, con puntura en dispersión, y luego en tonificación con vibración.

El ritmo del tratamiento será de 1 nivel cada día, por cinco días, sin añadir ningún otro tratamiento. Luego, se descansa 1 semana y se reinicia, pero en el segundo ciclo se aplica primero el nivel correspondiente, y luego, al retirar las agujas se hace una segunda puntura con el tratamiento específico, según el caso.

CAPÍTULO DÉCIMO CUARTO

LA VEJEZ - EL ANCIANO - EL ADULTO MAYOR

LA VEJEZ - EL ANCIANO - EL ADULTO MAYOR

En la vejez se entra en otra dimensión. El hecho de que la estructura sea vieja, anciana o senil, no significa que necesariamente se tenga que estar y sentir enfermo.

Esto es algo que tenemos qué recalcar, puesto que, si no lo hacemos, justificaremos cualquier enfermedad debido a la edad, y el anciano quedará marcado o rotulado como enfermo irreversible.

Como sanadores, debemos tratar de conseguir cierto "equilibrio" que le permita a esa persona –tenga la edad que tenga- seguir con su actividad.

Se ha demostrado científicamente que la regeneración cerebral, que las áreas de aprendizaje y de memoria se activan en determinados momentos con la edad; es decir, se ha demostrado que el sujeto no pierde los recursos de aprendizaje y de adaptación, sino que, cuado se ve en situación límite, gana recursos.

Cuando llega esa edad de oro, no termina la vida; más aún, puede ser cuando comience de verdad nuestro desarrollo hacia lo espiritual y lo divino. Muchos seres humanos han logrado su grandeza en la época de su ancianidad.

La vida, como entidad inteligente, dota al ser humano de recursos de inteligencia y supervivencia a cualquier edad y en cualquier circunstancia. Dota al ser humano de recursos para que se desarrolle sin importar su edad cronológica. La vida nos dota de capacidades para que a cualquier clase de condiciones y a cualquier edad seamos útiles: útiles y vitalmente viables.

MANEJO ENERGÉTICO PREVENTIVO DEL ANCIANO

Debemos procurar que las estructuras vitales generales se revitalicen y se agilicen. Es decir, la actividad Yang debe ser regularizada, puesto que el organismo está tendiendo hacia el Yin. Tiende a la quietud, a la comodidad.

La ancianidad es un paso en la explosión o expansión del Yang, que se trata de convertir en Yin. Con ella se cierra todo un ciclo del Tao. Nos comenzamos a contraer para poder dar el salto, el cambio, e iniciar así en camino de retorno. El anciano tiene una asistencia celeste que le permite iniciar el cambio o la mutación, que a su vez le facilitan iniciar el camino de retorno. El anciano comienza a darse cuenta de que existe un camino de retorno.

La sociedad se encarga de convertir al anciano en "inválido", limitándole su movimiento, su actividad, y llevándolo al anquilosamiento.

El anciano olvida más que el joven, y la razón es porque el anciano tiene más información, su "base de datos" está mucho más llena que en el joven, y por eso es normal que su "ordenador central" trate de seleccionar los datos que va guardando.

En ocasiones el mismo organismo, sin causa justificada, se aniquila. Da la orden para que las células NK (Killer o asesinas) comiencen a cumplir esa orden de auto aniquilación. Esa orden sale del mismo organismo, pero no se sabe a causa de qué.

A veces, como consecuencia de factores sociales, anímicos y culturales, la persona se empieza a sentir vieja, que ya no sirve para nada, y que ya no es viable. Esto favorece el proceso de la activación de las células NK.

Esa aniquilación puede darse de diferentes formas: a manera de tumores, a manera de infartos cerebrales, etc. También, puede darse lentamente, en forma de deterioro lento y progresivo, de acartonamiento, de rigidez progresiva, etc.

En el sentido de los 5 Reinos Mutantes, lo que ocurre es que el Fuego se está propagando y devastando todo. En la energética, tenemos nuestra gran fuente de sanación en el San Jiao, que va a hacer que se regulen adecuadamente el Fuego y el Agua.

Además, la juventud es un estado mental, y hoy en día es muy fácil ver jóvenes más viejos que los ancianos cronológicos.

En cuanto hace referencia a la edad de vida de las personas, en la tradición se contemplan 2 posibilidades: una a través de los 5 Reinos Mutantes (Teoría Terrestre), y la otra según el Octograma de Fu Shi (Teoría Celeste).

Teoría Terrestre: Sabemos que según los 5 reinos mutantes, la expectativa de vida en la mujer es de 105 años (7 años x 5 Reinos = 35 años, x 3 ciclos completos = 105 años), y en el hombre es de 120 años: (8 años x 5 Reinos = 40 años, x 3 ciclos completos = 120 años).

Teoría Celeste: de acuerdo con los 8 Vasos Maravillosos, de acuerdo con los 8 trigramas del Octograma de Fu Shi: Se le da un valor de 7 a la línea del Yin (línea partida en el Octograma de Fu Shi), y de 8 a la línea del Yang (línea continua del Octograma), y se suman las 3 líneas de cada trigrama, dando como resultado final una expectativa de vida de ¡¡¡180 años!!!

Así pues, el proyecto de vida terrestre es de 120 años y el celeste es de 180 años. ¡Estamos programados por el cielo y la tierra para vivir de 120 a 180 años!

Pero, el hombre enferma cuando se aparta del proyecto celeste y disminuye así considerablemente su expectativa de vida hasta el punto de que hoy en día la expectativa de vida ha caído hasta los 60-70 años. Esto porque la sociedad de consumo (el establecimiento) le pone en unas condiciones ambientales, culturales y económicas determinadas, que en últimas, le acortan la vida.

La juventud es un estado mental; lo que tenga ese hombre en su cabeza antes de llegar a esa etapa de la ancianidad, determina su expectativa de vida. Es decir, su actitud psíquica y espiritual son las que van a marcar en el hombre el inicio de la ancianidad.

A nivel genético parece que no hay ninguna limitación ni marcados su años de vida.

El tiempo energético de la vejez comienza con la deficiencia del Bazo, y el estancamiento de la humedad. Y a parte de ello, su inicio depende de la actitud psíquica y del desarrollo espiritual del ser.

MANEJO PREVENTIVO DE LA ANCIANIDAD – CONSIDERACIONES GENERALES

Se puede establecer un tratamiento preventivo para ayudar a hacer la transición de la edad adulta a la vejez. El anciano debe adecuarse a su nuevo estado, teniendo que controlar su Yang, para que no se le agote.

El objetivo de este tratamiento preventivo es repartir bien el Yang para que no se agote, ni devaste el Yin. El anciano se debe regular en todos los aspectos de su vida, tranquilizarse, controlar su vida sexual, sus emociones, para cuidar el Yin y para dosificar el Yang.

El Fuego tiene que existir, pero controlado. Si se deja al Fuego progresar sin control, se propaga, devasta y destruye todo.

Este módulo de regulación preventivo se puede comenzar a hacer a cualquier edad, antes de comenzar la ancianidad. El objetivo del mismo es regular el eje Agua – Fuego, puesto que el Eje Agua-Fuego nace del Ming Men, del cielo.

La actuación energética consiste en recorrer el canal del San Jiao.

Se hace masaje en "lanzadera", comenzando por el **1TR** hasta el punto Ho (Mar) de San Jiao, el **10 TR**, y de allí se pasa al **39V**: que es el punto He especial de San Jiao.

Se debe hacer todos los días, aún mejor desde los 35 a 40 años, y nos permite llegar en un equilibrio total a la ancianidad.

Se debe hacer siempre primero al lado izquierdo, y luego al lado derecho, y hacerlo (3) tres veces a cada lado, alternando izquierda, derecha, izquierda, etc.

Si la piel arrugada no permite el masaje, se procederá a hacerlo con moxibustión, excepto en WEI YANG, que es el 39V, en el cual sí se hará masaje en lanzadera.

Además, para que no se activen las células asesinas, tanto en hombres como mujeres haremos lo siguiente:

39V: WEI YANG, "El Almacenamiento del Yang", punto que se utiliza para equilibrar el Eje Agua-Fuego, para conservar el Yin de esa manera. Por eso, no debemos gastar con calor el Yang, sino conservarlo. Esa es la razón por la cual no se moxa el 39V. No se debe poner más fuego en el Yang, porque ese exceso de Yang puede agotar el Yin y acabarlo. Por eso solo de usa masaje o puntura en el 39V.

Luego, en hombres mayores de 40 años y en mujeres mayores de 35 años, se debe realizar moxa o masaje en 36E: ZU SAN LI.

En esa edad, si un paciente tiene problemas cardíacos no debemos actuar directamente sobre el corazón, sino que lo manejaremos por intermedio del Xin Bao, El Maestro de Corazón, porque debemos controlar el Yang y preservar el Yin. Si actuamos directamente sobre el corazón, vamos a aumentar el Fuego y exacerbamos el Yang, acabando así con el Yin.

También, en el tratamiento del síndrome de la vejez, podemos utilizar el Qi Gong del YUNG, es decir el Qi Gong de la eternidad. El Qi Gong del Yung rescata nuestro origen.

El Ideograma del YUNG, que significa ETERNIDAD, contiene todo lo que sería el movimiento de todos los movimientos energéticos. Incluye los 8 trigramas del Octograma de Fu Shi, y son los 8 trazos básicos de los trigramas, y el camino de retorno. Es el Ideograma base de todos los ideogramas chinos.

Se debe dejar en el cuarto del anciano, para que lo observe a diario y lo lleve a la memoria, lo "imprima" en sus células para que sea consciente de su origen Eterno, y así sus células Killer no se activen.

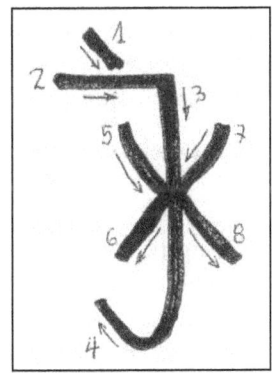

Figura 89.- Ideograma del YUNG: la Eternidad.

El Qi Gong del Yung se puede realizar bajo cualquier circunstancia, aún en un enfermo que tenga imposibilidad para moverse de su lecho. Con solo visualizar el ideograma ya se está moviendo el Qi. Nos hace ver que ya viajamos en el camino de retorno, que podemos continuar con nuestro viaje, y que somos infinitos, y nos hace ver que viajamos en una energía de eternidad.

Nos basta entrar en sintonía con lo eterno, y desde entonces, nuestro viaje se hará eterno, para darnos cuenta de que la vida no se agota en esta vida, y que solo es una etapa o un paso hacia la eternidad, y que existe un camino de retorno. Así, entraremos en un estado de Intemporalidad.

La vida es un paso hacia la eternidad, hacia la intemporalidad, hacia lo infinito (8 es el número de lo infinito, y 8 son los trazos del ideograma del Yung).

Cuando nos subimos a ese vehículo del infinito, de la intemporalidad, podemos comenzar ese viaje hacia la eternidad. Lo eterno no se agota, y de lo eterno pasamos a la nada.

Es fundamental que el ser recupere ese criterio y esos conceptos, para que en ningún caso despierten los mecanismos de auto-agresión de las células Killer.

Es necesario hacer ese Qi Gong, por lo menos 4-5 veces al día, bien hecho, y su efecto es acumulativo. En la medida en que vamos purificando el movimiento, la vitalidad se va renovando. Es importante que haya continuidad, con un tiempo mínimo y todos los días.

Es importante hacerle saber a los pacientes que lo que entendemos por vida es un momento para ir a la eternidad, utilizando como vehículos la inmortalidad y la resurrección.

Otro masaje fuerte que debemos practicar a estos pacientes, es para movilizar toda la energética del anciano a través de los 5 reinos mutantes. Para eso, utilizamos los puntos Ho (Mar) de cada reino mutante, que se ubican en los codos y en los huecos poplíteos, y en los puntos Iu o Shu dorsales, con golpeteo fuerte, explicando previamente al paciente lo que se va a hacer.

MÓDULOS DE MANEJO PREVENTIVO DE LA VEJEZ

El tiempo energético de la vejez comienza con la deficiencia del Bazo y el estancamiento de la humedad, y además con la actitud psíquica y espiritual del ser.

En esto basamos el tratamiento preventivo, que será realizado en el hombre desde los 40 años, y en la mujer desde los 35 años, así:

1er. Módulo para prevenir la vejez:

Recuperar el sentido del tiempo psico-espiritual: para eso revisamos la función del SHEN y del LING:

4C: LING DAO, "La Ruta del Espíritu".

Desobstruir el Bazo y activar su función:

13H: ZHANG MEN, "Puerta de la Manifestación", que es el resonador MO de Bazo, y

36E: ZU SAN LI, "Divina Indiferencia Terrestre", para activar el movimiento de la humedad y evitar su estancamiento.

2º Módulo para prevenir la vejez:

Para recuperar el sentido psico-espiritual:

15V: XIN SHU, "Transportar para Ofrecer en el Corazón", que es el resonador Iu o SHU dorsal de Corazón, y

17RM: SHAN ZHONG, "Centro del Pecho, de la Sinceridad", que es el resonador MO de Maestro de Corazón.

Para actuar sobre la Humedad:

12RM: ZHONG WAN, "Granero Central", que es el punto MO de Estómago, y

21V: WEI SHU, "Transportar para Ofrecer en el Estómago", que es el punto IU o SHU dorsal de Estómago.

Estos serían los módulos de manejo preventivo, pero si la persona ya ha comenzado su proceso de vejez, tenemos qué utilizar otro módulo, ya no preventivo, sino de tratamiento.

<u>**MÓDULO DE TRATAMIENTO PARA LA VEJEZ**</u>

En la vida del Ser se forma un Tao entre el tiempo de juventud (Yang) y el de vejez (Yin), pero ese Ser no está en uno o en otro, sino que convive simultáneamente en los 2 tiempos, y en unos momentos está con mucha juventud y poca vejez (mucho futuro, poco pasado), y en otros momentos está con mucha vejez y poca juventud (mucho pasado, poco futuro).

En este caso debemos encaminarnos hacia el manejo de la humedad, y basados en ello podremos elaborar múltiples opciones de tratamiento, pero siempre referenciándonos en el PRESENTE, y el presente está relacionado con el CENTRO, representado a su vez por Bazo y Estómago, con la alimentación.

Además, también nos debemos basar en la RESPIRACIÓN, por el Pulmón.

El tercer aspecto a tener en cuenta es el INSTANTE, que está relacionado con la DECISIÓN de la Vesícula Biliar, para mantener ese TAO.

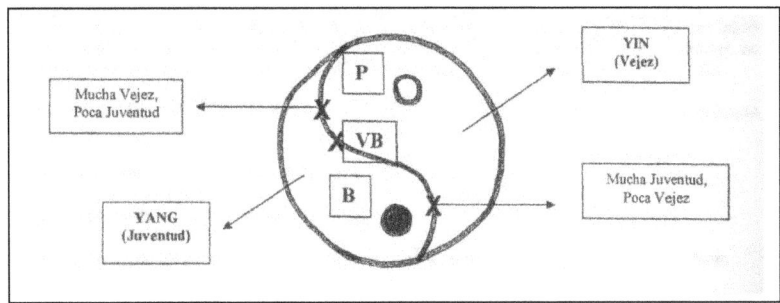

Figura 90.- Representación del TAO en el Anciano.

13H: ZHANG MEN, "Puerta de la Manifestación", punto MO de Bazo, hace que el Bazo funcione bien movilizando la HUMEDAD, y al hacerlo, se trabaja también el Agua (que es el origen), y asociándolo con el 4C y el 36E se está trabajando en las esferas del Agua, Fuego y Tierra. Es decir, el tratamiento anterior del 4C, 13H y 36E copa esas 3 esferas, por lo cual se puede también dar a los ancianos con síntomas de vejez.

15V: XIN SHU,, " "Transportar para Ofrecer en el Corazón", con él rescatamos la función del corazón, y al hacerlo estamos actuando en el Agua del Fuego (Vejiga es el Agua).

17RM: SHAN ZHONG, "Centro del Pecho, de la Sinceridad": Por el Ren Mai se vehiculiza la energía Yin, y estamos trabajando de nuevo en el Agua (Ren Mai se origina en el Agua), y también como es resonador ZHONG, por aquí pasan las 3 energías: hereditaria, nutricia y la de intermediación. También se utiliza en problemas respiratorios congestivos, porque cuando se presenta alteración cardiaca, casi siempre se acompaña de alteraciones pulmonares y respiratorias.

12RM: ZHONG WAN, "Granero Central", por allí pasan las energías hereditarias, corresponde al centro y es el resonador MO de Estómago. Además, en ZHONG WAN se juntan la energía celeste, la terrestre y la humana, la celeste a través de la respiración, la terrestre a través de la alimentación, y la energía humana a través de la energía de intermediación.

21V: WEI SHU, "Transportar para Ofrecer en el Estómago", que es el punto IU o SHU dorsal de Estómago, con él tratamos la HUMEDAD. Se usa en casos de estancamiento del reino mutante Tierra, que se manifiesta con mala digestión, estreñimiento, distensión abdominal, reflujo gastro-esofágico, obesidad, etc.

Además de esos puntos de acupuntura, en el manejo del anciano es de vital importancia lo siguiente:

1.- El anciano necesita comer de todo y en poca cantidad, haciendo énfasis en los alimentos que no causen humedad como las verduras y las frutas, y los cereales que manejan la humedad porque actúan sobre el centro. Nota: no deben tomar leche ni Calcio en tabletas, porque ambos producen Humedad. La manera de ingerir el Calcio natural, es triturando las cáscaras de huevo, y agregarle ese polvo resultante a todas sus comidas.

2.- Debe respirar bien, porque su deterioro está producido por falta de una adecuada oxigenación.

3.- Debe caminar y, si es posible, hacer Qi Gong, todos los días.

4.- Debe dormir bien y descansar plácidamente.

5.- Debe saber tomar decisiones de acuerdo con su querer o conveniencia, y por último...

6.- Aumentar su alegría de Vivir.

GLOSARIO DE TÉRMINOS CHINOS, TRADUCIDOS AL ESPAÑOL

NOMBRE	TRADUCCIÓN
BA	Ocho
BAI	Blanco, puro, vacío, claro, brillante.
BAO	Envoltura, cubierta
BI	Muslo
CANG	Almacén.
CHANG	Intestino
CHENG	Recipiente, Receptor.
CHI (Qi)	Estanque, Lágrimas
CHING	Camino, canal.
CHONG	Asalto
CHUAN	Jadeo.
DA	Grande, Grueso.
DAN	Vesícula
DAO	Ruta, Vía, camino.
DI	Tierra.
DING	Adulto, persona, sufrir, afligirse
DU	Canal, Río, Control.
ER	Oído.
FEI	Pulmón.
FENG	Abundancia, Viento.
FU	Entraña, víscera, taller.
GAN	Hígado
GE	Diafragma.
GONG	Palacio
GU	Valle
GUAN	Barrera, Entraña.
GUANG	Luz.
HAI	Mar.
HO	Mar.
HUANG	Centro Vital.
HUI	Encuentro, Reunión, Reencuentro.
HUO	Hombre Fuego.
IONG	Manantial.
IU	Arroyo, Columna, Espalda.
JI	Región.
JIAN	Hombro
JIAO	Fuego, cruce.
JING	Plegaria, Oración, Pupila.
JING LOU MAI	Entramado de canales.
KING	Río.
KUO	Boca
LAO	Anciano.

LI	Distancia.
LIAN	Ángulo.
LIANG	Cima. Cresta.
LIAO	Orificio.
LIN	Descenso.
LING	Espíritu, Colina.
LONG	Prosperidad. Generosidad
MEN	Puerta.
MING	Claro, Iluminado.
NEI	Interno.
PI	Bazo
PANG	Vejiga.
QI	Energía del soplo, Energía primigenia, Ombligo. También ver CHI.
QIU	Colina, Cerro.
QU	Curva.
QUAN	Fuente, Origen, Manantial.
REN	Hombre.
RU	Alimento.
SAN	Tres
SHAN	Montaña.
SHANG	Ascendente, Superior.
SHAO	Pequeño
SHEN	Mente, Psiquismo, Forma de Ser, Sentimiento, Manera de Comportarse.
SHI	Mostrar, manifestar, dar a conocer. Diez, Mansión.
SHOU	Brazo
SHU	Transportar, Espalda, Transportar para ofrecer.
SHUAI	Directo.
SHUI	Agua
SI	Cuatro.
SUI	Esencia.
TAI	Gran, Grande.
TIAN	Hombre celeste, celestial.
TING	Pozo, Oír, Escuchar.
TZI	Niño, bebé.
WAI	Externo.
WAN	Granero, Entraña.
WEI	Almacenamiento, carga, despensa.
XI	Calma, Alarma, Arroyo, torrente.
XIA	Descendente, inferior, debajo, por debajo.
XIAO	Delgado, Pequeño, disminuir, separar, dividir.
XIN	Corazón
XING	Estrella
XUAN	Suspendido.

XU	Vacío.
XUE	Sangre.
YI	Velo, Pantalla.
YU	Pez, Pescado, Asentimiento.
YUAN	Abismo, Energía primigenia, Origen, Original.
YUNG	Eterno.
ZANG	Órgano, tesoro.
ZE	Pantano, Vapores luminosos.
ZHEN	Aguja.
ZHENG	Recto.
ZHI	Llegada, asiento, Voluntad.
ZHONG	Centro.
ZHU	Islote, Bambú.
ZHUI	Vértebra.
ZONG	Templo de los antepasados, respetar, honrar, Maestro fundamental, básico, esencial.
ZU	Pie

BIBLIOGRAFIA

1.- **TRATADO DE SANACIÓN EN EL ARTE DEL SOPLO**, Autor: José Luis Padilla Corral, Edita Escuela Neijing, Marzo de 1.999. España.

2.- **AN OUTLINE OF CHINESE ACUPUNTURE**, The Academy of Traditional Chinese Acupunture, Foreing Languages Press, Edición en ingles, 1975. Pekín.

3.- **LA ACUPUNTURA, TEORIAS, PUNTOS Y PRÁCTICAS**, Autor: Dr. Luis A. Urgelles Loire, Impreso por Atípicos Ltda., 1.994, Bogotá, Colombia.

4.- **SISTEMAS DE REGULACIÓN ENERGÉTICA EN MEDICINA TRADICIONAL CHINA**, Autor: José Luis Padilla corral, Edita: Escuela Neijing, 2.005, Cuenca.

5.- **MEDICAL ACUPUNCTURE**, Autor: Ian Scheneideman, Edición en Inglés, 1990, USA.

6.- **LA ENFERMEDAD HOY: TRATAMIENTO HUMANISTA Y ENERGÉTICO**, Autor: José Luis Padilla corral, Edita: Escuela Neijing, 2.002, Cuenca.

7.- **HISTORIAS CLÍNICAS**, Autor: Dr. José Luis Padilla Corral, Edita: Escuela Neijing, 2.005, Cuenca.

8.- **COMER SALUD**, Autor: Dr. José Luis Padilla Corral, Edita: Escuela Neijing, 2.003, Cuenca.

9.- **TAO TE CHING**, Autor: Lao Tse, Versión y Traducción de Richard Wilhelm.

10.- **I CHING, "El Libro del Oráculo"**, Autor: Atribuido a Fu Shi, Versión y Traducción de William Wilhelm.

11.- **LA ACUPUNTURA EN LA SENDA DE LA SALUD**, Autor: José Luis Padilla Corral. Edita: Escuela Neijing, Madrid, 1.988.

ÍNDICE

TEMA	Pág.
Agradecimientos	3
Prólogo	5

CAPÍTULO PRIMERO
Introducción y Conceptos básicos — 7

Introducción y Conceptos básicos	9
Ideograma del Tian	12
Qi Gong del Tian	13
La Luz	13
El Yin y el Yang	14
El TAO.	15
Ideograma del TAO.	16
Las Energías	17
Energías hereditarias	18
Energías Adquiridas	18
El Octograma de Fu Shi	20
Aplicaciones de los Vasos Maravillosos	22
Canales energéticos o Meridianos	25
Los Vasos Maravillosos	26
Los Canales Principales	27
Horario de comando de los canales	27
San Jiao y Xin Bao	30
Los Puntos de Acupuntura	32
Localización de los resonadores, el CUN	32

CAPÍTULO SEGUNDO
Los Cinco Elementos o Reinos Mutantes — 35

Los Cinco Elementos o Reinos Mutantes	37
Ciclo Cheng, Externo o de Generación	37
Ciclo Ko, Interno o de Control	38
Órganos y Entrañas	40
Los 5 Reinos Mutantes y el Ser Humano	41
El SHEN	42
Resonadores SHEN	44
El Psiquismo	46
Resonadores Ben Shen o del Psiquismo	47

CAPÍTULO TERCERO
Fisiopatología de los 5 Reinos Mutantes 49

Reino Mutante del AGUA	**51**
Resonadores YUAN	53
Resonadores SHUI - Agua	54
Resonadores SHU ANTIGUOS	57
Puntos Shu antiguos de Riñón	59
Puntos Shu antiguos de Vejiga	59
Puntos Shu antiguos de Hígado	60
Puntos Shu antiguos de Vesícula Biliar	60
Puntos Shu antiguos de Corazón	62
Puntos Shu antiguos de Intestino Delgado	63
Puntos Shu antiguos de Bazo-Páncreas	64
Puntos Shu antiguos de Estómago	65
Puntos Shu antiguos de Pulmón	65
Puntos Shu antiguos de Intestino Grueso	66
Puntos Shu antiguos de Xin Bao	67
Puntos Shu antiguos de San Jiao	68
Puntos Shu Antiguos de Miembros superiores	69
Puntos Shu Antiguos de Miembros inferiores	70
Correspondencias del RM del AGUA	71
Funciones del Riñón	71
Funciones de la Vejiga	72
Resonadores IU o SHU DORSALES	73
Fisiopatología del Agua	76
Canal de la Vejiga- Trayecto	77
Vejiga: Localización de los Puntos.	77
Canal de Riñón - Trayecto	86
Riñón: Localización de los Puntos.	86
Reino Mutante de la Madera	**91**
Correspondencias del Reino Mutante Madera	91
Fisiología del RM Madera	94
Funciones del Hígado	94
Funciones de la Vesícula Biliar	94
Fisiopatología del RM Madera	95
Canal de Vesícula Biliar - Trayecto	97
Vesícula Biliar: Localización de los Puntos.	98
Canal de Hígado – Trayecto	103
Hígado: Localización de los Puntos.	104
Reino Mutante del FUEGO	**106**
Correspondencias del RM del Fuego	107
El Corazón	108

El Intestino Delgado	110
Funciones del Corazón	110
Fisiopatología del Reino Mutante del Fuego	111
Canal de Intestino Delgado - Trayecto	112
Intestino Delgado: Localización de Puntos.	113
Canal de Corazón - Trayecto	116
Corazón: Localización de puntos.	116
Canal de San Jiao	118
Canal del San Jiao - Trayecto	119
San Jiao: Localización de los Puntos.	120
Canal del Xin Bao	123
Canal del Xin Bao - Trayecto	123
Xin Bao – Localización de Puntos	124
Resonadores TIAN	126
Reino Mutante de la TIERRA	**128**
Ideograma del ZHONG (Centro)	129
Correspondencias del RM TIERRA	132
Funciones del Estómago	133
Funciones del Bazo	133
Fisiopatología del RM Tierra	134
Resonadores ZHONG (Centro)	135
Masaje energético de Bazo y Estómago	136
Canal del Estómago - Trayecto	137
Estómago: Localización de los Puntos	138
Canal de Bazo – Trayecto	144
Bazo: Localización de los Puntos	144
Reino Mutante del METAL	**148**
Correspondencias del RM METAL	149
Funciones del RM METAL	151
Fisiopatología del METAL	152
Canal de Intestino Grueso - Trayecto	152
Intestino Grueso: Localización de los Puntos	153
Canal de Pulmón - Trayecto	156
Localización Puntos Canal de Pulmón	156
Canal del Tu Mai – Vaso gobernador	158
Localización de los puntos del Tu Mai	159
Canal del Ren Mai	162
Localización de los puntos del Ren Mai	163
Los Vasos Maravillosos	166
Canal del TAE MO	166
Canal del Yang Oe – Unión del Yang	167
Canal del Yang Keo - Equilibrio del Yang	167
Canal del Yin Keo - Equilibrio del Yin	168
Canal del Yin Oe - Unión del Yin	168
Canal del CHONG MO	168
Trayecto del Canal Principal del Chong Mo	169

CAPITULO CUARTO
Canales Unitarios, Puntos Extra- Canal y Puntos Especiales — 171

Canales Unitarios	173
Canal unitario del Tae Yang	174
Canal unitario del Shao Yang	174
Canal unitario Yang Ming	175
Canal unitario Tae Yin	175
Canal unitario Tsiue Yin	175
Canal unitario Shao Yin	175
Ubicación de los Canales unitarios en el TIAN	176
Masaje energético de los Canales Unitarios	176
Masaje del TAE YIN (Humedad)	177
Masaje del TAE YANG (Frío)	177
Masaje del SHAO YIN (Calor)	178
Masaje del SHAO YANG (Fuego)	178
Masaje del TSIUE YIN (Viento)	179
Masaje del Yang Ming (Sequedad)	179
Resonadores Raíz	180
Resonadores Nudo	181
Resonadores Extraordinarios o Extra canal	181
Puntos extraordinarios de cabeza y cuello	181
Puntos extraordinarios de tórax y abdomen	183
Puntos extraordinarios de región dorso lumbar	184
Puntos extraordinarios de miembros superiores	184
Puntos extraordinarios de miembros inferiores	185
Resonadores MO	186
Resonadores LO	187
Resonadores LO de Órganos	187
Resonadores LO de Entrañas	188
Resonadores LO de Grupo	189
Resonadores Maestro o de Influencia	190
Resonadores Xi o de Alarma	190
Puntos de Tonificación	193
Puntos de Sedación	194
Puntos de Origen	195
Puntos He Inferiores	196
Puntos de Cruce	196
Punto de acción reguladora general	197

CAPÍTULO QUINTO
Etiopatogenia en Medicina Tradicional China

Los Siete Sentimientos, Las Seis energías Celestes (los Seis Patógenos Externos), Otros Patógenos	....	199
	....	201
Etiopatogenia según la Medicina tradicional China		
Los Siete Sentimientos	....	201
Responsabilidad > Miedo	....	202
Decisión > Cólera	....	202
Alegría, Amor > Exceso de Alegría/Sobresalto	....	202
Reflexión > Preocupación/Obsesión	....	203
Recuerdo > Tristeza/Melancolía	....	203
Las Seis Energías Celestes – Los Seis Patógenos Externos	....	204
Frío	....	204
Síndrome de Frío exógeno	....	205
Síndrome de Frío endógeno	....	205
Viento	....	205
Síndrome de Viento exógeno	....	206
Síndrome de Viento endógeno	....	206
Calor	....	206
Síndrome de afección por Calor de verano	....	207
Golpe de Calor de verano (insolación)	....	207
Síndrome de Calor de verano y Humedad	....	207
Fuego	....	207
Síndrome de Fuego endógeno	....	207
Humedad	....	208
Síndrome de Humedad exógena	....	208
Síndrome de Humedad endógena	....	209
Sequedad	....	209
Síndrome de Sequedad exógena	....	209
Síndrome de humedad endógena	....	209
Otros factores patógenos	....	210
Ingesta de alimentos	....	210
Las Flemas	....	210
Estasis de Sangre	....	211
Los Síndromes Bi y su tratamiento	....	212

CAPÍTULO SEXTO
Diagnóstico en Medicina Tradicional China
Observación de la Tez, Actitud corporal, ... 215
la Lengua, la Saburra lingual, el Pulso

Diagnóstico en MTCH	217
Observación de la Tez	218
Observación de la Actitud Corporal	219
Observación de la Lengua	220
Observación de la Saburra Lingual	222
El Pulso	223
Variables del Pulso	226
El Pulso del Agua	227
El Pulso de la Madera	227
El Pulso del Fuego	227
El Pulso de la Tierra	227
El Pulso del Metal	227
Regulación del Pulso	228

CAPÍTULO SÉPTIMO
El Sanador y la Intermediación **229**

El Sanador y la Intermediación	231
Qi Gong de la Fe	234
Cualidades del Sanador	235
Tratamiento de Purificación	238
Purificación Terrestre: la Meditación	238
Purificación Humana: Qi Gong de los Sentidos	239
Purificación Celeste: la Oración	240

CAPÍTULO OCTAVO
El Tratamiento en MTCH
Las Manos, el Masaje, las Agujas, la **241**
Moxibustión, el Qi Gong, Otros

	243
Las Manos – El Masaje	
La Agujas	243
La Moxibustión	248
El Qi Gong	250
Otros Agentes Terapéuticos en MTCH	253

CAPITULO NOVENO
Ling, Energía Espiritual Sensible, Enfermedades del Espíritu **255**

El LING	257
La Energía Espiritual Sensible	259
Las Enfermedades del Espíritu	261
La Envidia	261
La Soberbia	262
La Avaricia	262
El Rencor	263
La Autosuficiencia	263
La Hipocresía	263
La Vanidad	264
La Rigidez	264
La Violencia	264
La Calumnia	264
La Concupiscencia	264
La Gula	265
La Lujuria	265
La Osadía	265
La Duda	265
La Melancolía	265
La Desesperación	266

CAPITULO DÉCIMO
Regulación de los Cinco Elementos o Reinos Mutantes **267**

Regulación del RM Agua	269
Módulo de Regulación RM del Agua	269
Regulación en pacientes con fuerte debilidad del Agua	270
Regulación del RM Madera	271
Tratamiento de regulación para la debilidad de la Madera	271
Tratamiento de Regulación para controlar los Escapes de Yang	272
Regulación del Psiquismo de la Madera	272
Regulación del RM del Fuego	272
Regulación de Corazón e Intestino Delgado	273
Regulación de San Jiao y Xin Bao	274
Recuperación del Centro desde SJ y XB	274
Regulación del RM de la Tierra	275
Módulo de Regulación RM Tierra (Humedad)	276

Regulación del RM Metal 276
Módulo de regulación del RM Metal 277

CAPÍTULO DÉCIMO PRIMERO
Regulación desde antes de la gestación, El Embarazo, y el niño hasta los 8 años **279**

Regulación del Amor 281
La Vía del Amor: el Ai Jing 282
Módulo de Regulación del Amor 285
Regulación de la Fe 285
Módulo de Regulación de la Fe 286
Regulación para antes de procrear 286
Preparación de la Esencia 288
Regulación para la capacidad de fecundación 288
Prevención de Malformaciones Congénitas 290
Regulación energética del Embarazo 290
Resonadores prohibidos en el Embarazo 292
Tratamiento de Enfermedades en el Embarazo 293
Actividad energética del Niño 295
Enfermedades Congénitas y Hereditarias 296
Abordaje según el Genoma Humano 297
Enfermedades Adquiridas 298
Regulación energética del Bebé 300
Regulación del niño de 2 a 5 años 301
Módulo de Regulación de 2 a 5 años 302
Regulación del niño de los 5 a los 8 años 303

CAPÍTULO DÉCIMO SEGUNDO
De la Adolescencia a la edad Adulta **305**

El Ciclo de la Vida 307
La Adolescencia 310
Tratamiento de Regulación del Adolescente 311
Tratamiento del Acné ene. Adolescente 313
Obesidad en el Adolescente 314
Tratamiento de la Obesidad en el Adolescente 314
La Anorexia en el Adolescente 316
Rendimiento escolar en el Adolescente 317
Tratamiento para mejorar rendimiento 318

escolar
El Adulto 319

**CAPITULO DÉCIMO TERCERO
LA MUJER – LO FEMENINO** **321**

La Mujer 323
Tratamiento para la Des-identificación 328
Tratamiento de la Luna Nueva 330
Regulación de patologías propias de la Mujer 331

**CAPÍTULO DÉCIMO TERCERO
EL ANCIANO – EL ADULTO MAYOR** **333**

La Vejez – el Anciano – El Adulto Mayor 335
Manejo Energético Preventivo del Anciano 335
Manejo Preventivo-Consideraciones generales 337
Módulos de Manejo Preventivo de la Vejez 339
Módulo de Tratamiento de la Vejez 340

GLOSARIO DE TÉRMINOS CHINOS TRADUCIDOS AL ESPAÑOL **343**

BIBLIOGRAFÍA **347**

ÍNDICE **349**

EL AUTOR **359**

EL AUTOR

El Doctor Luis Fernando Hernández Montaña, nació en la ciudad colombiana de Sogamoso (Boyacá) el 30 de mayo de 1.959. Vivió su infancia en dicho municipio y terminó sus estudios de bachillerato en el Externado Nacional Camilo Torres de Bogotá. Ingresó luego a la Universidad Nacional de Colombia en donde recibió en 1.985 el grado de Médico Cirujano, y desde entonces, se trasladó al Departamento del Meta, en donde ha vivido los últimos 28 años de su vida, y en donde realizó su año rural y su práctica médica particular en los municipios de Granada, San Martín, Puerto López y Villavicencio, donde actualmente reside.

Casado hace casi 26 años con Sandra Ortegón Ávila, su amiga, esposa, compañera y asesora (Editora y Colaboradora del presente libro), tiene 2 hijos: Andrés Fernando y Laura María, quienes son la luz de su vida.

Se inició en las Terapéuticas Alternativas hace ya 13 años, comenzando por el Curso de Homeopatía Básica con el Dr. Juan de Dios Pinzón, pionero de la Homeopatía en Colombia, lo cual posteriormente complementó con varios cursos y Seminarios de Homotoxicología avalados por la International Society of Homotoxicology con sede en alemania. Años más tarde, realizó estudios de postgrado en Terapéuticas Alternativas en la Universidad Nacional de Colombia, y estudios de postgrado en Terapia Neural, bajo los preceptos del Dr. Julio César Payan de la Roche, avalado por la Asociación Médica Internacional de Terapia Neural según Huneke.

En su trasegar por la Bioenergética y las mal llamadas Terapias Alternativas, realizó especialización durante tres años en Medicina Tradicional China en la Escuela Neijing, en su sede de Bogotá. Posteriormente, realizó un Curso de Esencias Florales, los cuales han sido algunos de sus mejores aliados terapéuticos desde entonces.

Para poder brindar a sus pacientes un mejor complemento en el tratamiento de la parte emocional, mental y espiritual, hizo un Diplomado en Hipnosis Clínica en la Fundación Universitaria del Área Andina, también en la ciudad de Bogotá, D.C, y ha asistido a varios seminarios de Sintergética y Sanación, dictados por el Dr. Jorge Iván Carvajal Posada. Por último, ha realizado Especialización en Terapia Regresiva Reconstructiva de manos del Dr. Luis Antonio Martínez, creador de la Técnica de la Terapia regresiva reconstructiva impartida por la Asociación Española de Terapias Regresivas Aplicadas (A.E.T.R.A). Desde hace varios años es Miembro Clase "A" de la Asociación Colombiana de Hipnosis Clínica.

Actualmente realiza su práctica médica particular en su empresa "Medicina Biológica y Estética San Fernando" en la ciudad de Villavicencio, donde ha tratado de dar a conocer al común de la gente las bondades de la Bioenergética, escribiendo durante 3 años varias columnas en Llano 7 Días, el periódico regional, y también realizando durante algún tiempo una sección de Salud en Radio Sucesos del Meta, de la cadena RCN, así como también presentando una sección de Salud en un canal local de Televisión. Además, ha dictado varias conferencias en diferentes empresas de Villavicencio y el Departamento del Meta.

El objetivo de este trabajo es dar a conocer las bases de la Medicina Tradicional China, para que entendamos que la Acupuntura no es solo clavar agujas a diestra y siniestra, sino que detrás de esa aguja se encierra toda una filosofía milenaria muy profunda, que hace que adquiramos el carácter más de Sanadores que de simples Terapeutas, puesto que el Hombre es el resultado de la interacción entre el Cielo y la Tierra, y se puede presentar la enfermedad en cualquiera de esos tres niveles. Por eso, si nosotros nos conectamos con el Cielo y la Tierra, podremos comenzar a ver al Hombre de manera holística, en cuerpo, mente y espíritu, entrando entonces en el camino de la humildad y la sumisión, para que con nuestra intención y nuestro conocimiento, podamos ayudar a la Sanación de nuestros pacientes.

Este trabajo está dedicado a los profesionales de la salud, esperando que los colegas se animen a escudriñar cada vez más en el trasfondo de la Medicina Holística, y que encuentren en esta obra la respuesta a muchos interrogantes, dudas, éxitos y fracasos en el manejo de lo más sublime que tenemos en nuestra práctica médica: LOS PACIENTES.

Villavicencio, 24 de octubre de 2.013.

www.ingramcontent.com/pod-product-compliance
Lightning Source LLC
Chambersburg PA
CBHW051624170526
45167CB00001B/47